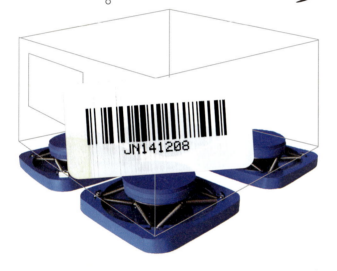

実験医学 2018 Vol.36 No.16 10

CONTENTS

特集

脂肪の量と質を制御する
脂肪毒性の新たなメカニズムを理解してメタボ克服に挑む

企画／菅波孝祥

- 2698 ■ 概論—脂肪の量と質を「制御」する ……………………… 菅波孝祥
- 2705 ■ 褐色・ベージュ脂肪細胞による新たな代謝制御機構
  ……………………… 田島一樹，梶村真吾
- 2711 ■ 炎症・線維化による脂肪組織機能の制御
  ……………………… 田中　都，小川佳宏，菅波孝祥
- 2716 ■ ヒトにおける異所性脂肪蓄積の制御
  ……………………… 田村好史，加賀英義，筧　佐織
- 2722 ■ 脂肪酸伸長酵素・不飽和化酵素による脂肪酸組成の制御
  ……………………… 松坂　賢，島野　仁
- 2727 ■ 細胞内脂質代謝による慢性炎症の制御 ……………… 大石由美子
- 2732 ■ DOHaD仮説の見地に立った肥満のエピゲノム制御
  ……………………… 橋本貢士，小川佳宏
- 2739 ■ 老化による制御 ……………… 池上龍太郎，清水逸平，吉田陽子，南野　徹
- 2744 ● 特集関連書籍のご案内
- 2745 ● 特集関連バックナンバーのご案内

表紙より

A）健常マウスと肥満マウス．B）脂肪細胞に分化誘導後21日の3T3-L1マウス線維芽細胞，Oil-Red O染色．C）肥満マウスの肝臓における王冠様構造（CLS），マクロファージ（赤），コラーゲン産生細胞（緑）．（提供：菅波孝祥）

連載

カレントトピックス

- 2755 ● サルモネラ感染による核内RNA分解複合体の崩壊と核内非コードRNAの蓄積 ……………………… 今村亮俊，秋光信佳
- 2759 ● Spred1は高脂肪食によるストレスから造血幹細胞を守る
  ……………………… 田所優子，平尾　敦
- 2763 ● 昆虫の共生細菌がもつ雄殺し毒素の発見 ……………… 春本敏之
- 2767 ● 木構造グラフを利用したクライオ電子顕微鏡データからのタンパク質立体構造のモデリング方法 ……… 寺師玄記，木原大亮
- 2771 ● 遺伝性神経疾患におけるグアニン四重鎖の関与 …… 塩田倫史，福永浩司

News & Hot Paper Digest

- 2748 ■ Notchを贈ればWntでお返し（妹尾　誠）■ アクチン新たな使命の発見（養王田正文）■ STINGを不活化する低分子化合物（田口友彦）■ GTP合成経路は小細胞肺がんのアキレス腱になる（河野　晋）■ 平成30年・特許法改正と医薬品研究への影響（加藤　浩）

[編集顧問]
井村裕夫／宇井理生／笹月健彦／
高久史麿／堀田凱樹／村松正實

[編集幹事]
清水孝雄／髙井義美／竹縄忠臣／
野田　亮／御子柴克彦／矢崎義雄／
山本　雅

[編集委員]
今井眞一郎／上田泰己／牛島俊和／
岡野栄之／落谷孝広／川上浩司／
小安重夫／菅野純夫／瀬藤光利／
田中啓二／宮園浩平

（五十音順）

注目記事

新連載 研究室のナレッジマネジメント
なぜ研究室にナレッジマネジメントが必要か .... 梅本勝博　2791

未来をつなぐ風
平成最後の「新学術領域研究」決定！ 2784

Update Review
ゲノム医療研究開発のための診療情報の二次利用による病態分類：フェノタイピング
.... 荻島創一　2795

クローズアップ実験法
iPS細胞を用いた正確なゲノム編集法（MhAX法）
.... 香川晴信，松本智子，Shin-Il Kim，Knut Woltjen　2777

私の実験動物、やっぱり個性派です！
温泉に生きるド根性ガエル .... 井川　武，小巻翔平，荻野　肇　2806

研究アイデアのビジュアル表現術
紙面のレイアウト感覚を身につける .... 大塩立華　2811

ラボレポート―独立編―
"Time for sending an application..."―Divisions of Reproductive Sciences & Human Genetics, Cincinnati Children's Hospital Medical Center .... 山路剛史　2820

Opinion-研究の現場から
こんなところにも!? バイオフィルム研究の魅力 .... 杉本真也　2823

バイオでパズる！
二字熟語を復元せよ！ .... 山田力志　2824

| INFORMATION | 2827〜2830 |

| 羊土社　新刊＆近刊案内 | 前付3 |
| 実験医学 月刊・増刊号バックナンバーのご案内 | 2836〜2837 |

編集日誌	2826
次号予告	2746, 2838
取扱店一覧	2831〜2832
奥付・編集後記	2838
広告目次	2835

もうご登録済みですか？
羊土社会員・メールマガジンのご案内

「羊土社HP」と「メールマガジン」，皆さまご覧いただいておりますでしょうか？
新刊情報をいち早く得られるのはもちろん，書籍連動，WEB限定のコンテンツなども充実．
書籍とあわせてご覧いただき，ぜひ情報収集の1ツールとしてお役立てください！
もちろん登録無料！

「羊土社会員」(登録無料)

多彩な魅力的コンテンツがご覧いただけます！

新刊や気になる書籍をいち早く購入できる！

書籍の付属特典も閲覧可能！（一部書籍）

メールマガジン (登録無料)

新刊書籍情報をいち早く手に入れるには，一にも二にもまずメルマガ！ほか学会・フェア・キャンペーンなど，
登録しておけばタイムリーな話題も逃しません！

■「羊土社ニュース」
毎週火曜日配信．「実験医学」はじめ，生命科学・基礎医学系の情報をお届けします

■「羊土社メディカル ON-LINE」
毎週金曜日配信．「レジデントノート」「Gノート」はじめ，臨床医学系の情報をお知らせします

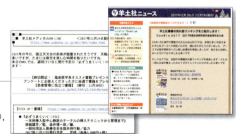

「羊土社会員」「メールマガジン」のご登録は羊土社HPトップから

www.yodosha.co.jp/

羊土社 3〜9月の新刊&近刊案内

実験医学増刊 Vol.36 No.15
動き始めた がんゲノム医療
深化と普及のための基礎研究課題

監修／中釜 斉，編／油谷浩幸，
石川俊平，竹内賢吾，間野博行

定価（本体 5,400円＋税）
B5判　フルカラー　243頁
ISBN 978-4-7581-0373-2
詳しくは本誌 2753ページへ

NEW／先端 review

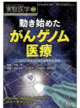

実験医学別冊
あなたのタンパク質精製、大丈夫ですか？
〜貴重なサンプルをロスしないための達人の技

編／胡桃坂仁志，有村泰宏

定価（本体 4,000円＋税）
A5判　フルカラー　186頁
ISBN 978-4-7581-2238-2
詳しくは本誌 2804〜2805ページへ

NEW／実験

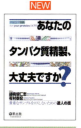

科研費獲得の方法とコツ
改訂第6版
実例とポイントでわかる
申請書の書き方と応募戦略

著／児島将康

定価（本体 3,800円＋税）
B5判　2色刷り　278頁
978-4-7581-2088-3
詳しくは本誌 前付5ページへ

好評発売中／実用

実験医学増刊 Vol.36 No.12
脳神経回路と高次脳機能
スクラップ&ビルドによる心の発達と
脳疾患の謎を解く

著／榎本和生，岡部繁男

定価（本体 5,400円＋税）
B5判　フルカラー　204頁
978-4-7581-0372-5
詳しくは本誌 後付5ページへ

好評発売中／先端 review

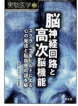

マンガでわかる ゲノム医学
ゲノムって何?を知って
健康と医療に役立てる!

著／水島-菅野純子
イラスト／サキマイコ

定価（本体 2,200円＋税）
A5判　1色刷り　221頁
ISBN 978-4-7581-2087-6
詳しくは本誌 2818〜2819ページへ

好評発売中／参考書／絵本

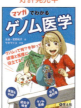

実験医学増刊 Vol.36 No.10
脂質クオリティ
生命機能と健康を支える
脂質の多様性

編／有田 誠

定価（本体 5,400円＋税）
B5判　フルカラー　246頁
ISBN 978-4-7581-0371-8
詳しくは本誌 2747ページへ

好評発売中／先端 review

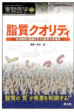

実験医学別冊
細胞・組織染色の達人
実験を正しく組む、行う、解釈する免疫染色
とISHの鉄板テクニック

監修／高橋英機　著／大久保和央
執筆協力／ジェノスタッフ株式会社

定価（本体 6,200円＋税）
AB判　フルカラー　186頁
ISBN 978-4-7581-2237-5
詳しくは本誌 2738ページへ

好評発売中／実験

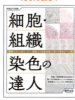

実験医学増刊 Vol.36 No.7
超高齢社会に挑む
骨格筋のメディカルサイエンス
〜筋疾患から代謝・全身性制御へと広がる
筋研究を、健康寿命の延伸につなげる

編／武田伸一

定価（本体 5,400円＋税）
B5判　フルカラー　230頁
ISBN 978-4-7581-0370-1
詳しくは本誌 先端 review

好評発売中

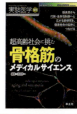

トップジャーナル395編の
「型」で書く医学英語論文
言語学的 Move 分析が明かした
執筆の武器になるパターンと頻出表現

著／河本 健，石井達也

定価（本体 2,600円＋税）
A5判　2色刷り　149頁
ISBN 978-4-7581-1828-6
詳しくは本誌 2731ページへ

好評発売中／語学

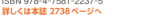

FLASH薬理学

著／丸山 敬

定価（本体 3,200円＋税）
B5判　フルカラー　約370頁
ISBN 978-4-7581-2089-0
詳しくは本誌 2762ページへ

近刊　9月28日発行予定／参考書

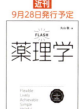
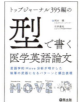

ライフサイエンス界をリードする 羊土社の教科書・サブテキスト

基礎から学ぶ 遺伝子工学 第2版
田村隆明／著
■ 定価（本体3,400円＋税） ■ B5判

基礎からしっかり学ぶ 生化学
山口雄輝／編著，成田 央／著
■ 定価（本体2,900円＋税） ■ B5判

基礎から学ぶ 生物学・細胞生物学 第3版
和田 勝／著　髙田耕司／編集協力
■ 定価（本体3,200円＋税） ■ B5判

理系総合のための 生命科学 第4版 【新刊】
東京大学生命科学教科書編集委員会／編
■ 定価（本体3,800円＋税） ■ B5判

演習で学ぶ 生命科学 第2版
東京大学生命科学教科書編集委員会／編
■ 定価（本体3,200円＋税） ■ B5判

生命科学 改訂第3版
東京大学生命科学教科書編集委員会／編
■ 定価（本体2,800円＋税） ■ B5判

現代生命科学
東京大学生命科学教科書編集委員会／編
■ 定価（本体2,800円＋税） ■ B5判

やさしい基礎生物学 第2版
南雲 保／編著
今井一志，大島海一，鈴木秀和，田中次郎／著
■ 定価（本体2,900円＋税） ■ B5判

Ya-Sa-Shi-I Biological Science
（やさしい基礎生物学English version）
南雲 保／編著
今井一志 ほか／著，豊田健介 ほか／英訳
■ 定価（本体3,600円＋税） ■ B5判

診療・研究にダイレクトにつながる 遺伝医学
渡邉 淳／著
■ 定価（本体4,300円＋税） ■ B5判

解剖生理や生化学をまなぶ前の 楽しくわかる生物・化学・物理
岡田隆夫／著，村山絵里子／イラスト
■ 定価（本体2,600円＋税） ■ B5判

よくわかるゲノム医学 改訂第2版
服部成介，水島-菅野純子／著　菅野純夫／監
■ 定価（本体3,700円＋税） ■ B5判

大学で学ぶ 身近な生物学
吉村成弘／著
■ 定価（本体2,800円＋税） ■ B5判

はじめの一歩シリーズ
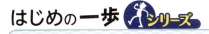

はじめの一歩の 病態・疾患学
林 洋／編
■ 定価（本体2,700円＋税） ■ B5判

はじめの一歩の 病理学 第2版
深山正久／編
■ 定価（本体2,900円＋税） ■ B5判

はじめの一歩の イラスト薬理学
石井邦雄／著
■ 定価（本体2,900円＋税） ■ B5判

はじめの一歩の 生化学・分子生物学 第3版
前野正夫，磯川桂太郎／著
■ 定価（本体3,800円＋税） ■ B5判

はじめの一歩の イラスト生理学 改訂第2版
照井直人／編
■ 定価（本体3,500円＋税） ■ B5判

はじめの一歩の イラスト感染症・微生物学
本田武司／編
■ 定価（本体3,200円＋税） ■ B5判

発行　羊土社 YODOSHA
〒101-0052　東京都千代田区神田小川町2-5-1　TEL 03(5282)1211　FAX 03(5282)1212
E-mail：eigyo@yodosha.co.jp
URL：www.yodosha.co.jp/

ご注文は最寄りの書店，または小社営業部まで

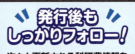

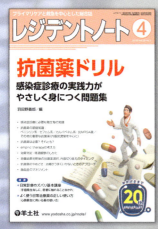
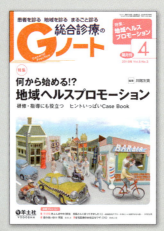
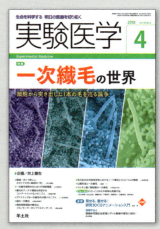
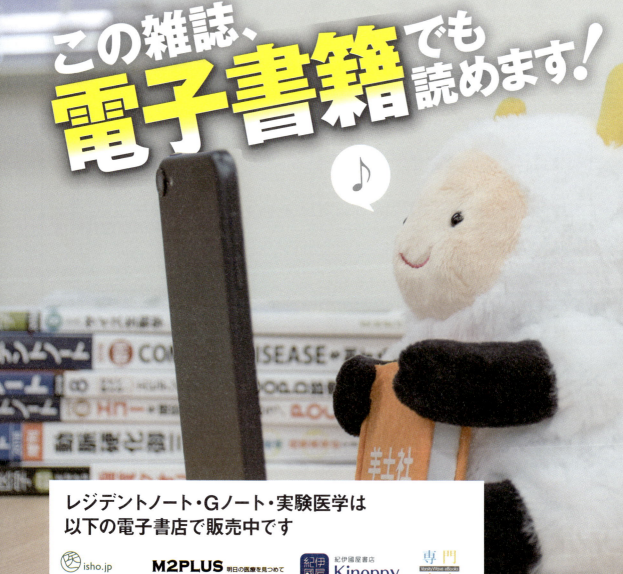

実験医学 Vol.36 No.16 2018 10
Experimental Medicine

特集

脂肪の量と質を制御する

脂肪毒性の新たなメカニズムを理解してメタボ克服に挑む

企画／菅波孝祥

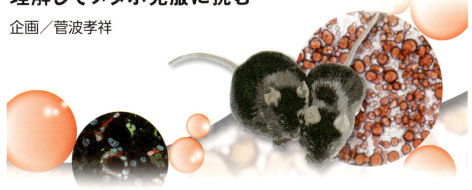

- 概論—脂肪の量と質を「制御」する ……………………………………… 菅波孝祥 2698
- 褐色・ベージュ脂肪細胞による新たな代謝制御機構 ……………… 田島一樹，梶村真吾 2705
- 炎症・線維化による脂肪組織機能の制御 ………… 田中 都，小川佳宏，菅波孝祥 2711
- ヒトにおける異所性脂肪蓄積の制御 ……………… 田村好史，加賀英義，筧 佐織 2716
- 脂肪酸伸長酵素・不飽和化酵素による脂肪酸組成の制御 ………… 松坂 賢，島野 仁 2722
- 細胞内脂質代謝による慢性炎症の制御 ……………………………………… 大石由美子 2727
- DOHaD仮説の見地に立った肥満のエピゲノム制御 ……………… 橋本貢士，小川佳宏 2732
- 老化による制御 ……………………… 池上龍太郎，清水逸平，吉田陽子，南野 徹 2739

特集関連書籍のご案内 …………………………………………………………………… 2744
特集関連バックナンバーのご案内 ……………………………………………………… 2745

特集　脂肪の量と質を制御する

概論

脂肪の量と質を「制御」する
個体から細胞，および全ライフコースの視点で統合的に理解してメタボ克服に挑む

菅波孝祥

脂肪組織は余剰のエネルギーを中性脂肪として蓄積するが，過剰な脂肪蓄積は肥満やメタボリックシンドロームの病態基盤を成す．近年の研究成果により，脂肪の"量"に加えて，体内脂肪分布や蓄積する脂肪の"質"の重要性が明らかになってきた．本特集では，脂肪の量と質を制御する種々の要因をマクロからミクロへの視点と時間軸の視点で俯瞰し，その制御機構を理解するとともに，肥満・メタボリックシンドロームの克服に挑む最新の研究成果についてご紹介したい．

はじめに

　脂肪組織は，余剰のエネルギーを中性脂肪として蓄積する一方，それを飢餓状態など必要時に分解して遊離脂肪酸を生成し，全身臓器にエネルギーを供給する．飢餓に対する適応力の獲得を最大の課題として進化してきた人類にとって，このような"メタボリックシンク"としての脂肪組織機能は個体の生存に必須であり，進化の過程で巧妙かつ頑強なシステムが発達してきた．これに対して，飽食の現代においては，そのトレードオフとして過剰な体脂肪の蓄積（＝肥満）が健康・医療の主要な問題の一つとなっている．特に内臓脂肪を中心とする脂肪蓄積は，全身臓器のさまざまな代謝異常を惹起し，糖尿病や動脈硬化性疾患など生活習慣病の病態基盤となる．一方，全身の脂肪組織が消失する脂肪萎縮症では，著しい高中性脂肪血症を呈するとともに，肝臓や骨格筋など非脂肪組織に脂肪が蓄積（＝異所性脂肪）し，臓器機能障害（＝脂肪毒性）を生じることにより，治療抵抗性の糖脂質代謝異常を発症する[1]．また，皮下脂肪吸引術による体脂肪量の減少は，糖脂質代謝異常を全く改善しない（むしろ増悪させる可能性がある）ことが示されている[2]．さらに，高齢者では全身の体脂肪量が減少するものの，体内分布が皮下脂肪から内臓脂肪や異所性脂肪にシフトし，生活習慣病の発症要因となる．すなわち，皮下脂肪の萎縮は単に老化の外観的特徴であるのみならず，老化関連疾患の病態形成にも密接にかかわっている．

　これに対して，蓄積する脂肪の"質"についても知見が集積している．国民健康・栄養調査（厚生労働省）によると，戦後，わが国では，1人1日あたりの総摂取カロリーが2,000 kcal前後でほぼ一定にもかかわらず，肥満者が急増している．これは，自動車など移動手段の発達

Regulation of quantity and quality of lipid in the body, tissue, and cells, understanding novel mechanisms underlying lipotoxicity, and challenge to tackle obesity and metabolic syndrome
Takayoshi Suganami：Department of Molecular Medicine and Metabolism, Research Institute of Environmental Medicine, Nagoya University（名古屋大学環境医学研究所分子代謝医学分野）

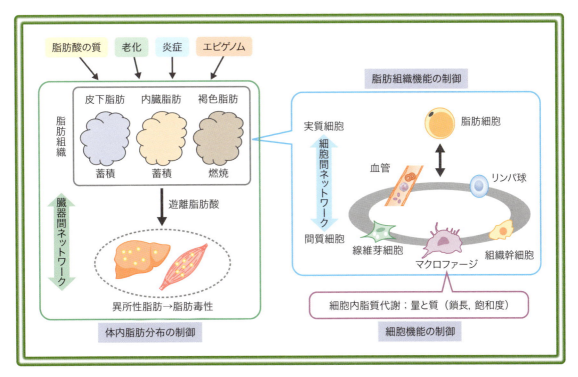

概念図1　脂肪の量と質の制御；個体レベルから細胞レベルまで
余剰のエネルギーは中性脂肪として脂肪組織（皮下脂肪，内臓脂肪）に蓄えられる．エネルギー過剰状態が持続すると，脂肪組織のみでは対応できなくなり，肝臓や骨格筋など非脂肪組織に異所性に蓄積して（異所性脂肪），臓器障害をきたす（脂肪毒性）．一方，主に脂肪を燃焼し，エネルギーを消費する褐色脂肪も存在する．このような体内脂肪分布に加えて，細胞レベルにおける脂質代謝も重要であり，マクロからミクロまで種々の階層にわたる複雑な脂肪の流れを理解し，これを制御する方法を創出する必要がある．

による運動量の低下に加えて，従来の米，野菜，魚類を中心とした食生活から，肉類，乳製品を中心とする欧米型の食生活に大きく変化したことが関係している．実際，エネルギー摂取量に占める脂質の割合が急増しており，特に，動物性油に由来する飽和脂肪酸の摂取が増加し，魚油に由来するn-3多価不飽和脂肪酸は減少している．飽和脂肪酸は炎症促進性に作用し，単に肥満を誘導するのみならず，生活習慣病の合併につながると想定される[3]．これに対して，魚油の摂取は心血管イベントの発症を抑制することが知られており，そのメカニズムとして，n-3多価不飽和脂肪酸の抗血小板作用，血中脂質改善作用，抗炎症作用など多彩な作用が報告されている．

　以上のように，外部環境に応じてどのような脂肪をどのように蓄えるかは，全ライフコースにわたって生体の代謝恒常性維持にきわめて重要である（**概念図1**）．すなわち，遺伝的要因や加齢，生活習慣などさまざまな要因により，脂肪組織に適切に脂肪を蓄積する機能が破綻すると，"脂肪毒性"により全身の臓器障害をきたす．脂肪毒性はいまだ概念的なものであるが，最近の解析技術の発達により，脂肪の量と質を制御するさまざまな分子メカニズムが同定され，科学的な知見が集積してきた．本稿では，これらの制御機構を理解し，肥満・メタボリックシンドロームの克服に挑む最新の研究成果についてご紹介したい．

1 肥満・メタボリックシンドロームの現状

前述のように，わが国の肥満者は急増しているが，肥満者〔body mass index（BMI）25以上〕の割合は約30％であり，米国（約70％）の半分以下にとどまる．また，BMI 30以上で比較を行うと，わが国は約3％，米国の10分の1にすぎない．しかしながら，欧米人と比較して日本人は，生活習慣病の発症に深く関連する内臓脂肪や異所性脂肪が増加しやすいことが知られている[4)5)]．このように，欧米諸国と比較するとわが国の肥満の程度は軽度だが，肥満が要因となる糖尿病や高血圧などの生活習慣病の頻度は欧米に匹敵すること，肥満者が着実に増加していることなどより，わが国においても肥満に対して細心の注意を払うことが必要と考えられる．このような背景を踏まえて，わが国では世界に先駆けて"肥満症"の概念を確立し，単なる体重増加と，生活習慣病の中核となり医学的介入が必要な病態を区別して捉えている．具体的には，肥満症は，肥満に起因ないし関連する健康障害を合併するか，臨床的にその合併が予測される場合（内臓脂肪の蓄積した状態）と定義される．一方，メタボリックシンドロームは，予防医学的な観点から策定された概念である．メタボリックシンドロームは内臓脂肪の蓄積を中心に，血圧や糖代謝，脂質代謝の異常が集積した病態であり，動脈硬化性疾患や慢性腎臓病（CKD），非アルコール性脂肪肝炎（NASH）などの独立した危険因子であることが示されている．

1994年のレプチンの発見以降，脂肪組織はアディポカイン（または，アディポサイトカイン）と総称される生理活性物質を活発に産生・分泌する生体内で最大の内分泌臓器であることが明らかになった．すなわち，脂肪組織は個体のエネルギー状態を感知し，アディポカインを介して全身臓器の恒常性維持に関与している．これまでに数多くのアディポカインが同定され，肥満に伴って tumor necrosis factor-α（TNF-α）や interleukin-6（IL-6）など炎症性（インスリン抵抗性）サイトカインの産生が増加する一方，adiponectin など抗炎症性（インスリン感受性）サイトカインの産生が低下することが明らかになった[3)]．このように，アディポカイン産生調節の破綻は，肥満・メタボリックシンドロームの病態形成に中心的な役割を担っている．このメカニズムとして，当初は実質細胞である脂肪細胞に注目して研究が行われてきたが，2003年に肥満脂肪組織におけるマクロファージ浸潤の増加が報告された後，肥満による多彩な間質細胞の変化が見出されるとともに，脂肪組織を構成する細胞成分が生体の栄養状態に応答して大きく変化することが明らかになってきた（概念図1）．このような"脂肪組織リモデリング"とも言うべきダイナミックな組織学的変化が，脂肪組織の機能制御に深くかかわると想定される[3)6)]．

2 脂肪の量と質を制御するメカニズム

これまでに，実験医学誌において，肥満・メタボリックシンドロームに関連してさまざまな特集が組まれてきた（表）．脂肪細胞に着目したものから，臓器連関，慢性炎症，エピゲノムなど個々の制御因子に注目したものまで，時宜にかなったトピックスが紹介されている．アディポカイン研究の爆発的な進捗により，肥満・メタボリックシンドロームの病態解明は大きく進んだが，体内脂肪の量と質の制御に関してはいまだ不明の部分が多い．例えば，肝臓に蓄積する異所性脂肪の由来として，脂肪組織の中性脂肪，食事，肝臓における新規脂肪合成の3

表 「実験医学」における肥満・メタボリックシンドローム関連の特集

発行年月	特集タイトル
2002年8月号	脂肪細胞の多彩な機能と肥満症のメカニズム
2006年10月号	Intertissue Communicationによる肥満・糖代謝の制御メカニズム
2008年7月号	創薬の新規ターゲットにつながるメタボリックシンドロームの鍵因子
2010年7月号	疾患発症のニッチに潜む慢性炎症の分子プロセス
2011年5月号	新たな治療戦略につながる糖尿病の分子標的
2011年9月号	世代を超えて伝わる代謝エピジェネティクス
2012年2月号	炎症・代謝性疾患に潜む脂質メタボリズム
2014年2月号	生活習慣か, 遺伝か, 腸内細菌か？ 肥満克服のサイエンス

経路が知られており，約60％は脂肪組織に由来するという．すなわち，異所性脂肪や脂肪毒性の病態を明らかにするためには，当該臓器のみならず，臓器連関を考慮に入れる必要がある．そこで本特集では，脂肪の量と質を制御する種々の要因をマクロ（体内脂肪分布）からミクロ（細胞内脂質代謝）への視点（**概念図1**）と時間軸の視点（**概念図2**）で再配置し，これらを俯瞰することにより，肥満・メタボリックシンドロームの病態形成における意義を考えてみたい．

❶ 脂肪の量を制御する

余剰のエネルギーを中性脂肪として蓄えることは脂肪組織の一義的な機能であり，従来，脂肪合成や脂肪分解を制御するインスリンや交感神経系の意義がよく知られている．これに加えて，肥満の進展に伴って惹起される脂肪組織の慢性炎症（脂肪組織炎症）が脂肪の蓄積に関与することが明らかになってきた．一般に，慢性炎症は間質線維化を誘導して，最終的には臓器機能不全をもたらすが，これは脂肪組織も例外ではない．実際，ヒトにおいても脂肪組織線維化と異所性脂肪蓄積量には正の相関がある[7]．最近，脂肪組織線維化の鍵因子が同定され，異所性脂肪の蓄積を制御する新たな病態メカニズムとして提唱されている[8]（**田中らの稿**）．

近年，proton magnetic resonance spectroscopy（^{1}H-MRS）法を用いて，ヒトにおいても肝臓や骨格筋に蓄積する異所性脂肪の評価が可能になった．これにより，脂肪組織を起点とし，放出される遊離脂肪酸をメディエーターとする全身に共通の経路に加えて，肝臓や骨格筋における個別の異所性脂肪蓄積メカニズムが存在することが明らかになってきた[9]．また，持続的なトレーニングを行っているアスリートでは，骨格筋内の脂肪蓄積が多いにもかかわらず脂肪毒性を生じない．最近，このアスリートパラドックスのメカニズムの一端が解明されつつある[10]（**田村らの稿**）．

2009年にヒトにおける存在が報告されて以来，脂肪を燃焼してエネルギーを消費する褐色脂肪細胞やベージュ脂肪細胞に関する知見が急速に集積している．ベージュ脂肪細胞を誘導する，いわゆる"白色脂肪の褐色化（Browning）"を促進することにより，肥満の抑制や全身の糖・脂質代謝の改善が期待できるため，その分化メカニズムや細胞起源が精力的に研究されている．また，新たな代謝制御機構として，褐色脂肪／ベージュ脂肪細胞によるuncoupling protein 1（UCP1）非依存的な熱産生機構や脂肪組織の線維化抑制機構が明らかになってきた[11]（**田島・梶村の稿**）．

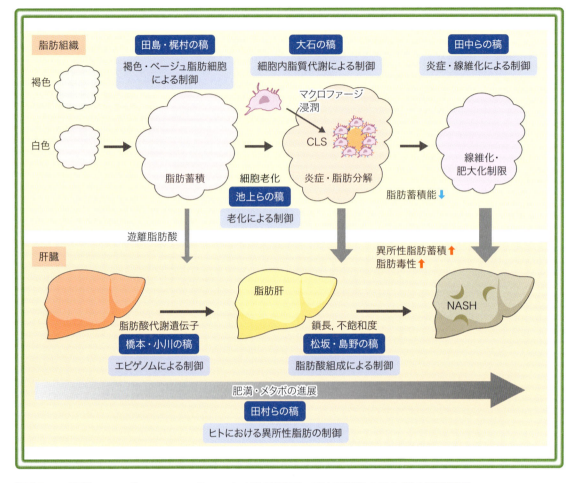

概念図2　肥満・メタボリックシンドロームの進展過程における脂肪の量と質の制御機構

肥満・メタボリックシンドロームの進展過程において，脂肪組織に蓄積した中性脂肪が遊離脂肪酸として血中に放出され，これが肝臓に流入して脂肪肝を惹起する．このプロセスには，脂肪組織炎症や細胞老化など種々の制御メカニズムが関与する．一方，肝臓で新規に合成された脂肪も脂肪肝の形成に寄与する．この時，生成される脂肪の質（脂肪酸の不飽和度や鎖長など）により，体脂肪量とは独立して肝機能が制御される．また，出生前後の環境要因がエピゲノムとして"記憶"され，成人後の生活習慣病の発症に影響を及ぼす可能性がある．（CLS：王冠様構造，NASH：非アルコール性脂肪肝炎）

❷ 脂肪の質を制御する

　脂肪毒性は，肥満・メタボリックシンドロームの病態形成に重要な役割を果たすが，このメカニズムとして，蓄積する脂肪の量に加えて，脂肪の質が注目されている．従来，飽和脂肪酸や不飽和脂肪酸など脂肪酸の飽和度に注目して研究が行われてきたが，最近，脂肪酸の鎖長を制御する酵素が同定され，脂肪酸の鎖長の意義が明らかになってきた．例えば，C16（炭素数16個）の脂肪酸をC18に伸長する酵素Elovl6を欠損すると，体脂肪量とは独立して糖脂質代謝が改善するという[12]．今後，脂肪酸の質がどのようにして細胞機能を制御し，臓器や個体の代謝恒常性に影響を及ぼすかが明らかになると，新たな予防や治療につながる可能性がある（松坂・島野の稿）．

　従来，肥満・メタボ研究では，過栄養がもたらす慢性炎症が全身の代謝恒常性を変容させる

分子メカニズムに注意が払われていた．一方，免疫学では，リンパ球など免疫担当細胞における細胞内代謝の重要性が指摘されている．実際，マクロファージにおいて Toll-like receptor 4（TLR4）が活性化すると，炎症シグナルの活性化に加えて，脂肪酸の合成や不飽和化にかかわる遺伝子発現が誘導される．その結果，細胞内で産生された不飽和脂肪酸は，炎症応答の適切な収束に必須の役割を果たすという[13]．このように，代謝と免疫は表裏一体の関係にあり，新しい学問領域"イムノメタボリズム"が世界的な潮流となっている（**大石の稿**）．

❸ 全ライフコースにわたって制御する

出生前後の環境要因が何らかの機序で"記憶"され，成人後の生活習慣病の発症をもたらす可能性が"Developmental Origin of Health and Disease（DOHaD）"仮説として提唱されている．この主要な分子メカニズムとして，DNAメチル化などのエピゲノムが注目されており，親の栄養環境などが仔のゲノム上に記憶されると想定される．例えば，乳仔期のマウス肝臓では，核内受容体 peroxisome proliferator-activated receptor-α（PPARα）を介してDNA脱メチル化が生じ，脂肪酸β酸化関連遺伝子の発現が亢進する[14]．興味深いことに，このエピゲノム変化は成獣期まで保存され，高脂肪食負荷に対する肥満発症の感受性を制御している可能性がある[15]（**橋本・小川の稿**）．

加齢と肥満は，内臓脂肪の慢性炎症やインスリン抵抗性，異所性脂肪蓄積など多くの共通性を有しており，"Inflammaging"の概念が提唱されている．また，老齢マウスでは，皮下脂肪におけるベージュ脂肪細胞への分化能の低下や褐色脂肪組織における機能不全が認められ，老化の表現型や老化関連疾患における意義が指摘されている．これらの分子メカニズムとして，p53やp16を介して誘導される細胞老化や，老化細胞が示す慢性炎症性の分泌形質（SASP：senescence-associated secretory phenotype）が注目されている[16]．実際，老化細胞を除去（senolysis）する治療戦略が試みられ，加齢による脂肪組織機能不全が改善するという[17]（**池上らの稿**）．

おわりに

近年，精度の高い発症予測，あるいは正確な発症前診断に基づいて積極的な介入を試みる"先制医療"の概念が注目されている．肥満・メタボリックシンドロームは，潜在性に進行し，さまざまな生活習慣病の発症に至るため，先制医療のプロトタイプになると考えられる．特に脂肪の量と質の制御は，肥満・メタボリックシンドロームの病態基盤を成しており，今後の研究の発展が期待される．そのためには，マクロ（体内脂肪分布）からミクロ（細胞内脂質代謝）まで種々の階層にわたる複雑な脂肪の流れを理解し，これを制御する方法を創出する必要がある．また，出生時期から老齢期まで全ライフコースを俯瞰し，それぞれの時期に応じて適切な介入を検討する必要がある．腸内細菌による代謝恒常性の制御，中枢神経系による臓器間の代謝ネットワークなど，異所性脂肪や脂肪毒性にかかわる新たな知見が次々に明らかになっているが，誌面の都合上，本特集では取り扱うことができなかった．2008年に内臓脂肪蓄積に焦点を当ててメタボ健診・特定保健指導がはじまり，10年が経過した．本特集を通じて，肥満・メタボ研究に興味をもっていただければ，企画者として望外の喜びである．

文献

1) Oral EA, et al：N Engl J Med, 346：570-578, 2002
2) Klein S, et al：N Engl J Med, 350：2549-2557, 2004
3) Suganami T & Ogawa Y：J Leukoc Biol, 88：33-39, 2010
4) Tanaka S, et al：Acta Diabetol, 40 Suppl 1：S302-S304, 2003
5) Azuma K, et al：Metabolism, 58：1200-1207, 2009
6) Sun K, et al：J Clin Invest, 121：2094-2101, 2011
7) Divoux A, et al：Diabetes, 59：2817-2825, 2010
8) Tanaka M, et al：Nat Commun, 5：4982, 2014
9) Kakehi S, et al：Am J Physiol Endocrinol Metab, 310：E32-E40, 2016
10) Kawaguchi M, et al：J Clin Endocrinol Metab, 99：3343-3352, 2014
11) Ikeda K, et al：Nat Med, 23：1454-1465, 2017
12) Matsuzaka T, et al：Nat Med, 13：1193-1202, 2007
13) Oishi Y, et al：Cell Metab, 25：412-427, 2017
14) Ehara T, et al：Diabetes, 64：775-784, 2015
15) Yuan X, et al：Nat Commun, 9：636, 2018
16) Shimizu I, et al：Cell Metab, 18：491-504, 2013
17) Baker DJ, et al：Nature, 479：232-236, 2011

参考図書

- 菅波孝祥，小川佳宏：炎症疾患としての肥満／メタボリックシンドローム，『炎症―全体像を知り慢性疾患を制御する』（松島綱治／編），実験医学増刊号，32：2873-2879, 2014
- 菅波孝祥，小川佳宏：肥満・メタボリックシンドローム，『先制医療 実現のための医学研究』（井村裕夫，稲垣暢也／編），実験医学増刊号，33：1064-1070, 2015
- 菅波孝祥，田中 都，伊藤美智子，小川佳宏：メタボリックシンドロームと細胞死，『細胞死 新しい実行メカニズムの謎に迫り疾患を理解する』（田中正人，中野裕康／編），実験医学増刊号，34：1143-1149, 2016
- 菅波孝祥，田中 都，伊藤綾香，小川佳宏：メタボリックシンドロームとリポクオリティ，『脂質クオリティ』（有田 誠／編），実験医学増刊号，36：1744-1749, 2018

Profile

著者プロフィール

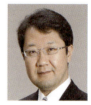

菅波孝祥：1994年京都大学医学部卒業，同大学院医学研究科（中尾一和教授）を経て，2003年東京医科歯科大学難治疾患研究所助手（小川佳宏教授），'11年同准教授，'12年科学技術振興機構さきがけ研究者（兼任），'13年東京医科歯科大学大学院医歯学総合研究科特任教授，'15年より名古屋大学環境医学研究所分子代謝医学分野教授．研究テーマは，生活習慣病の成因と治療に関する分子医学的研究および医工連携による新しい生活習慣病治療戦略の開発．臨床応用を見据えた基礎医学研究に取り組む若手研究者を募集しています（http://www.riem.nagoya-u.ac.jp/4/mmm/index.html）．

特集　脂肪の量と質を制御する

褐色・ベージュ脂肪細胞による新たな代謝制御機構

田島一樹，梶村真吾

多くの哺乳類でみられる，代謝活性のある褐色脂肪細胞やベージュ脂肪細胞は，ヒトにも存在し，全身のエネルギー代謝を制御していることが近年の研究で明らかになってきた．ベージュ脂肪細胞を誘導する，いわゆる"白色脂肪の褐色化（Browning）"を促進することにより，肥満の抑制，全身の糖・脂質代謝の改善が期待できる．本稿では，褐色・ベージュ脂肪細胞の新たな代謝制御機構として，UCP1非依存的な熱産生機構および線維化抑制機構を中心に概説する．

キーワード　褐色脂肪細胞，ベージュ脂肪細胞，非ふるえ熱産生，線維化

はじめに

これまで褐色・ベージュ脂肪細胞は，UCP1依存的な熱産生が主要な役割と考えられ，その抗肥満作用が期待され，メタボリックシンドローム治療の標的として注目されてきた．近年では，褐色・ベージュ脂肪細胞によるUCP1非依存的な熱産生機構や熱産生とは異なる新たな代謝制御機構が注目されている．

1　褐色脂肪細胞の形態学的・機能的特徴

ヒトを含めた哺乳類には，大きく分けて，白色脂肪細胞と褐色脂肪細胞の2種類の脂肪細胞が存在する．両者は，細胞内に多量の中性脂肪を含有している点では同じであるが，その局在部位や構造形態，代謝・生理学的機能は大きく異なっている（図1）．白色脂肪細胞は，脂肪酸をエネルギーとして蓄積し，必要時に血液中に遊離脂肪酸として放出する"エネルギーの貯蔵と放出"という役割を主に果たしている．一方，褐色脂肪細胞は，ミトコンドリアに特有の脱共役タンパク質（uncoupling protein 1：UCP1）を強く発現しているのが特徴で，主にミトコンドリアでの酸化的リン酸化を脱共役させてエネルギーを産生する機能を有している．すなわち，脂肪酸を分解し，熱産生を行う"エネルギー産生部位"として機能している．

白色脂肪細胞と褐色脂肪細胞は，存在部位も異なる．例えば，白色脂肪細胞は，皮下や消化管，生殖器などの周囲に広範かつ多量に存在する．一方，褐色脂肪細胞は，肩甲骨間にUCP1を強く発現する褐色脂肪細胞塊〔褐色脂肪組織；brown adipose tissue（BAT）〕をもち，特に小型齧歯類や冬眠動物で発達している．腋窩や腎周囲にも集積するUCP1陽性の脂肪細胞があり，それらを総称して"古典的褐色脂肪細胞"とよぶ．また，白色脂肪内（特に後頸部皮下脂肪，鼠径部皮下脂肪組織）に散在的に存在するUCP1陽性の脂肪細胞を"ベージュ脂肪細胞"とよぶ．ヒト成人の場合は，頸部や鎖骨上部，腋窩部，傍脊椎部の脂肪内に散在的にUCP1陽性の褐色脂肪細胞が存在する[1)2)]（図1）．

The novel metabolic regulation of brown and beige fat
Kazuki Tajima／Shingo Kajimura：UCSF Diabetes Center and Department of Cell and Tissue Biology, University of California, San Francisco（カリフォルニア大学サンフランシスコ校糖尿病センター）

	白色脂肪細胞	古典的褐色脂肪細胞	ベージュ脂肪細胞
マウスにおける局在部位	全身の皮下（鼠径部など），内臓周囲（精巣上体部，腸間膜）など	肩甲骨間，腋窩部，腎臓周囲に集積	後頸部，鼠径部の皮下脂肪組織に散在
ヒトにおける局在部位	腹部皮下，腹腔内など	肩甲骨間（乳幼児のみ），深頸部に集積	頸部，鎖骨上部，腋窩部，腎臓周囲などの皮下脂肪組織に散在
存在形態	既存型（pre-existing）	既存型（pre-existing）	誘導型（inducible）寒冷刺激や薬剤（チアゾリジン薬など）により誘導される
構造形態	単胞性（単一・大型）脂肪滴 ミトコンドリア：少	多胞性（多数・小型）脂肪滴 ミトコンドリア：多	
代謝的特徴	中性脂肪の溜め込み（エネルギー余剰時）血中への遊離脂肪酸の放出（エネルギー必要時）	ミトコンドリアでの脱共役（酸化的リン酸化）による熱産生	
生理的機能	エネルギーの貯蔵と放出，免疫応答，アディポカインの分泌	エネルギーの消費（代謝的産生）	

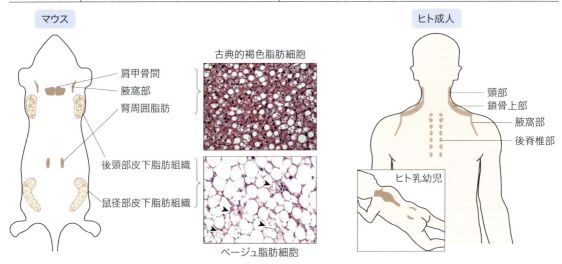

図1　マウス・ヒトにおける白色脂肪細胞／褐色脂肪細胞の局在と形態学的，機能的な特徴の比較
文献1をもとに作成．

2　褐色脂肪細胞の発生起源

　古典的褐色脂肪細胞とベージュ脂肪細胞は，発生学的に異なる起源に由来する．小型齧歯類がもつBATの古典的褐色脂肪細胞の発生起源は，骨格筋と共通するmyogenic factor 5（Myf5）陽性筋前駆細胞に由来する（図2）．多能性を有する発生初期段階の中胚葉系筋前駆細胞から骨格筋細胞もしくは褐色脂肪細胞への発生には，いくつかの転写因子が分化決定の鍵として働いていることが報告されている．われわれは，PRDM16（PRD1-BF-1-RIZ1 homologous domain containing protein 16），またはPRDM16と複合体を形成しているC/EBPβ（CCAAT/enhancer-binding protein-β）をマウスで欠損させると褐色脂肪細胞への分化決定が損なわれることを報告した．実際に，PRDM16やC/EBPβを遺伝的に欠失させた褐色脂肪組織は，その特異的遺伝子であるUCP-1などの発現が低下し，代わりに，myogeninやMhcといった遺伝子の上昇を認め，

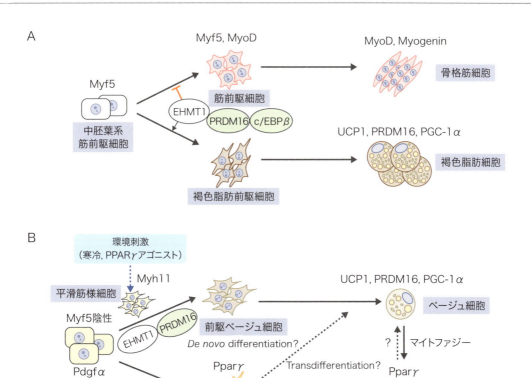

図2 古典的褐色脂肪細胞およびベージュ脂肪細胞の発生起源
A) 古典的褐色脂肪細胞は骨格筋細胞と同じMyf5を発現する前駆細胞より分化する．B) ベージュ脂肪細胞は，より白色脂肪細胞の起源に近い，Myf5陰性の細胞から分化する．（文献8をもとに作成）

骨格筋細胞様の表現型を示した[3)4)]．さらに，われわれは，PRDM16転写複合体を形成する因子として，ヒストンメチル化酵素であるEHMT1（Euchromatic histone-lysine N-methyltransferase 1）を同定し，PRDM16/EHMT1複合体が褐色脂肪細胞の分化を制御していることを報告した[5)]．

一方，ベージュ脂肪細胞の発生起源は，Myf5陽性筋前駆細胞とは異なり，Myf5陰性で，platelet-derived growth factor α（Pdgfrα）を発現する脂肪前駆細胞に由来する（図2）．Myh11などの平滑筋細胞もしくはそれに類似する細胞と同じ起源と考えられている[6)]がまだ不明な点が多い．また，ベージュ脂肪細胞は，寒冷刺激や運動，交感神経刺激，PPARγアゴニストなどのさまざまな刺激に応答し，白色脂肪内に散在的に誘導されてくる．この現象は，白色脂肪の"褐色化（Browning）"とよばれる．Browningによって出現したベージュ脂肪細胞は，その刺激がなくなると，減少し，消失することがわかっている．この機序については不明な点が多くあったが，最近，われわれは，損傷したミトコンドリアを選択的にオートファジーにより分解，除去する機構，つまりマイトファジーが寄与していることを報告した[7)]．また，ベージュ脂肪細胞が成熟した白色脂肪細胞から分化転換（transdifferentiation）するのか，前駆脂肪細胞から新規脂肪細胞分化（de novo differentiation）で形成されるのかについてはまだ明確な結論はでていない．

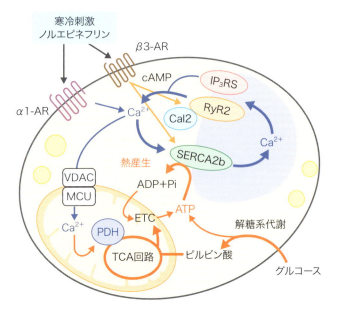

図3　ベージュ脂肪細胞におけるUCP1非依存性の新たな熱産生機構
SERCA2bとRyR2を介するCa^{2+}サイクリングが，ベージュ脂肪細胞におけるUCP1非依存性の熱産生のみならず，糖代謝を制御する．(文献23をもとに作成)

3 ヒト褐色脂肪細胞の特徴

　従来，ヒトでは，「新生児や特定の疾患（カテコラミン産生腫瘍など）患者には褐色脂肪細胞が認められるが，成人以降の健常者では褐色脂肪はない，もしくは，存在しても生理的役割はない」と考えられていた．しかし，近年のfluorodeoxyglucose（FDG）を用いた全身の糖取り込みの画像化技術positron emission tomography（PET）とX線CTを組合わせたFDG-PET/CTの進歩により，ヒトにも頸部や鎖骨上部，腋窩部，腎臓周囲，大動脈周囲に集積がみられ，限定的に存在することが明らかとなり[9)10)]，その検出・評価が可能となった[11)]．成人においては，主に存在部位によって特徴が異なり，鎖骨上部や頸部の表層部から中間部あたりはベージュ細胞の，深頸部では古典的褐色脂肪細胞に特徴的なマーカーの発現を認めることが報告されている[12)～14)]．しかし，ヒトの褐色脂肪細胞は非常にヘテロな細胞集団であり，単一細胞レベルでの検討が必要である．そこで，われわれのグループは，非肥満のヒトの鎖骨上部から生検・回収した脂肪組織から，

UCP1陽性の褐色脂肪を単離し，RNAシークエンス法を用いたゲノムワイド遺伝子発現解析を行った．成人の褐色細胞の遺伝子発現プロファイルは，古典的褐色脂肪細胞ではなく，ベージュ脂肪細胞により近い発現パターンを示すことが認められた[15)]．また，ヒト褐色脂肪細胞の有無については，個人差が大きいが，短期的な寒冷暴露後のPETスキャンによって褐色脂肪が検出されなかった成人群（活発な褐色脂肪を有さない群）を長期的に寒冷暴露すると，ほぼすべての被験者で褐色脂肪が再度検出されることが複数のグループから報告されている[16)～18)]．つまり，肥満や加齢で褐色脂肪が消失した人でも，ベージュ細胞を誘導する，いわゆるBrowningを促進することが可能であり，抗肥満治療への可能性が広がることが期待されている．

4 褐色・ベージュ脂肪細胞による新たな熱産生機構

　哺乳類の体温調節は，寒冷下で発現する「ふるえ熱産生」と「非ふるえ熱産生」（non-shivering thermogenesis：NST）がある．前者は骨格筋の屈筋と伸筋が同時に，周期的に反復して不随意的に収縮することにより，熱産生をおこす短期的応答である．一方，後者は骨格筋の収縮過程によらない熱産生であり，主に褐色脂肪が重要な役割を担うとされている．

褐色脂肪では，ミトコンドリア特異的に存在するUCP1が，交感神経刺激等により活性化し，酸化的脱リン酸化を脱共役して，そのエネルギーを熱に変換する．これまでは，このUCP1依存的な熱産生機構が，褐色脂肪におけるNSTにおいて重要であると考えられていた．実際，UCP1プロモーター制御下でジフテリア毒素が発現するトランスジェニックマウス，いわゆる褐色脂肪除去マウスでは，熱産生障害のみならず，高度な肥満や糖代謝異常などを呈することが報告されている[19]．また，脂肪細胞特異的にPRDM16やEMMT1を欠損させ，ベージュ脂肪細胞を欠失させたマウスにおいても，肥満や全身のインスリン抵抗性が惹起される[5)20]．一方，UCP1欠損マウスでは，耐糖能の悪化はなく，通常の飼育環境下（20℃）では，肥満を呈さず，thermoneutralな環境（29〜30℃という飼育環境下の寒冷ストレスが全くない状況）でのみ，肥満を呈することが報告されている[21)22]．これらの結果から，褐色・ベージュ脂肪細胞におけるUCP1非依存的なエネルギー恒常性の調節機構が示唆される．

最近，われわれは，ベージュ脂肪細胞におけるUCP1非依存的な熱産生機構をみいだした．脂肪組織において，PRDM16を過剰に発現させたトランスジェニックマウスの皮下脂肪組織では，野生型のマウスに比べ，褐色・ベージュ脂肪細胞の分化が亢進し，熱産生の亢進，糖代謝の改善が認められた．また，UCP1欠損マウスとPRDM16過剰発現マウスとを掛け合わせたマウス（Prdm16Tg×UCP1KO）においても，UCP1欠損マウスと比べ，同様に熱産生の亢進や糖代謝の改善が認められた．すなわち，UCP1非依存的なエネルギー・糖代謝制御機構の存在が示唆された．このPrdm16Tg×UCP1KOマウスの皮下脂肪組織において，RNAシークエンス法を用いたゲノムワイド遺伝子発現解析を行った結果，Ca^{2+}サイクリングに関連した遺伝子の発現増加がみられ，われわれは，SERCA2bとRyr2（ryanodine receptor 2）を介するCa^{2+}サイクリングが，

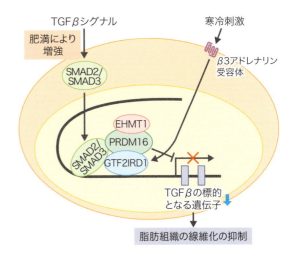

図4　ベージュ脂肪細胞における新たな線維化抑制機構
転写因子GTF2IRD1はPRDM16およびEHMT1と複合体を形成して遺伝子の発現を制御する．（文献25より引用）

UCP1非依存的に熱産生および糖代謝制御に寄与していることを報告した（図3）[23)24]．

5　褐色・ベージュ脂肪細胞による新たな線維化抑制機構

最近，われわれはさらに，ベージュ脂肪細胞におけるUCP1非依存性の糖代謝制御機構として，熱産生とは異なる，新たな線維化抑制機構をみいだした[25]．褐色・ベージュ脂肪細胞の分化が亢進するPrdm16TgマウスおよびPrdm16Tg×UCP1KOマウスの皮下組織において，組織学的な解析およびRNAシークエンス法による解析を行った結果，熱産生とは関係なく，脂肪組織の線維化が抑制されていた．PRDM16と相互作用するタンパク質を液体クロマトグラフィータンデム質量分析法により網羅的に探索した結果，褐色・ベージュ脂肪細胞に特異的に発現の高い転写因子，GTF2IRD1を同定した．また，GTF2IRD1は，ヒストンメチル化酵素であるEHMT1とも複合体を形成し，遺伝子の発現を制御することが判明した．脂肪組織において，GTF2IRD1を過剰発現させたトランスジェニックマウスでは，肥満の進展に伴い脂肪組織において生じる細

胞外マトリクスのリモデリングおよび線維化が抑制され，肥満および全身の糖代謝が改善された．これらは，熱産生にかかわるUCP1に依存しない新たな機序であった．さらに，ヒトの皮下脂肪組織において，遺伝子の発現を解析したところ，非肥満者において，GTF2IRD1の発現が高い一方で，肥満者や内臓脂肪が蓄積した者では発現が低かったことから，GTF2IRD1はヒトの脂肪組織においても肥満やメタボリック症候群の病態の基盤形成に重要な役割をはたすことが確認された．以上の結果から，GTF2IRD1とPRDM16との複合体が脂肪組織の線維化にかかわる広範囲な遺伝子発現を制御することにより，肥満および肥満に伴う糖代謝やインスリン抵抗性を改善する新たな機序がみいだされた（図4）[25]．

おわりに

ヒト成人においても褐色脂肪細胞が存在することが明らかとなり，Browningを特異的に誘導することが新たな肥満，糖尿病治療の発展につながると期待されている．最近，われわれは，褐色・ベージュ脂肪細胞によるUCP1非依存的な熱産生機構および線維化抑制機構を明らかにした．将来的に，ヒトにおいて，脂肪細胞特異的なCa^{2+}サイクリングの制御や脂肪の線維化抑制が可能となれば，脂肪の質を制御することにより，肥満ひいてはメタボリックシンドロームの新たな治療につながることが期待される．

文献

1) Sidossis L, Kajimura S：J Clin Invest, 125：478-486, 2015
2) Cypess AM, et al：Nat Med, 19：635-639, 2013
3) Seale P, et al：Nature, 454：961-967, 2008
4) Kajimura S, et al：Nature, 460：1154-1158, 2009
5) Ohno H, et al：Nature, 504：163-167, 2013
6) Long JZ, et al：Cell Metab, 19：810-820, 2014
7) Altshuler-Keylin S, et al：Cell Metab, 24：402-419, 2016
8) Kajimura S, Saito M：Annu Rev Physiol, 76：225-249, 2014
9) Cypess AM, et al：N Engl J Med, 360：1509-1517, 2009
10) Kajimura S, et al：Cell Metab, 22：546-559, 2015
11) Saito M, et al：Diabetes, 58：1526-1531, 2009
12) Wu J, et al：Cell, 150：366-376, 2012
13) Sharp LZ, et al：PLoS One, 7：e49452, 2012
14) Jesperson NZ, et al：Cell Metab, 17：798-805, 2013
15) Shinoda K, et al：Nat Med, 21：389-394, 2015
16) Lee P, et al：Diabetes, 63：3686-3698, 2014
17) Van der Lans AA, et al：J Clin Invest, 123：3395-3403, 2013
18) Yoneshiro T, et al：J Clin Invest, 123：3404-3408, 2013
19) Lowell BB, et al：Nature, 366：740-742, 1993
20) Cohen P, et al：Cell, 156：304-316, 2014
21) Enerback S, et al：Nature, 387：90-94, 1997
22) Feldmann HM, et al：Cell Metab, 9：203-209, 2009
23) Ikeda K, et al：Nat Med, 23：1454-1465, 2017
24) Ikeda K, et al：Trends Endocrinol Metab, 29：191-200, 2018
25) Hasegawa Y, et al：Cell Metab, 27：180-194, 2018

Profile
筆頭著者プロフィール

田島一樹：2013年，北海道大学大学院医学研究科修了，同年より，横浜市立大学附属病院・内分泌糖尿病内科に勤務．'17年より，米国カリフォルニア大学サンフランシスコ校研究員．研究テーマ：褐色脂肪と糖代謝とのかかわりの解明．

特集 脂肪の量と質を制御する

炎症・線維化による脂肪組織機能の制御

田中　都，小川佳宏，菅波孝祥

メタボリックシンドロームの病態基盤を形成する肥満の脂肪組織炎症では，脂肪組織に浸潤したマクロファージが重要な役割を担うことが知られている．マクロファージに発現するMincleは，肥満の脂肪組織炎症，線維化を促進し，脂肪組織の脂肪蓄積能を制限することで異所性脂肪蓄積をもたらす．一方，脂肪組織の線維化に関与する脂肪組織線維芽細胞は，間葉系幹細胞が細胞外環境に応じて分化すると考えられる．脂肪組織における健康な脂肪の量と質は，実質細胞の脂肪細胞のみならず，間質細胞のさまざまな相互作用により規定されると考えられ，今後のより詳細な研究成果が期待される．

キーワード 肥満，脂肪組織炎症，脂肪組織線維化，マクロファージ，異所性脂肪

はじめに

　脂肪組織は，栄養過剰時には余剰なエネルギーを中性脂肪として蓄積し，栄養欠乏時には脂肪分解によりエネルギーを供給するエネルギー代謝調節器官である．一方，昨今の精力的な研究により，脂肪組織は，アディポカイン（または，アディポサイトカイン）と称されるさまざまな脂肪組織由来ホルモンを産生・分泌する内分泌器官であることも知られるようになり，現在では，代謝機能と内分泌機能を兼ね備えた器官と認識されている．しかしながら，長い進化の過程で獲得した脂肪組織のエネルギー蓄積機能は，飽食の現代では肥満の原因となり，種々の疾病に関与することが明らかとなってきた．すなわち，肥満に伴い，脂肪組織の内分泌機能が障害され，アディポカインの産生調節機能が破綻し，脂肪組織における炎症が惹起される．さらに，産生された炎症性アディポカインは肝臓や骨格筋などの遠隔臓器にも作用し，インスリン抵抗性を惹起する．また，肥満により脂肪組織の代謝機能にも障害が生じ，脂肪蓄積能が制限される．その結果，余剰の脂肪は，非脂肪組織である肝臓や骨格筋に異所性脂肪として蓄積し，肝臓や骨格筋の機能障害をもたらす．

　以上のように，肥満の脂肪組織の機能異常が全身の代謝障害を起こし，メタボリックシンドローム形成の病態基盤となることが明らかにされつつある．本稿では，脂肪組織の機能異常をもたらす肥満の脂肪組織炎症や線維化に焦点を当てて，脂肪組織における脂肪の量と質の制御について，最近の知見を交えて概説する．

1　脂肪組織リモデリング

　すべての臓器は，それぞれの臓器に固有の実質細胞と間質細胞からなる．ここに持続的なストレスが加わると，個々の細胞が機能的に変化するだけでなく，臓

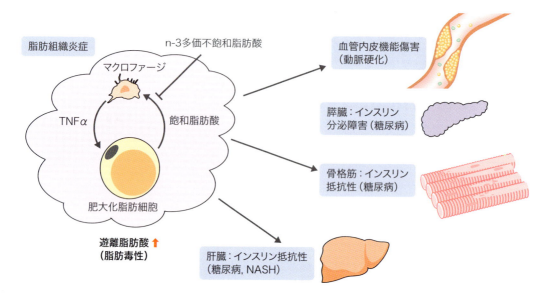

図1 脂肪組織炎症と他臓器への脂肪毒性
肥満の脂肪組織において，肥大化脂肪細胞とマクロファージは，飽和脂肪酸とTNFαを介して炎症の悪循環を形成する．飽和脂肪酸はまた，血中を介して他臓器へ作用し，脂肪毒性と称される機能障害をもたらす．一方，n-3多価不飽和脂肪酸は，飽和脂肪酸と拮抗し，脂肪組織炎症を抑制する．

器を構成する細胞の種類や数を変化させて適応・応答する（組織リモデリング）．代表的な組織リモデリングとして，血管内皮細胞，血管平滑筋細胞，マクロファージなどが織りなす複雑な相互作用で形成される動脈硬化の「血管壁リモデリング」があげられる．一方，最近の研究により，肥満の脂肪組織では，実質細胞である脂肪細胞の肥大化のみならず，前駆脂肪細胞，血管構成細胞，線維芽細胞，免疫担当細胞などさまざまな間質細胞の種類や数が変化することが明らかになってきた．さらに，マクロファージやリンパ球などの免疫担当細胞の浸潤が脂肪組織の慢性炎症性変化をもたらすこと，血管新生，細胞外マトリクスの過剰産生など，実質細胞と間質細胞の間に複雑な相互作用が存在することが明らかとなりつつある．その結果，過剰に産生された tumor necrosis factor-α（TNFα）や interleukin-6（IL-6）などの炎症性サイトカインや飽和脂肪酸は肝臓や筋肉などの遠隔臓器に作用し，インスリンシグナルの阻害を介して，全身のインスリン抵抗性を惹起させる．その一方で，肝臓や筋肉でインスリン感受性を良好に保ち，抗糖尿病作用を有するアディポネクチンは，肥満度と逆相関して分泌が減少する．すなわち，「脂肪組織リモデリング」の実態を明らかにすることにより，肥満の脂肪組織における機能変容の分子メカニズムを解明することができると考えられる[1]．

2 脂肪組織マクロファージと脂肪組織炎症

現在では，肥満の脂肪組織にはさまざまな免疫担当細胞が存在することが知られているが，そのきっかけは，2003年に肥満の脂肪組織に存在するマクロファージが発見されたことに端を発する[2]．そのため，数ある免疫担当細胞のなかでも，マクロファージに関する研究が最も進んでいる．脂肪組織マクロファージは肥満において細胞数が増加するのみならず，活性化状態が変化し，それがメタボリックシンドロームの病態形成に重要であることが明らかになってきた[3]．すなわち，脂肪組織には，性質の異なる極性を有する少なくとも2種類のマクロファージが存在し，非肥満の脂肪組織には主に炎症抑制性M2マクロファージが局在し，抗炎症性サイトカイン産生を介して脂肪組織の恒常性維持を担う一方，肥満の進行に伴って骨髄に由来する炎症促進性M1マクロファージが脂肪組織に浸潤する．

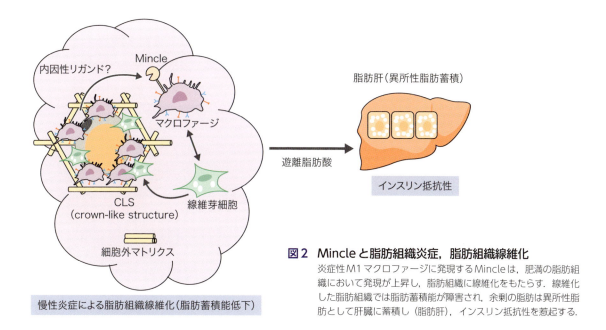

図2 Mincleと脂肪組織炎症，脂肪組織線維化
炎症性M1マクロファージに発現するMincleは，肥満の脂肪組織において発現が上昇し，脂肪組織に線維化をもたらす．線維化した脂肪組織では脂肪蓄積能が障害され，余剰の脂肪は異所性脂肪として肝臓に蓄積し（脂肪肝），インスリン抵抗性を惹起する．

肥満の脂肪組織へ浸潤したM1マクロファージは，脂肪細胞との相互作用により脂肪組織の機能的な変化や全身のインスリン抵抗性をもたらすと考えられる．すなわち，マクロファージに由来するTNFαは，脂肪細胞の炎症性サイトカイン産生を誘導するとともに中性脂肪の分解を促進し，その結果，脂肪組織局所に過剰に放出された遊離脂肪酸，特に飽和脂肪酸は，マクロファージに発現する病原体センサー Toll-like receptor 4（TLR4）を活性化する[4]．このように生み出された炎症の悪循環は，脂肪組織全体に慢性炎症をもたらすのみならず，産生された飽和脂肪酸は血中を介して全身に脂肪毒性をもたらすことが知られている[5]（図1）．実際，TLR4やTLR4シグナルを遺伝的に欠損するマウスは，高脂肪食を摂取した野生型マウスで認められる脂肪組織炎症や糖代謝異常が減弱する[6)7]．

以上のように，飽和脂肪酸はマクロファージの炎症性変化を誘導し，肥満の脂肪組織における炎症反応を促進する可能性がある．一方，興味深いことに，分子内に二重結合を有する不飽和脂肪酸ではそのような変化は生じず，魚油に多く含まれる n-3 多価不飽和脂肪酸（polyunsaturated fatty acids：PUFAs）はむしろ飽和脂肪酸やLPSにより誘導される炎症性変化に強力に拮抗する．実際に，n-3 PUFAであるエイコサペンタエン酸（eicosapentaenoic acid：EPA）を肥満モデルマウスに摂取させたところ，対象EPA非摂取マウスと比較して体重差は認められないものの体脂肪量と脂肪細胞の小型化，血中アディポネクチン濃度の増加が認められた[8]．このように，摂取する脂肪の質により脂肪組織の炎症性変化が誘導，あるいは減弱されることが明らかになりつつあり，脂肪の量だけでなく質を考えた食事が推奨されている．

3 病原体センサーと脂肪組織線維化

肥満の脂肪組織に浸潤したM1マクロファージは，細胞死に陥った脂肪細胞を取り囲み，貪食，処理することが知られている．このように，脂肪細胞をマクロファージがとり囲んだ像は，王冠様構造（crown-like structure：CLS）と称され[9]，その数は炎症の指標とされている．一方，一般的に，炎症が持続した臓器では組織線維化がもたらされるが，脂肪組織も例外ではなく，ヒトにおいても肥満症例の脂肪組織において線維化が認められる[10]．しかしながら，脂肪組織線維化の分子機構は不明な点が多かった．最近，われわれは，CLSを起点として脂肪組織に線維化がもたらされ，脂肪組織の機能障害が惹起されることを明らかにした[11]．

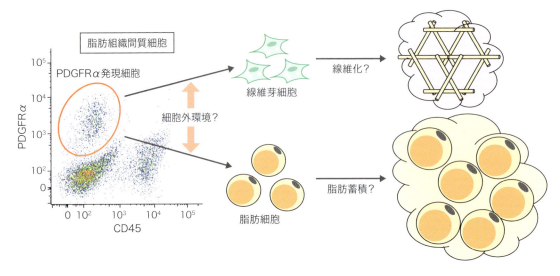

図3　脂肪組織PDGFRα発現細胞と脂肪蓄積能
脂肪組織の間質には、間葉系幹細胞PDGFRα発現細胞が存在する．細胞外環境によって脂肪細胞や線維芽細胞に分化すると想定され，その運命は，脂肪組織の脂肪蓄積能を大きく左右すると考えられる．

すなわち，細胞死センサーであるC型レクチンmacrophage-inducible C-type lectin（Mincle）は，肥満の脂肪組織においてCLSを構成するM1マクロファージに発現し，脂肪組織の線維化を誘導する．その結果，脂肪組織では脂肪蓄積能が低下し，余剰の脂質は，肝臓や骨格筋などに異所性脂肪として蓄積され，インスリン抵抗性を惹起する（図2）．Mincle欠損マウスは，高脂肪食負荷により野生型マウスと同程度に体重が増加するが，脂肪組織重量がより増加する一方で肝異所性脂肪（脂肪肝）は軽減しており，全身の糖代謝も良好に保たれた．ヒトにおいても，脂肪組織の線維化が脂肪肝の程度と正の相関を示すことが報告されており[10)12)]，今後，より詳細なメカニズムの解明が待たれる．

Mincleは，従来，病原体センサーとして感染防御に働くことが知られており，特に，結核菌の構成成分であるtrehalose-6,6'-dimycolate（TDM）を認識し，炎症性サイトカインを産生するが[13)]，死細胞から放出される内因性リガンドを認識し，炎症性変化を誘導することも知られている[14)]．すなわち，CLSを構成するMincle発現マクロファージは，細胞死に陥った脂肪細胞由来の内因性リガンドを認識して炎症を増悪させ，線維化をもたらした可能性が示唆される．また，Mincleと同様に，TLR4も脂肪組織の線維化を引き起こすことが報告されており[15)]，今後，病原体センサーと脂肪組織炎症・線維化との関与について，研究が進むことが期待される．

4　脂肪組織線維芽細胞

組織線維化に対する組織線維芽細胞の関与は自明であるが，脂肪組織における線維芽細胞の存在は詳細に知られていない．われわれは，活性化線維芽細胞のマーカーであるα-smooth muscle actin（αSMA）陽性細胞が肥満の脂肪組織のCLS周囲の間質に集積することを見出した．また，I型コラーゲンプロモーター下でGFPを発現するCol/EGFP過剰発現マウスの解析より，脂肪組織にコラーゲン産生細胞が存在することを明らかにしている[11)]．これまでの報告より，このような脂肪組織線維化にかかわる細胞の起源は，platelet-derived growth factor receptor-α（PDGFRα）を発現する間葉系幹細胞であることが報告されているが[16)]，その一方で，PDGFRα発現細胞は，線維芽細胞のみならず，筋細胞，軟骨細胞，脂肪細胞などに分化可能な細胞であることが報告されており[17)18)]，細胞外環境に

依存してそれぞれの細胞に分化すると考えられる（図3）．興味深いことに，高脂肪食摂取による体重増加が著しく，脂肪組織の線維化を生じやすいC3H/HeOujマウスと対照のC57BL/6Jマウスとを比較すると，脂肪組織におけるPDGFRα発現細胞はCD9という分子の発現で二分される．すなわち，線維化を生じやすいC3H/HeOujマウスの脂肪組織には，CD9を高発現する（CD9^{hi}）PDGFRα細胞の割合が多いという．実際に，CD9^{hi} PDGFRα細胞は，細胞外マトリクスを産生しやすく，CD9の発現が低いCD9^{low} PDGFRα細胞は，脂肪細胞へ分化しやすい．さらに，ヒトの脂肪組織において線維化（ハイドロキシプロリン量）とCD9^{hi} PDGFRα細胞の割合は，正の相関が認められた[19]．また，ごく最近になって，PDGFRα細胞に発現するカドヘリン11が，脂肪組織炎症と線維化に重要な役割を果たすことが報告された[20]．すなわち，カドヘリン11欠損マウスでは，高脂肪食摂取による体重増加は対照マウスと同程度であるが，糖代謝が良好で，脂肪組織の線維化が減弱し，抗炎症アディポカインであるアディポネクチンやFGF21の遺伝子発現が高く，脂肪細胞径の大きい「健康な脂肪細胞」が多く存在するという．以上のように，脂肪組織における線維芽細胞は，現在ではまだ厳密に定義づけられていないが，活性化された場合には脂肪組織が線維化し，その結果，異所性脂肪蓄積や個体レベルの糖代謝の異常などを誘発することが想定される．脂肪組織における脂肪の量を規定するともいえる脂肪組織線維芽細胞の性質が，今後，明らかにされることが期待される．

おわりに

肥満の脂肪組織が炎症状態にあることが報告されてから15年経過する間に，脂肪組織にはさまざまな細胞が存在し，肥満の程度によって種類や数が変化すること，それぞれの細胞が相互作用し，脂肪組織炎症を増悪させること，さらには，脂肪組織線維化をもたらすことが明らかになった．すなわち，脂肪組織の脂肪の量と質は，実質細胞の脂肪細胞のみならず，間質細胞の活性化状態や，さまざまな細胞間相互作用により規定されると考えられる．脂肪組織炎症や線維化そのものは疾病ではないが，脂肪組織線維化に起因する異所性脂肪蓄積はさまざまな代謝異常をもたらすため，その分子機構の解明が期待される．

文献

1) Suganami T & Ogawa Y : J Leukoc Biol, 88 : 33-39, 2010
2) Weisberg SP, et al : J Clin Invest, 112 : 1796-1808, 2003
3) Lumeng CN, et al : J Clin Invest, 117 : 175-184, 2007
4) Suganami T, et al : Arterioscler Thromb Vasc Biol, 25 : 2062-2068, 2005
5) Itoh M, et al : Int J Inflam, 2011 : 720926, 2011
6) Shi H, et al : J Clin Invest, 116 : 3015-3025, 2006
7) Suganami T, et al : Biochem Biophys Res Commun, 354 : 45-49, 2007
8) Itoh M, et al : Arterioscler Thromb Vasc Biol, 27 : 1918-1925, 2007
9) Murano I, et al : J Lipid Res, 49 : 1562-1568, 2008
10) Divoux A, et al : Diabetes, 59 : 2817-2825, 2010
11) Tanaka M, et al : Nat Commun, 5 : 4982, 2014
12) Duval C, et al : Diabetes, 59 : 3181-3191, 2010
13) Ishikawa E, et al : J Exp Med, 206 : 2879-2888, 2009
14) Yamasaki S, et al : Nat Immunol, 9 : 1179-1188, 2008
15) Vila IK, et al : Cell Rep, 7 : 1116-1129, 2014
16) Iwayama T, et al : Genes Dev, 29 : 1106-1119, 2015
17) Uezumi A, et al : Nat Cell Biol, 12 : 143-152, 2010
18) Uezumi A, et al : J Cell Sci, 124 : 3654-3664, 2011
19) Marcelin G, et al : Cell Metab, 25 : 673-685, 2017
20) Chang SK, et al : J Clin Invest, 127 : 3300-3312, 2017

Profile

筆頭著者プロフィール

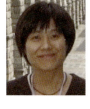

田中　都：1997年京都大学農学部農芸化学科卒業．雪印乳業株式会社勤務を経て，2009年東京医科歯科大学大学院医歯学総合研究科博士課程修了（指導教官：小川佳宏教授）．博士（医学）．東京医科歯科大学にて特任助教を経て，'15年より現職．細胞間相互作用，臓器間ネットワークに着目し，栄養学と医学の融合分野でメタボリックシンドロームの病態解明に取り組みたい．

特集　脂肪の量と質を制御する

ヒトにおける異所性脂肪蓄積の制御

田村好史，加賀英義，筧　佐織

　肝臓や骨格筋における異所性脂肪蓄積は，インスリン抵抗性の原因の一つであることが示唆されている．異所性脂肪蓄積はそれぞれの臓器に特有の経路があると考えられる．共通している経路として，脂肪細胞からの遊離脂肪酸（FFA）放出がある．体重増加の過程において大型化した脂肪細胞が，それ以上拡張することができず，脂肪組織に貯めきれない脂肪がFFAとして放出された結果，骨格筋や肝臓に異所性脂肪として蓄積しインスリン抵抗性を惹起する可能性が示されてきた．その一方で，われわれの検討などから，非肥満者でも運動不足，高脂肪食，低アディポネクチン血症などが直接肝臓や骨格筋に脂質を蓄積させ，インスリン抵抗性を惹起する要因となっている可能性が明らかとなってきた．また，持久的な運動選手では，骨格筋細胞内脂質が蓄積しているがインスリン感受性が保たれていることが示されており（アスリートパラドックス），そのメカニズムが明らかとなりつつある．これらの研究により，アジア人で非肥満であっても代謝血管障害を生じる根本的な原因が明らかとなることが期待される．

キーワード　異所性脂肪，骨格筋細胞内脂質，肝内脂質，インスリン抵抗性，アスリートパラドックス

はじめに

　2型糖尿病やメタボリックシンドロームの発症にインスリン抵抗性は重要な役割を担っている．特に骨格筋は体重の50〜60％程度を占める人体最大の臓器であり，多くの糖を貯蔵することができる．そのため，骨格筋にインスリン抵抗性が発生すると，全身の耐糖能の悪化につながる他，メタボリックシンドロームの各パラメーターが増悪すると考えられている[1]．その一方で，肝臓は糖や中性脂肪の放出を介して，代謝性疾患をつくり出す重要な臓器として知られており，インスリンは糖放出抑制，中性脂肪合成を促進する．肝臓でのインスリン抵抗性は主に糖放出に対するインスリン作用に発生する[2]．これらのインスリン抵抗性の発生メカニズムとして異所性脂肪蓄積の関与が示されてきたが，その臓器への蓄積についてはいくつかの機序があると考えられ，本稿では主にその増減にかかわる因子について述べる．

1　骨格筋における異所性脂肪蓄積
　—脂肪組織からの遊離脂肪酸放出の影響

　1999年にヒトにおいてproton magnetic resonance spectroscopy（^{1}H-MRS）法で細胞内脂質量（異所性脂肪）が測定可能になり急速な研究の進展がみられた[3]．例えば，非肥満者14名に対して，^{1}H-MRSによる骨格筋細胞内脂質（IMCL：intramyocellular lipid）と高インスリン正常血糖クランプ検査によるインスリン感受性の測定を行ったところ，両者の間には負の相関関係が観察された[4]．これらのことは，骨格

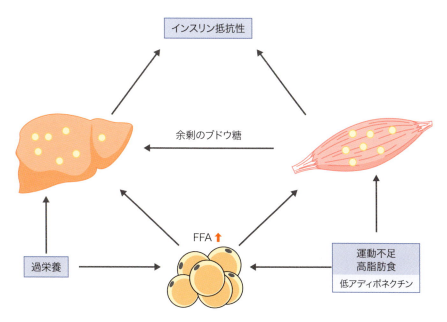

図1　異所性脂肪蓄積経路とインスリン抵抗性

筋への異所性脂肪蓄積は肥満とは独立した骨格筋インスリン抵抗性の規定因子であることを示唆している．その一方で，インスリン抵抗性は肥満に伴って発生することが以前より知られている．この肥満と異所性脂肪蓄積，インスリン抵抗性をつなぐメカニズムとして遊離脂肪酸（free fatty acid：FFA）の重要性が指摘されてきた．一般的に，肥満に伴って空腹時や食後の血中FFA濃度が高まるが，これは肥満によって大型化した脂肪細胞が，それ以上拡張することができず，脂肪組織に貯めきれない脂肪がFFAとして放出された結果であると捉えられている[2]．血中のFFAは肝臓や骨格筋といった脂肪組織以外の臓器の細胞内に蓄積し，それぞれの臓器でインスリンシグナル伝達が阻害されインスリン抵抗性になるという仮説が提唱されている．実際に，ヒトに対する高インスリン正常血糖クランプ中に脂肪乳剤とヘパリンを用いて血中FFA濃度を上昇させると，IMCLは時間依存性に有意に増加したのに伴い，グルコース注入率は有意に低下し，IMCLとグルコース注入率に負の相関を認めた[3]．これらのことから，肥満によりインスリン抵抗性が惹起されるメカニズムとして，FFAが脂肪細胞から放出され，それが IMCLとして骨格筋細胞内に蓄積することが関与している可能性が考えられる（図1）．

その一方で，最近の調査からは脂肪細胞の大型化がその細胞の脂肪蓄積限界を示唆し，それ以上のエネルギー余剰は引き続く異所性脂肪蓄積をもたらす，という仮説に対する反証も報告されている．29名の若年の非肥満男性に対して，8週間の40％のカロリーを上乗せしたover feedingにより7.6 kgの体重増加を生じさせた場合，インスリン感受性は18％低下し，肝内脂質（IHL：intrahepatic lipid）は46％増加したが，IMCLは変化しなかった．介入前後にバイオプシーで得られた脂肪組織より，脂肪細胞の大きさを計測し，介入前の脂肪細胞の大きさと，その後のインスリン感受性低下の程度の関連性を見ると，興味深いことに，もともと脂肪細胞が小さい人ほどインスリン感受性の低下が強く生じ，骨格筋における炎症や線維化に関連する遺伝子発現が増加しやすいことが明らかとなった．また，もともと脂肪細胞が小さい人ほど，over feedingにより細胞が大きくなりやすく，血中FFA濃度も高まることも明らかとなっている[5]．

特集　脂肪の量と質を制御する

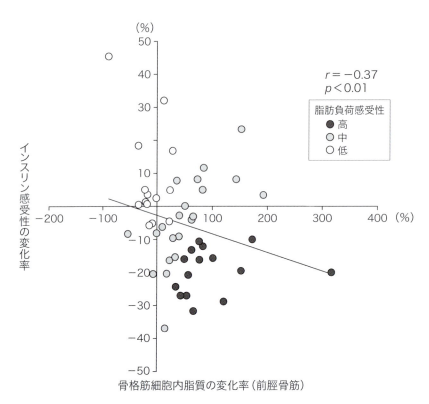

図2　高脂肪食後の骨格筋におけるインスリン感受性と細胞内脂質の変化率の関連
文献10より引用．

2 骨格筋における異所性脂肪蓄積
── 高脂肪食や運動による影響

アジア人ではもともと非肥満者でも糖尿病やメタボリックシンドロームが発生しやすく，FFAの増加とはまた別の機序でインスリン抵抗性や異所性脂肪蓄積の発生を制御している可能性がある．最近になって，痩せた女性においてもIMCLが蓄積している者がおり，その程度と糖負荷後高血糖が正相関することも明らかとなっている[6]．この点に関して，われわれの検討などから生活習慣が直接異所性脂肪を変化させ，代謝に影響を与える可能性が明らかとなってきた．2週間の糖尿病教育入院となった2型糖尿病患者14名を食事療法単独または，食事＋運動療法により加療を行う2群に分け，加療前後に¹H-MRSによりIMCL，IHLを定量評価し，同時に高インスリン正常血糖クランプに経口糖負荷を組合わせて，末梢インスリン感受性，肝糖取り込み率を測定した[7]．IHLは，両群ともにほぼ同等に約30％減少し，それに伴って肝糖取り込みは増加した．骨格筋に関しては，食事療法単独ではIMCLと末梢インスリン感受性は有意に変化しなかったが，食事＋運動療法群ではIMCLが19％減少し，末梢インスリン感受性は57％増加した．次に，13名の肥満症男性に対する食事療法による介入調査も同様にして行った[8]が結果は同様であった．これらのことから，骨格筋，肝臓への異所性脂肪蓄積は生活習慣に直接影響を受け，肥満とは独立してインスリン抵抗性を規定している可能性が考えられた．

このように，IMCLの蓄積はさまざまな要因により増減しうることが考えられるが，その一つに高脂肪食がある[3]．しかし，高脂肪食後のIMCLの蓄積には大きな個人差があり，それが非肥満者でも蓄積しやすい人が代謝障害を発症しやすいのかもしれない．そこでわれわれは，高脂肪食負荷後のIMCLの増加の程度を

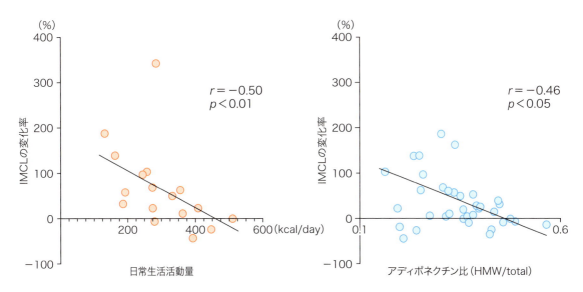

図3 生活活動量とアディポネクチンが高脂肪食によるIMCL蓄積と関連する
文献9より引用．

「脂肪負荷感受性」と新たに定義し，そこにかかわる生活習慣や体質などについて検討を行った．具体的には，最終的に50名の非肥満男性に対して3日間の高脂肪食を負荷し，IMCLの変化やインスリン感受性の変化について観察を行った[9)10)]．その結果，前脛骨筋における細胞内脂質は有意に40％程度増加し，その一方で，骨格筋のインスリン感受性は有意に7％低下を認めた[10)]．しかし，その変化には大きな個人差があった（図2）．つまり，高脂肪負荷でIMCLが蓄積しインスリン感受性が低下しやすい人（図2：fat-sensitiveな被験者=●）．その一方で脂肪負荷感受性が低い被験者も多数いた（図2：fat-resistantな被験者=○）．その規定因子を検証するために，生検で得られた検体についてミトコンドリア量を測定したところ，有意ではないものの，骨格筋ミトコンドリア量が少ない人ほどIMCLが蓄積しやすい傾向を認めた（$r=0.42$, $p=0.09$）[10)]．これに関連して，2型糖尿病の家族歴を有し，かつ，インスリン抵抗性となっている者は，骨格筋におけるミトコンドリア活性が低下し，IMCLの蓄積が生じていることが示されている[11)]．また，その他の生活習慣因子や血中のアディポカインとの関連性を検討したところ[9)]（図3），高分子型アディポネクチンの血中濃度が低い人ほど，IMCLが蓄積されやすいことが明らかとなった．アディポネクチンは，骨格筋における脂肪酸代謝を促進し，IMCL低下に寄与することが示唆されており，その仮説に矛盾しない結果であった[12)13)]．さらに，運動していない群では，IMCLの増加と日常生活活動量に負の相関があった．40歳程度の非肥満者を対象としたわれわれの調査においても骨格筋インスリン抵抗性が心血管リスクを高める重要な因子であり，高脂肪食や運動不足や低アディポネクチン血症がその規定因子となっている可能性が示唆された[1)]．

3 肝臓への脂肪蓄積の原因

肝臓は骨格筋と異なり，de novo lipogenesisによる中性脂肪合成経路が活発であり，IHLの蓄積経路は複数ある．少なくとも肥満の非アルコール性脂肪性肝疾患では，肝臓に蓄積する中性脂肪の59％はFFA，26％はde novo lipogenesis，15％は食事由来の脂質により構成されていることが明らかとなっている[14)]．しかし，これらの基質の貢献度の割合は，被検者ごとに異なっていることが予想される．例えば，骨格筋インスリン抵抗性が存在し，それに対して高インスリン血症となっていた場合，骨格筋に取り込まれるべきブドウ糖が取り込まれず，余剰となったブドウ糖が肝臓に流

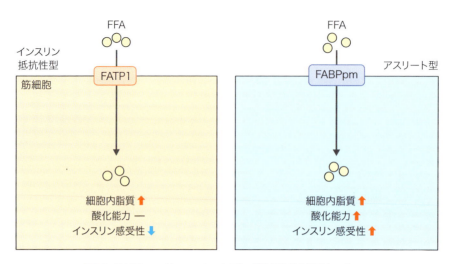

図4 FABPpmはアスリート型の脂肪酸輸送担体である

れ着く．そのブドウ糖はインスリンの作用によりグリコーゲンとして蓄積されるとともに，de novo lipogenesisにより中性脂肪合成へと回される（図1）．実際に，最近のトレーサーを用いた研究によりこのルートの重要性が示唆されている[15)16)]ほか，糖尿病を合併している[17)]，またはしていない非肥満者においても[1)]，骨格筋インスリン抵抗性とIHLが関連することが示されている．しかし，2型糖尿病となりインスリン分泌が低下すると，FFAの血中濃度がより上昇しやすくなり，FFAが多く肝臓に流入し，脂肪蓄積の原因としての貢献度が高くなる可能性がある[2)]．その一方で，糖尿病でない非肥満者においてもFFAの上昇がIHL蓄積に関連する可能性も示されているため[18)19)]，インスリン分泌低下とは独立したFFA上昇の機序も想定される．これらのことより，IHLの蓄積経路は，人種やインスリン分泌，脂肪組織，骨格筋におけるインスリン抵抗性，糖質摂取量などにより影響を受けていると推測される．

4 アスリートパラドックスを規定する因子の解析

持久的なトレーニングを多く行っているアスリートではIMCLが多いがインスリン感受性も高い．これは，現在までにアスリートパラドックスとして知られており，このメカニズムが明らかとなれば，異所性脂肪が溜まっても代謝疾患になりにくい介入法の開発が可能となるかもしれないため，さまざまな研究対象となっている[20)]．アスリートパラドックスのメカニズムとして，IMCLが蓄積していても，骨格筋における酸化能（oxidative capacity）が高いとインスリン抵抗性が生じにくいことが明らかとなっており，酸化能の亢進がアスリートパラドックスの一つのメカニズムとして注目されている．われわれは，非アスリートにおいても，IMCLが増加しているがインスリン感受性が高いアスリート型の被験者が存在していることを見出し，骨格筋生検サンプルの解析を行った．その結果，アスリート型の被験者では，IMCLが蓄積しインスリン感受性が低下しているインスリン抵抗性型の被験者に比べて最大酸素摂取量が高く，骨格筋における脂肪酸輸送担体であるplasma membrane–associated fatty acid–binding protein（FABPpm）の遺伝子発現が増加していた．その一方で，インスリン抵抗性型ではfatty acid transporter protein（FATP）-1の遺伝子発現が増加していることが明らかとなった．次に，それぞれの遺伝子をC2C12筋管細胞に過剰発現させると，FABPpmでは細胞内に流入した脂質は脂質酸化やミトコンドリアの増加にかかわる遺伝子発現が有意に高まり，より脂質が燃焼しやすくなったが，FATP1ではそのような変化を全く認めなかった．また，8週間のトレーニングは，骨格筋におけるFABPpmの発現を増加させ，

FATP1の発現を低下させることがすでに明らかとなっている[21]．これらのことから，持久的なトレーニングは脂肪酸輸送担体の変化をもたらし，アスリートパラドックスを形成するメカニズムの一部となっている可能性が示唆された[22]（図4）．

おわりに

肥満に関連した異所性脂肪蓄積とインスリン抵抗性発生のメカニズムは多く報告されてきたが，非肥満者の代謝血管障害が多く存在するアジア人における病態メカニズムは不明な点が多く残されている．最近行った解析でも，非肥満で全くの健常者においても脂肪組織におけるインスリン抵抗性が存在し，軽微な代謝障害を生じさせている可能性や[19]，それに対するインスリンクリアランスによる代償機構が明らかとなってきた[23]．ヒトでの研究を介して新たな現象を捉え，アジア人で非肥満であっても代謝血管障害を生じる根本的な原因がより明らかとなることが期待される．

文献

1) Takeno K, et al：J Clin Endocrinol Metab, 101：3676-3684, 2016
2) Samuel VT & Shulman GI：J Clin Invest, 126：12-22, 2016
3) Bachmann OP, et al：Diabetes, 50：2579-2584, 2001
4) Jacob S, et al：Diabetes, 48：1113-1119, 1999
5) Johannsen DL, et al：Diabetes Care, 37：2789-2797, 2014
6) Someya Y, et al：J Endocr Soc, 2：279-289, 2018
7) Tamura Y, et al：J Clin Endocrinol Metab, 90：3191-3196, 2005
8) Sato F, et al：J Clin Endocrinol Metab, 92：3326-3329, 2007
9) Sakurai Y, et al：J Diabetes Investig, 2：310-317, 2011
10) Kakehi S, et al：Am J Physiol Endocrinol Metab, 310：E32-E40, 2016
11) Petersen KF, et al：N Engl J Med, 350：664-671, 2004
12) Iwabu M, et al：Nature, 464：1313-1319, 2010
13) Yamauchi T, et al：Nat Med, 8：1288-1295, 2002
14) Donnelly KL, et al：J Clin Invest, 115：1343-1351, 2005
15) Rabøl R, et al：Proc Natl Acad Sci U S A, 108：13705-13709, 2011
16) Flannery C, et al：Diabetes, 61：2711-2717, 2012
17) Furukawa Y, et al：J Diabetes Investig：10.1111/jdi.12731, 2017
18) Kadowaki S, et al：Am Diabetes Assoc, 2018
19) Sugimoto D, et al：Am Diabetes Assoc, 2018
20) Goodpaster BH, et al：J Clin Endocrinol Metab, 86：5755-5761, 2001
21) Jeppesen J, et al：PLoS One, 7：e29391, 2012
22) Kawaguchi M, et al：J Clin Endocrinol Metab, 99：3343-3352, 2014
23) Kaga H, et al：Sci Rep, 7：1462, 2017

Profile

筆頭著者プロフィール

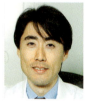

田村好史：1997年3月順天堂大学医学部卒業，2000年10月カナダ・トロント大学生理学教室（研究生），'07年4月順天堂大学医学部内科学代謝内分泌学講座准教授，'14年4月スポートロジーセンター・委員長（併任），'16年1月スポーツ庁参与（併任），'17年7月順天堂大学国際教養学部グローバルヘルスサービス領域教授（併任）．骨格筋や異所性脂肪をキーワードとして，非肥満者における代謝血管障害のメカニズム解明と運動療法のさらなる普及を視野に研究を進めています．

特集 脂肪の量と質を制御する

脂肪酸伸長酵素・不飽和化酵素による脂肪酸組成の制御

松坂 賢，島野 仁

肥満に伴う血中および臓器内の脂質の過剰蓄積が引き起こす細胞・臓器での機能障害は脂肪毒性とよばれる．脂肪酸代謝異常が惹起する脂肪毒性はおのおのの細胞・臓器によってその病態が異なり，最近では，蓄積する脂肪酸の量のみならず，脂肪酸の種類や組成といった脂肪酸のバランス（質）がメタボリックシンドロームに関与することが明らかになってきた．脂肪酸伸長酵素Elovl6や脂肪酸不飽和化酵素SCDへの適切な介入による脂肪酸の「量」と「質」の制御が，メタボリックシンドロームの新規治療法として期待される．

キーワード Elovl6，SCD，肥満，インスリン抵抗性，糖尿病

はじめに

　脂肪酸は生体膜の構成成分，生体膜の流動性の調節，エネルギー源，生理活性脂質の原料などとして細胞の生命活動に必須である．しかし一方で，脂肪酸の過剰な蓄積は細胞・臓器の重篤な機能障害を招く．肥満では栄養の過剰摂取，インスリンの作用不足による脂肪分解の亢進，脂肪酸合成の活性化などにより，血中および臓器内に脂質の過剰蓄積が生じる．それにより惹起される細胞・臓器での機能障害は脂肪毒性（lipotoxicity）とよばれる[1]．脂肪酸代謝異常により引き起こされる脂肪毒性はおのおのの細胞・臓器によってその病態が異なり，最近では，蓄積する脂肪酸の量のみならず，脂肪酸の鎖長や不飽和度，その組成といった脂肪酸の質もメタボリックシンドロームに関与することが知られるようになってきた．本稿では，脂肪酸伸長酵素Elovl6および脂肪酸不飽和化酵素stearoyl-CoA desaturase（SCD）の生理的役割とメタボリックシンドロームとの関係に関する最近の知見を紹介する．

1　脂肪酸の合成，炭素鎖の伸長，不飽和化

　哺乳動物の生体内の脂肪酸は，新規合成系（de novo合成）と摂取する食事の両方から供給される．哺乳動物では肝臓が主要な脂肪酸合成の場となり，過栄養の状態では，炭水化物は脂肪酸新規合成系を介して飽和脂肪酸と一価不飽和脂肪酸へと変換される．脂肪酸新規合成系は，細胞質においてアセチルCoAを出発物質としてパルミチン酸（C16:0）を合成する反応系と，小胞体膜上において細胞質で合成されたパルミチン酸や食事由来の脂肪酸の鎖長伸長（elongation）および不飽和化（desaturation）を行う反応系が存在する[2]．脂肪酸合成は非常に複雑な多段階反応であるが（**図1**），細胞質ではアセチルCoAカルボキシラーゼ（acetyl-CoA carboxylase；ACC）と脂肪酸合成酵素（fatty acid synthase；FAS）によって段階的に行われ，パルミチン酸まで合成される．哺乳類の脂肪酸合成における主要な最終産物はオレイン酸（C18:1n-9）やバクセン酸（C18:1n-7）などの炭素数18の脂肪酸である．脂肪酸伸長酵素Elovl6がパルミチン酸およびパル

Regulation of fatty acid composition by fatty acid elongase and desaturase and their role in metabolic syndrome
Takashi Matsuzaka/Hitoshi Shimano：Department of Endocrinology and Metabolism, Faculty of Medicine, University of Tsukuba（筑波大学医学医療系内分泌代謝・糖尿病内科）

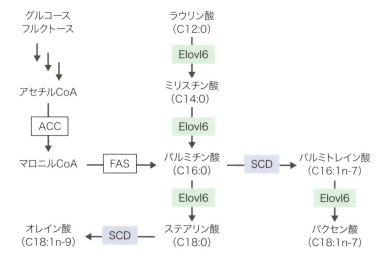

図1 脂肪酸合成系における脂肪酸伸長酵素Elovl6および脂肪酸不飽和化酵素SCDの役割
ACC：アセチルCoAカルボキシラーゼ，FAS：脂肪酸合成酵素．

ミトレイン酸にマロニルCoAを付加して2炭素分の鎖長伸長を行いステアリン酸（18:0）およびバクセン酸を合成し，脂肪酸不飽和化酵素stearoyl-CoA desaturase（SCD）がステアリン酸およびパルミチン酸に二重結合を導入し，オレイン酸およびパルミトレイン酸（16:1n-7）を合成する．これらの脂肪酸はエネルギー代謝，生体膜の流動性の調節，細胞膜や生理活性脂質の構成成分等として細胞の生命活動に必須である．脂肪酸新規合成系はAMP活性化プロテインキナーゼ（AMPK）や転写因子LXR，SREBP，ChREBPによる厳密な制御を受けているが，肥満，インスリン抵抗性，糖尿病などメタボリックシンドロームの病態では脂肪酸新規合成系の過剰な活性化が生じる[3]．他の脂肪酸伸長酵素，脂肪酸不飽和化酵素の機能や病態との関連については，実験医学増刊号「脂質クオリティ」（Vol. 36, No. 10）を参照されたい．

2 脂肪酸伸長酵素Elovl6とメタボリックシンドローム

Elovl6はC12〜16の飽和・一価不飽和脂肪酸を基質とし，C18のステアリン酸（C18:0）およびバクセン酸（C18:1n-7）を合成する脂肪酸伸長酵素である（図1）．われわれはSREBPの標的遺伝子としてElovl6をクローニングし，肝臓および脂肪組織でのElovl6の発現が絶食後の再摂食や高ショ糖食および高脂肪食の摂取で増加すること，また絶食や多価不飽和脂肪酸の摂取で減少することを明らかにした[4]．また，Elovl6欠損マウスを用いてElovl6の生体内での機能や病態とのかかわりを解析してきた．Elovl6欠損マウスの各臓器では，野生型マウスと比較してステアリン酸およびオレイン酸が減少し，パルミチン酸，パルミトレイン酸，バクセン酸が増加する．Elovl6欠損マウスに高脂肪・高ショ糖食を与えると，野生型マウスと同様に肥満と脂肪肝を呈するにもかかわらず，血中インスリン値の有意な低下とインスリン抵抗性の改善が認められた[5]．このインスリン抵抗性の改善は，肝臓における脂肪酸組成の変化がIRS-2/Aktシグナルを保持し，ジアシルグリセロール/PKCε経路を抑制することによるものであった（図2）．すなわち，Elovl6欠損による脂肪酸組成の変化は，肝臓のエネルギー代謝を変化させて肥満に伴うインスリン抵抗性を回避すると考えられ，臓器に蓄積する脂肪酸の「量」のみならず「質」（脂肪酸の鎖長や不飽和度，それらのバランス）もエネルギーバランスに重要であり，Elovl6を介したそのコントロールが生活習慣病の新たな治療法として期待される．

Elovl6は非アルコール性脂肪性肝炎（NASH）の発症・進展にも関与する．Elovl6欠損マウスに高脂肪・

特集　脂肪の量と質を制御する

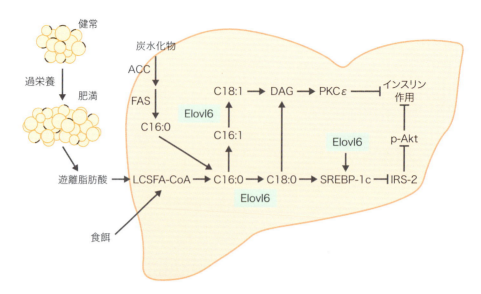

図2　Elovl6欠損マウスにおけるインスリン抵抗性改善メカニズム
DAG：ジアシルグリセロール，LCSFA：長鎖飽和脂肪酸．（文献5をもとに作成）

高コレステロール食を与えてNASHを誘発すると，野生型マウスと同様に高度な脂肪肝をきたしたが，酸化ストレス，炎症，線維化，肝障害といった一連のNASH発症機序が抑制された[6]．Elovl6の基質であるパルミチン酸は肝細胞においてNLRP3インフラマソーム[※1]を活性化し炎症を惹起するが，Elovl6欠損マウスの肝細胞ではパルミチン酸によるインフラマソーム活性化が抑制されることがElovl6欠損マウスにおけるNASH発症抑制機序の一つと考えられる．パルミチン酸はさまざまな経路で炎症を惹起する脂肪酸と考えられているが，Elovl6を介したパルミチン酸の細胞内代謝がより重要な炎症起点である可能性が示唆される．

また，Elovl6欠損マウスと肥満・2型糖尿病モデルdb/dbマウスを交配して作製したElovl6欠損db/dbマウスでは，膵β細胞の増殖亢進とアポトーシスの減少により膵β細胞量が増加し，インスリン分泌量が増大するために，2型糖尿病の発症・進展が抑制された[7]．

db/dbマウスに比べてElovl6欠損db/dbマウスのランゲルハンス島では，インスリン分泌を抑制するオレイン酸の過剰蓄積が抑制され，またパルミチン酸により惹起される膵β細胞の脂肪毒性が軽減した（図3）．これらの機序により，Elovl6欠損db/dbマウスでは肥満に伴う代償性インスリン分泌が維持され，2型糖尿病の発症が抑えられたものと考えられ，Elovl6の阻害は2型糖尿病の治療標的として期待される．

3　脂肪酸不飽和化酵素SCD1とメタボリックシンドローム

stearoyl-CoA desaturase（SCD）は小胞体に存在し，飽和脂肪酸であるステアリン酸（C18:0）およびパルミチン酸（C16:0）に二重結合を導入し，一価不飽和脂肪酸であるオレイン酸（C18:1n-9）およびパルミトレイン酸（C16:1n-7）を合成する（図1）．オレイン酸はジアシルグリセロールアシル基転移酵素（DGAT）やアシル-CoA：コレステロールアシル基転移酵素（ACAT）の最良の基質であり，トリアシルグリセロール，コレステロールエステル，リン脂質などに取り込まれ，細胞内の主要な脂肪酸として存在する．SCDは，マウスでは4つのアイソフォーム（SCD1，SCD2，PCD/

※1　NLRP3インフラマソーム

インフラマソームは，炎症誘導性のサイトカインであるIL-1βおよびIL-18の分泌に関わることで炎症応答において中心的な役割を果たす細胞質内タンパク質複合体である．なかでも，Nod-like receptor protein 3（NLRP3）インフラマソームは外来性・内在性のさまざまな刺激に対して活性化し，代謝物や組織リモデリングなどの肥満関連ストレス信号のセンサーとして注目されている．

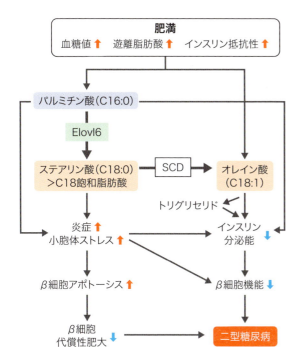

図3 2型糖尿病の発症・進展における膵β細胞のElovl6およびSCD1の役割
文献7より作成．

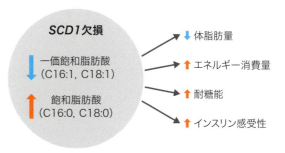

図4 SCD1欠損マウスの表現型

えて肝臓中のC18:1およびC16:1の量を回復させても，肝臓のコレステロールエステルとトリグリセリドの含量は回復しなかった．したがって，SCD1によって内因性に合成されるoleoyl-CoA（C18:1-CoA）およびpalmitoyl-CoA（C16:1-CoA）がコレステロールエステルおよびトリグリセリド合成に重要であり，細胞内では食事由来のoleoyl-CoAおよびpalmitoyl-CoAとは区別されていることが示唆される．また，SCD1欠損マウスは野生型マウスに比べて摂餌量が増加するにもかかわらず，体重および体脂肪量が著明に減少する（図4）[10]．さらに，SCD1欠損マウスは高脂肪食負荷および遺伝性肥満モデルob/obマウスとの交配による肥満に対して抵抗性を示し，体脂肪量の減少，耐糖能およびインスリン抵抗性の改善が認められる（図4）[11]．この抗肥満作用はエネルギー消費量の亢進によるものであり（図4），その一部は肝臓でのAMPKの活性化を介した脂肪酸β酸化系遺伝子群の発現上昇で説明される[12]．これらの結果から，SCD1は肥満，脂質異常症，脂肪肝，耐糖能異常，インスリン抵抗性の形成に関与すると考えられる．

ところが，肝臓特異的SCD1欠損マウスでは，高脂肪食誘導性の肥満，脂肪肝，インスリン抵抗性は抑制されなかった[13]．また，脂肪組織特異的SCD1欠損マウスおよび肝臓・脂肪組織特異的SCD1欠損マウスでも高脂肪食誘導性の肥満とインスリン抵抗性は改善されなかった[14)15]．したがって，SCD1欠損マウスで認められる抗肥満作用は，肝臓や脂肪組織以外の組織におけるSCD1阻害が必要であると考えられる．皮膚特異的SCD1欠損マウスは皮脂腺の脂質欠乏および形成不全により皮膚からの熱喪失が増大し，それを補うた

SCD3, SCD4），ヒトでは2つのアイソフォーム（SCD1, SCD5）が存在する[8]．SCD1はほとんどの臓器や細胞で発現が認められるが，特にリポジェニック組織で高い発現が認められる．SCD2（SCD5）もほとんどの組織で恒常的に発現しているが，特に脂肪組織と脳に多く発現している．PCD/SCD3は皮脂腺やマイボーム腺に，SCD4は心臓に特異的に発現している．

マウスの4つのアイソフォームのなかでは，SCD1の研究が最も進んでいる．肥満の動物モデルやヒトでは一価不飽和脂肪酸が増加しており，脂質異常症，インスリン抵抗性，非アルコール性脂肪性肝炎（NASH）など肥満に伴う慢性疾患におけるSCD1の重要性が示唆される．SCD1欠損マウスの血中および各臓器では，一価不飽和脂肪酸（C16:1n-7，C18:1n-9）が減少し，飽和脂肪酸（C16:0，C18:0）が増加する（図4）[9]．SCD1欠損マウスは肝臓におけるトリアシルグリセロールおよびコレステロールエステルの量が顕著に減少する．飼料にオレイン酸またはパルミトオレイン酸を加

めの体温維持機構の活性化によりエネルギー消費が亢進し、高脂肪食による体重増加に抵抗性を示した[16]. すなわち、SCD1欠損マウスで認められるエネルギー消費量の亢進と肥満抵抗性は、皮膚のSCD1欠損で説明されることが明らかとなった.

一方、肝臓特異的SCD1欠損マウスでは、高炭水化物食による肥満と脂肪肝は抑制される[13]. 肝臓特異的SCD1欠損マウスに高ショ糖・無脂肪食を与えると、肝臓における一価不飽和脂肪酸が減少するとともに、核内SREBP-1cおよびChREBPタンパク質量の減少によるリポジェニック酵素[※2]の発現の低下、肝臓のトリグリセリドおよびグリコーゲン含量の低下、血中トリグリセリドの低下、体脂肪量の低下が認められた. また、摂食量は正常であるにもかかわらず、低血糖と肝臓の糖代謝産物の減少が認められた. これらの表現型は食事へのオレイン酸の添加により回復した. したがって、肝臓のSCD1により合成されるオレイン酸は炭水化物誘導性の体脂肪量増加に必要であること、SCD1により合成されるオレイン酸が肝臓の糖代謝に影響を与え、その糖代謝産物がSREBP-1cやChREBP、LXRを介して脂肪酸合成系を制御する可能性が示唆される.

おわりに

Elovl6およびSCD1のノックアウトマウスの解析結果は、脂肪酸伸長酵素と不飽和化酵素により制御される脂肪酸の組成（鎖長・不飽和度とそのバランス）は、メタボリックシンドロームの病態基盤に重要な影響をおよぼすことを示唆している. 少なくとも肝細胞においては、内因性に合成された脂肪酸、食事由来の脂肪酸、末梢組織由来の脂肪酸を区別しているようであるが、その分子メカニズムは不明である. Elovl6およびSCDの組織特異的ノックアウトマウスの解析は、脂肪酸の組成と脂質ホメオスタシス、エネルギー代謝調節、細胞機能制御の関係を解明するうえで重要であろう.

※2 リポジェニック酵素
肝臓や脂肪組織では、過剰なエネルギーを脂肪酸合成およびトリグリセリド合成に用いて、脂質として蓄積する. これにかかわる酵素がリポジェニック酵素であり、代表的な酵素として、acetyl-CoA carboxylase, fatty acid synthase, Elovl6, stearoyl-CoA desaturaseなどが挙げられる.

また、これら遺伝子改変マウスに食餌操作を加えることで、エネルギー代謝やメタボリックシンドロームにおける役割がさらに明確になると考えられる. さらに、近年発展が著しいリピドミクスやトランスクリプトームをこれら遺伝子改変マウスやヒトサンプルに適用することにより、メタボリックシンドロームの病態を制御する脂肪酸代謝産物の特定やその分子機序の解明が期待される. 脂肪酸伸長酵素や不飽和化酵素を標的として、脂肪酸合成系への適切な介入によりメタボリックシンドロームで蓄積する脂質の「量」と「質」を適切に制御することができれば、それは生活習慣病の新たな予防・治療法となる可能性があり、今後のさらなる研究の発展が期待される.

文献

1) Brookheart RT, et al：Cell Metab, 10：9-12, 2009
2) Guillou H, et al：Prog Lipid Res, 49：186-199, 2010
3) Postic C & Girard J：J Clin Invest, 118：829-838, 2008
4) Matsuzaka T, et al：J Lipid Res, 43：911-920, 2002
5) Matsuzaka T, et al：Nat Med, 13：1193-1202, 2007
6) Matsuzaka T, et al：Hepatology, 56：2199-2208, 2012
7) Zhao H, et al：Diabetes, 66：1833-1846, 2017
8) ALJohani AM, et al：Trends Endocrinol Metab, 28：831-842, 2017
9) Miyazaki M, et al：J Biol Chem, 275：30132-30138, 2000
10) Ntambi JM, et al：Proc Natl Acad Sci U S A, 99：11482-11486, 2002
11) Cohen P, et al：Science, 297：240-243, 2002
12) Dobrzyn P, et al：Proc Natl Acad Sci U S A, 101：6409-6414, 2004
13) Miyazaki M, et al：Cell Metab, 6：484-496, 2007
14) Hyun CK, et al：Biochem Biophys Res Commun, 399：480-486, 2010
15) Flowers MT, et al：J Lipid Res, 53：1646-1653, 2012
16) Sampath H, et al：J Biol Chem, 284：19961-19973, 2009

Profile
筆頭著者プロフィール

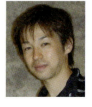

松坂 賢：2005年筑波大学大学院博士課程人間総合科学研究科修了. '05〜'07年筑波大学大学院人間総合科学研究科助手. '07〜'11年筑波大学大学院人間総合科学研究科助教. '11年より筑波大学医学医療系准教授、現在に至る. 脂肪酸伸長酵素Elovl6の解析を通じて、脂質多様性の生理的意義の解明と、脂肪酸組成制御による各種疾患の新規治療法の開発をめざしています.

特集　脂肪の量と質を制御する

細胞内脂質代謝による慢性炎症の制御

大石由美子

マクロファージは病原体の感染に対する防御だけでなく，肥満・糖尿病など生活習慣病の発症につながる「慢性炎症」の制御にも重要である．最近，マクロファージの細胞機能としての炎症応答は，細胞代謝，特に細胞内の脂肪酸代謝と密接に関連していることが明らかとなってきた．本稿では，マクロファージの細胞内脂肪酸代謝が，生活習慣病の病態形成をいかに制御するか，概説したい．

キーワード　マクロファージ，不飽和脂肪酸，SREBP1，細胞代謝

はじめに

肥満・糖尿病・動脈硬化症などの生活習慣病（メタボリックシンドローム）や，発がんに共通した基盤病態として，慢性炎症が注目されている．慢性炎症は，内外のストレスによって生じた炎症反応が適切に収束されることなく，くすぶった状態であり，さまざまな組織障害を引き起こす要因となる．慢性炎症の病態の形成には，多彩な機能をもつマクロファージが炎症の惹起と収束の両面で重要な役割を果たすが[1]，その分子機構は明らかにされていない．

生体の恒常性をつかさどる「免疫」と「代謝」は，個体や組織のレベルで密接に連携している．たとえば，肥満の病態では脂肪組織や肝臓，骨格筋に浸潤する炎症性マクロファージの数が増加し，インスリンシグナルを抑制してインスリン抵抗性を引き起こす[2,3]．また，肥満や糖尿病では全身の動脈硬化が進行する．このように，「免疫」と「代謝」の連携を明らかにしようとする「免疫–代謝」研究が，疾患生物学研究のトレンドとなっている．

興味深いことに，炎症応答と細胞代謝との連携は，細胞のレベルでも同様に観察されることが明らかになってきた．マクロファージが炎症を引き起こす刺激を受けて炎症促進型（M1）の形質を獲得すると，すみやかに HIF-1α や NF-κB などの転写因子を活性化して解糖系が亢進し，脂質合成は抑制される．これは，炎症が生じ，酸素レベルが低下した虚血組織でも活動し，殺菌作用を示すためと考えられている．一方，組織のリモデリングや修復をつかさどる，炎症収束型（M2）マクロファージは，エネルギー産生（ATP産生）系としてむしろ酸化的リン酸化や脂質代謝が主体となる[4]．

また，マクロファージは種々の脂質を自ら合成する[5]．炎症刺激を受けて活性化されたマクロファージでは，一過性にエイコサノイド※合成が増加するが，炎症応答の後期にはスフィンゴ脂質やステロール合成へと変化する．また，エイコサペンタエン酸（EPA, 20:5, n-3），ドコサヘキサエン酸（DHA, 22:6, n-3）などの不飽和脂肪酸とその代謝産物は，マクロファージにおいて抗炎症活性を示すことが知られている[6,7]．これ

※ **エイコサノイド**
炭素数20の不飽和脂肪酸であるアラキドン酸から産生される生理活性脂質の総称．

Coordinated regulation of inflammatory response and intracellular fatty acid metabolism
Yumiko Oishi：Department of Biochemistry and Molecular Biology Nippon Medical School〔日本医科大学生化学・分子生物学（代謝・栄養学）〕

特集　脂肪の量と質を制御する

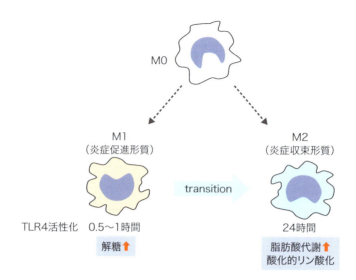

図1　炎症応答の過程において細胞代謝がダイナミックに変動する
炎症刺激を受けたマクロファージは，初期には解糖系を亢進させて炎症促進型の形質（M1型）を示す．とこ
ろが，炎症応答の後期には，脂肪酸代謝や酸化的リン酸化優位となり，炎症収束型の形質（M2型）を示す．

らのことから，M1型からM2型への機能変化が，マクロファージにおける脂肪酸合成の変化と連携しているのではないかと考えられる．

1　細胞代謝は炎症応答の過程でダイナミックに変動する

まず，初代培養マクロファージに，TLR4（Toll-like receptor 4）を活性化して，炎症応答を惹起した際の細胞代謝を観察した．その結果，炎症応答の初期（1～6時間後）には解糖系を亢進させて炎症促進形質を示したが，後期（12～24時間後）には脂肪酸代謝を増加させて炎症収束形質へと変化することを見出した（図1）．

次に，炎症応答におけるマクロファージの細胞内脂肪酸量の変化を，網羅的に定量解析した．興味深いことに，炎症刺激を受けたマクロファージでは，細胞内脂肪酸量がいっせいに低下したが，刺激後12～24時間を経過すると，不飽和脂肪酸（n-3, 6, 7, 9）が増加に転じた．さらに，RNA-seqを用いた網羅的なトランスクリプトーム解析の結果，*Scd2*（stearoyl-CoA desaturase）や*Fads*（fatty acid desaturase），*Elovl*（fatty acid elongase）など，脂肪酸の不飽和化や伸長にかかわる遺伝子群の発現も，不飽和脂肪酸量と同様に炎症応答の初期に低下し，後期に増加することが明らかとなった．

2　炎症応答初期にはLXR機能が一過性に低下し，脂肪酸の不飽和化は抑制される

炎症応答における脂肪酸代謝制御にかかわる分子機構を明らかにするために，クロマチン免疫沈降－シークエンス法（ChIP-seq）ならびにRNA-seqを用いて，炎症応答における転写とエピゲノムの変化を解析した．定常状態では，*Scd2*や*Fads*，*Elovl*など，脂肪酸の不飽和化に関連する遺伝子の発現調節領域には核内受容体LXR（liver X receptor）が結合し，発現を維持していた．ところが，炎症応答を受けてNF-κBが活性化されると，LXR機能はすみやかに抑制され，脂肪酸の不飽和化や伸長に関連した酵素群の発現が低下した．つまり，炎症応答初期の脂肪酸合成の低下は，定常状態で脂肪酸合成を担うLXRの機能が一時的に抑制されるために生じると考えられた（図2）．

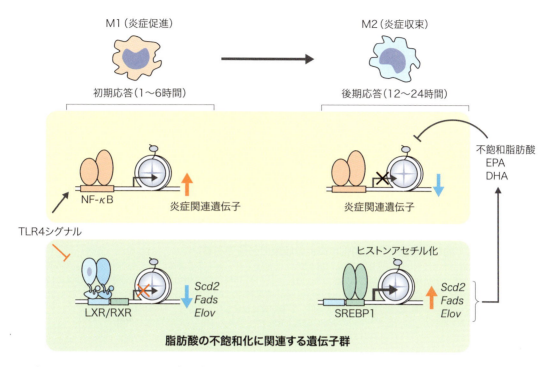

図2 炎症応答における脂肪酸リプログラミングの分子メカニズム

炎症応答の初期には，TLR4を介して活性化されたNF-κBによってLXRは抑制され，脂肪酸の不飽和化が低下する．ところが，刺激から12〜24時間が経過した炎症応答の後期にはSREBP1（sterol responsive element binding protein 1）が活性化され，脂肪酸の不飽和化は増加に転じる．合成された不飽和脂肪酸が炎症抑制作用を発揮することによって，炎症応答は適切に収束する．（文献11より作成）

3 炎症応答の後期には，SREBP1が活性化されて脂肪酸の不飽和化が促進

次に，炎症応答の後期に脂肪酸の不飽和化が増加に転じるメカニズムを明らかにしたいと考えた．炎症応答の後期における脂肪酸合成の増加にもLXRが重要であるなら，LXRα/β欠損マクロファージ[8]では，その増加がみられないはずである．ところが，予想に反して，LXRα/β欠損マクロファージにおいても，炎症応答の後期には脂肪酸不飽和化に関する遺伝子発現が増加した．

脂肪酸不飽和化酵素の発現は，炎症応答の初期に低下し，後期には増加するという，特徴的な二相性パターンをとる．そこで，炎症応答の初期に発現が低下し，後期に増加する遺伝子群のエンハンサー領域には特徴的な配列が存在するのではないかと考え，モチーフ解析を行った．その結果，マクロファージ特異的な転写制御に重要なPU.1，C/EBP，AP-1に引き続き，SREBP（sterol responsive element binding protein）の結合するSRE（sterol responsive element）が上位に検出された．この結果は，SREBP1が炎症応答後期における脂肪酸合成の増加を担う可能性を強く示唆する．なお，転写因子SREBPには主に脂肪酸合成にかかわるSREBP1と，コレステロール合成にかかわるSREBP2が知られている．脂肪酸合成にかかわるSREBP1に注目して検討を進めた．なお，SREBP1には，SREBP1aと1cの2つのアイソフォームが存在し，マクロファージでは，SREBP1aが主要なアイソフォームである．

SREBP1はLXRと協調してコレステロール代謝と脂肪酸代謝とを調節する[9]．SREBP1は定常状態では小胞体膜タンパク質として存在するが，活性化刺激が加

特集　脂肪の量と質を制御する

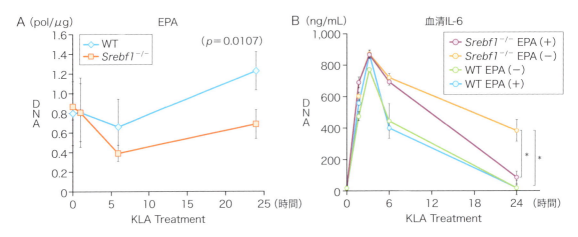

図3　SREBP1依存的な脂肪酸の不飽和化が炎症の収束に必須である
A) 脂肪酸不飽和化の低下したSREBP1欠損（$Srebf1^{-/-}$）細胞では，炎症応答後期における細胞内のEPA量が低値である．
B) SREBP1欠損（$Srebf1^{-/-}$）マウスでは炎症応答が遷延する．SREBP1欠損（$Srebf1^{-/-}$）および野生型マウスにLPSを投与して敗血症を引き起こし，血清中の炎症性サイトカインIL-6の値を経時的にモニターした．マクロファージでの脂肪酸不飽和化が低下しているSREBP1欠損（$Srebf1^{-/-}$）マウスでは，IL-6が高く遷延した．しかし，SREBP1欠損（$Srebf1^{-/-}$）マウスにEPAを多く含む食餌をあらかじめ摂取させると，炎症の遷延が部分的に回避された．（文献11より引用）

わるとゴルジ体に移送されて切断を受け，活性化されたSREBP1が核内に移行して脂質合成に関連した遺伝子群の発現を増加させる．

そこで，核内に存在する活性化型のSREBP1をみてみると，炎症刺激を与えたマクロファージでは，刺激から12～24時間を経過した炎症応答の後期に，小胞体膜からのプロセシングを経てSREBP1が活性化されることが明らかとなった．さらにChIP-seqによる転写とエピゲノムの解析の結果，活性化されたSREBP1は，*Scd2*や*Fads*，*Elovl*など脂肪酸の不飽和化に関連する遺伝子の転写調節領域にリクルートされ，転写活性化と相関するヒストンのアセチル化（H3K27Ac）を進めることによって脂肪酸不飽和化酵素の発現が増加することを明らかにした（図2）．

4　マクロファージの不飽和脂肪酸は，炎症応答の適切な収束に必須

さらに，SREBP1の重要性を明らかにするために*Srebp1*欠損マウス[10]を用いた検討を行った（筑波大学 島野仁先生，松坂賢先生との共同研究）．*Srebp1*を欠損するマクロファージは，EPA等，細胞内の不飽和脂肪酸量が低下し（図3），TLR4活性化による炎症応答が遷延した．

さらに，*Srebp1*欠損マウスに敗血症を引き起こしたところ，血液中の炎症性サイトカインIL-6の高値が持続し，炎症応答が遷延した．ところが，抗炎症作用をもつ不飽和脂肪酸EPAを多く含む食餌をあらかじめ摂取させておくと，炎症応答の遷延は回避された（図3）．

このことから，マクロファージにおいて，炎症の後期応答としてつくられる不飽和脂肪酸が，全身の炎症応答の適切な制御に必須であることが明らかになった[11]．

おわりに

このようにマクロファージの細胞内脂肪酸代謝は，細胞機能としての免疫応答と密接に連携している．

本研究の成果は，マクロファージにおける「細胞内脂質代謝－機能連携」が生活習慣病に対する新しい治療標的として有効である可能性を示すものである．今後も，細胞代謝を標的とした生活習慣病治療・予防法の開発に向けた知識の蓄積が望まれる．

文献

1) Tabas I & Glass CK：Science, 339：166-172, 2013
2) Lumeng CN, et al：Diabetes, 57：3239-3246, 2008
3) Osborn O & Olefsky JM：Nat Med, 18：363-374, 2012
4) Mantovani A, et al：Trends Immunol, 23：549-555, 2002
5) Dennis EA, et al：J Biol Chem, 285：39976-39985, 2010
6) Oh DY, et al：Cell, 142：687-698, 2010
7) Endo J, et al：J Exp Med, 211：1673-1687, 2014
8) Repa JJ, et al：Science, 289：1524-1529, 2000
9) Spann NJ, et al：Cell, 151：138-152, 2012
10) Shimano H, et al：J Clin Invest, 100：2115-2124, 1997
11) Oishi Y, et al：Cell Metab, 25：412-427, 2017

Profile

著者プロフィール

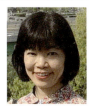

大石由美子：1974年神奈川県生まれ．'98年群馬大学医学部卒業．内科医として臨床研修の後，東京大学大学院博士課程に進学．学振特別研究員（PD），東京大学特任助教を経て，2009年カリフォルニア大学サンディエゴ校（Dr. Glass研究室）留学．'13年3月東京医科歯科大学難治疾患研究所独立准教授．'18年4月より日本医科大学生化学・分子生物学教授．研究テーマは生活習慣病やサルコペニア（加齢に伴う筋量の低下）のメカニズムの解明．転写とエピゲノムの観点から，病態の発症・進展メカニズムを解明し，治療・予防法に結びつけたい．URL：https://www.nms.ac.jp/college/schoolroom/kisoigaku/taisya-eiyougaku.html

---

Book Information

トップジャーナル395編の「型」で書く医学英語論文

言語学的Move分析が明かした執筆の武器になるパターンと頻出表現

好評発売中

著／河本 健，石井達也

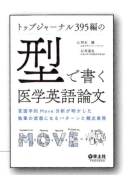

論文を12のパート（Move）に分け，トップジャーナルを徹底分析！抽出されたMove別の書き方と頻出表現を解説！本書を読めばトップジャーナルレベルの優れた英語表現と執筆を劇的に楽にする論文の「型」が手に入ります．

◆定価（本体2,600円＋税）
◆フルカラー　A5判　149頁
◆ISBN978-4-7581-1828-6

医学英語論文をもっと楽に！もっと上手く！

発行　羊土社

特集　脂肪の量と質を制御する

DOHaD仮説の見地に立った肥満のエピゲノム制御

橋本貢士，小川佳宏

多くの動物実験や疫学調査により，出生前後のさまざまな環境要因が何らかの機序で「記憶」され，成人期における肥満などの生活習慣病の発症に関連するという「Developmental Origins of Health and Disease（DOHaD）」仮説が提唱されている．このDOHaD仮説の分子機構として，DNAメチル化による遺伝子発現のエピゲノム制御，すなわち「エピゲノム記憶」が想定されている．最近の研究により，肥満の発症と進展にかかわる「エピゲノム記憶」の分子実体が明らかになりつつある．

キーワード　エピジェネティクス，DOHaD仮説，DNAメチル化，エピゲノム記憶，FGF21

はじめに

　多くの動物実験や疫学調査により，出生前後のさまざまな環境要因が何らかの機序で「記憶」され，成人期における肥満などの生活習慣病の発症に関連する可能性が指摘されており，「Developmental Origins of Health and Disease（DOHaD）」仮説として提唱されている（図1）[1]．DOHaD仮説の分子機構として，遺伝子の塩基配列を変化させずに，後天的に遺伝子発現を調節するしくみであるエピジェネティクスが注目されている．エピジェネティクスによる修飾を受けたゲノムDNAをエピゲノムと称するが，DNAメチル化によるエピゲノム修飾は長期の遺伝子発現制御に関与することから，DOHaD仮説の分子機構の有力な候補と考えられている．すなわち胎児期〜乳児期における環境要因がDNAメチル化を介してゲノム上に記憶され，「エピゲノム記憶」となって成人期の生活習慣病発症に関与すると考えられる．

1　母体の低栄養による子の肥満のエピゲノム制御

　母体の低栄養が子の成長後の生活習慣病の発症リスクを高めることを証明した疫学的事実としてDutch famine（オランダ飢餓，1944〜'45）がある．第二次世界大戦末期のオランダにおいて，大寒波と食糧遮断のため，住民は著しい低栄養状態に曝露され，多くの餓死者が出た．そのときに妊娠中もしくは妊娠し，低栄養状態に曝露された母親から生まれた子には，メタボリックシンドローム，2型糖尿病，虚血性心疾患，精神疾患などの疾患が多く発症している[2]．また胎児期にこの飢饉を経験した子では，そうでない子と比較して，インスリン様成長因子2（IGF2）遺伝子プロモーターのDNAメチル化が有意に低下しており，またその状態が60歳まで維持されていた[3]．これは胎内環境がエピゲノム変化を惹起し，その状態が長期に維持される「エピゲノム記憶」の存在を示唆している．胎児

Epigenetic regulation of obesity from a point of view of DOHaD hypothesis
Koshi Hashimoto[1]/Yoshihiro Ogawa[2)3]：Department of Preemptive Medicine and Metabolism Graduate School of Medical and Dental Sciences, Tokyo Medical and Dental University[1]/Department of Medicine and Bioregulatory Science, Graduate School of Medical Sciences, Kyushu University[2]/Department of Molecular and Cellular Metabolism, Graduate School of Medical and Dental Sciences, Tokyo Medical and Dental University[3]（東京医科歯科大学大学院医歯学総合研究科メタボ先制医療講座[1]／九州大学大学院医学研究院病態制御内科学分野（第三内科）[2]／東京医科歯科大学大学院医歯学総合研究科分子細胞代謝学分野[3]）

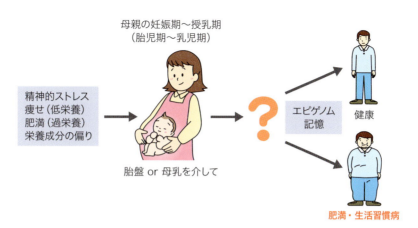

図1　DOHaD仮説
胎児期〜乳児期の環境要因が将来の疾患感受性に影響するいうもの．例えば，母体の栄養環境が胎盤・母乳を介して子どもに伝わり，エピゲノム記憶として維持されることで成人期の肥満や生活習慣病への罹りやすさに影響する．

期の低栄養を再現する動物モデルとして，子宮内発育遅延（intrauterine growth retardation：IUGR）モデルがある．IUGRマウスは出生直後には低体重を呈するが，その後急激な体重増加により対照群と体重差がみられなくなる（catch-up growth）．このマウスの成獣期に高脂肪食を負荷すると対照群と比較して明らかな体重と体脂肪量の増加を示す[4]（図2）．またヒトでは，妊娠中に母親が炭水化物を制限すると，子の臍帯血中でのレチノイドX受容体α（RXRA）遺伝子プロモーターのDNAメチル化が増加し，そのDNAメチル化状態は子の9歳時における肥満と有意に相関していることが報告されている[5]．

2　母体の過栄養による子の肥満のエピゲノム制御

一方で，動物実験において，高脂肪食を与え過栄養にした母獣からの産仔が肥満や糖尿病，非アルコール性脂肪肝炎（NASH）などを呈することが知られている[6]．ヒトでは妊娠前にBMIが30 kg/m^{2}以上であった母親から生まれた新生児の解析では，臍帯血中の白血球からのゲノムにおいて，PLGL1（pleiomorphic adenoma gene-like1）遺伝子のDNAメチル化の増加と，MEG3（maternally expressed gene 3）遺伝子およびLEP（leptin）遺伝子のDNAメチル化の減少が

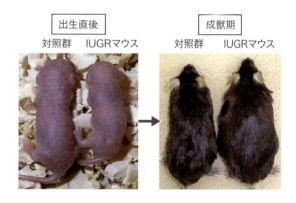

図2　子宮内発育遅延IUGRモデル
IUGRマウスは出生直後こそ著しい低体重を示すが，その後急激な体重増加により対照群と体重差が認められなくなる（catch-up growth）．このマウスの成獣期に高脂肪食を負荷すると，対照群と比較して明らかな体重と体脂肪量の増加を示す．

認められており，母親の肥満が子の遺伝子のDNAメチル化修飾に影響を及ぼすことが明らかとなった[7]．妊娠前から授乳期にかけて高脂肪食をラット母獣に与えると産仔の雌ラットのproopiomelanocortin遺伝子（*Pomc*）プロモーターのDNAメチル化が促進され，その遺伝子発現が低下する．このため肥満を惹起し，離乳後に普通食を摂餌してもそのエピゲノム変化は復旧しない[8]．またマウス母獣の妊娠中から授乳期に高脂肪食を与えると，その産仔ではショ糖や脂肪への嗜好性が増加する．これは産仔の脳内でのドーパミンおよ

特集 脂肪の量と質を制御する

表 乳仔期および成獣期において，対照群と比較してWy群においてDNA脱メチル化が有意に促進されていたPPARαの標的遺伝子

遺伝子表記	遺伝子名
Acot1	Acyl-CoA thioesterase 1
Aqp3	Aquaporin 3
Aqp7	Aquaporin 7
Cpt1b	Carnitine palmitoyltransferase 1b
Dgat1	Diacylglycerol O-acyltransferase 1
Fabp3	Fatty acid binding protein 3
Fgf21	Fibroblast growth factor 21
Peci	Peroxisomal 3,2-trans-enoyl-CoA isomerase
Plin1	Perilipin 1
Psat1	Phosphoserine aminotransferase 1
Ucp3	Uncoupling protein 3

びオピオイド関連遺伝子のDNAメチル化状態が変化するためと考えられている[8]．

3 母親の妊娠期に摂取する食品成分による子の肥満のDNAメチル化制御

DNAやヒストンのメチル化は，メチオニン・葉酸代謝経路においてメチル基転移酵素によりS-アデノシルメチオニン（SAM）からメチル基が供与されることによって生じるが，このSAMの合成にはメチオニン，葉酸，ビタミンB12，コリンなどの食事由来の栄養素がメチル基ドナー（MD）として必要である．したがって妊娠期にこれらの栄養因子の摂取に過不足が生じると，胎児の糖脂質代謝関連遺伝子プロモーター領域のDNAやヒストンのメチル化状態が変化し，成人期の肥満の発症に影響をおよぼす可能性がある．例えばA^{vy}マウス[*1]の体毛色に関する研究では，MDを十分に妊娠期に母獣マウスに投与すると，産仔において，体毛色の決定にかかわるagouti遺伝子プロモーター領域のDNAメチル化と体毛色が変化することが知られている[9]．またA^{vy}マウスは視床下部のメラノコルチン4受容体（MC4R）の食欲抑制シグナル経路が阻害されているため過食により肥満になるが，A^{vy}マウスの母獣にMDを豊富に含む食餌を与えると，産仔の継世代的な肥満の助長を防ぐ効果がある[10]．一方で妊娠期母獣のMDの摂取不足は産仔の全身的なDNAメチル化低下を引き起こす．成獣マウスにおいてもMDの摂取不足は，DNAメチル化低下やヒストン修飾変化を引き起こし，脂肪肝の発症を助長する[11]．さらに成獣肥満マウスの脂肪組織では，DNAメチル化酵素であるDnmt3aの発現量が著明に増加しており，成獣期においても栄養環境によるDNAメチル化制御が行われている可能性がある[12]．

> **※1 A^{vy}マウス**
> A^{vy}マウスはagouti遺伝子の毛周期に伴う転写開始点上流に，強いプロモーター活性のあるLTR（long terminal repeat）をもつレトロトランスポゾンが挿入された変異アリルAvyをもつ．LTRがDNA脱メチル化されプロモーター活性が抑制されないと常時Avyアリルが転写されるが，DNAメチル化により抑制されると毛周期に依存した通常の転写が起こる．Avy/aマウスではLTRのDNAメチル化の程度により黄色（低メチル化）から野鼠色（高メチル化）の毛色が連続的に現れる．

4 父親の栄養環境による子の肥満のエピゲノム制御

父親の肥満は精子のマイクロRNAの量とDNAメチル化の状態を変化させ，子孫の肥満に影響することがマウスで報告されている[13]．ショウジョウバエでは雄ハエに2日間糖質を与えるだけで，子（F1）の肥満を誘導することが報告されている[14]．さらにBMIが30 kg/m^{2}以上の父親の子では，肥満でない父親の子と比

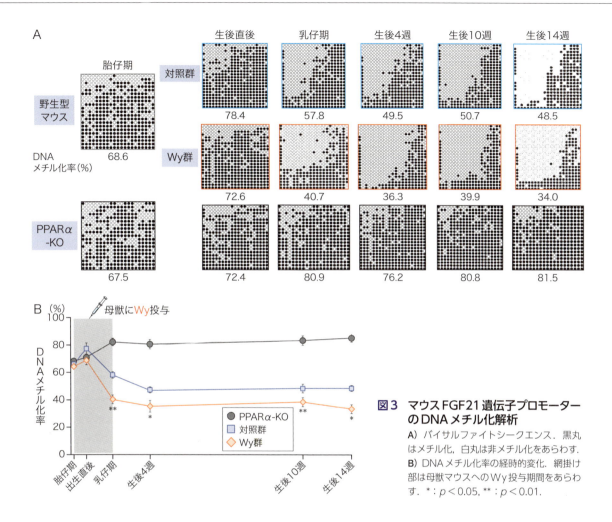

図3 マウスFGF21遺伝子プロモーターのDNAメチル化解析
A) バイサルファイトシークエンス．黒丸はメチル化，白丸は非メチル化をあらわす．
B) DNAメチル化率の経時的変化．網掛け部は母獣マウスへのWy投与期間をあらわす．＊：$p<0.05$, ＊＊：$p<0.01$.

較してIGF2遺伝子，MEST（mesoderm-specific transcript），PEG3（paternally expressed gene 3）およびNNAT（neuronatin）遺伝子のDNAメチル化が有意に減少していることが確かめられた[7]．これらの知見は，父親の栄養状態が子の胎生期のエピゲノム変化を規定し，さらにその変化が世代を超えて受け継がれる可能性を示唆している．

5 マウス肝臓における脂肪酸β酸化関連酵素遺伝子発現のエピゲノム制御

われわれは出生前から離乳後のマウス肝臓における遺伝子のDNAメチル化状態を網羅的に解析し，胎仔期と比較して乳仔期のマウス肝臓では脂肪酸β酸化関連酵素遺伝子のDNA脱メチル化と遺伝子発現が亢進していることを見出した．一方，PPARα遺伝子欠損（PPARα-KO）マウスではDNA脱メチル化はほとんど進行せず，また遺伝子発現も野生型と比較して有意に低下していた．次に妊娠，授乳期の母獣マウスにPPARαの人工リガンド（Wy14643：Wy）を投与し産仔の肝臓の脂肪酸β酸化関連遺伝子のDNA脱メチル化と発現を検討したところ，対照群と比較してWyを投与した母獣からの産仔（Wy群）では乳仔期においてDNA脱メチル化が有意に進行し，また遺伝子発現も対照群と比較してWy群で有意に上昇していた．すなわち，この時期のDNA脱メチル化は核内受容体peroxisome proliferator-activated receptor（PPAR）α[※2]依存的であり，PPARαを活性化すること

特集 脂肪の量と質を制御する

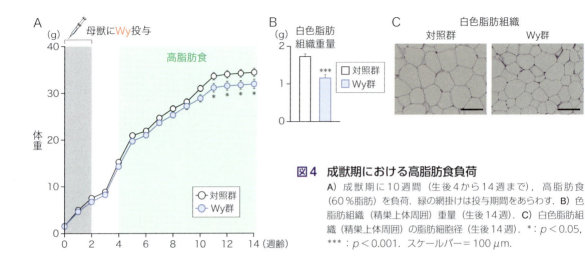

図4 成獣期における高脂肪食負荷

A）成獣期に10週間（生後4から14週まで），高脂肪食（60％脂肪）を負荷．緑の網掛けは投与期間をあらわす．B）白色脂肪組織（精巣上体周囲）重量（生後14週）．C）白色脂肪組織（精巣上体周囲）の脂肪細胞径（生後14週）．＊：$p < 0.05$，＊＊＊：$p < 0.001$．スケールバー＝100 μm．

で，脂肪酸β酸化関連酵素遺伝子のDNA脱メチル化を促進しうることが明らかとなった[15]．

6 「エピゲノム記憶遺伝子」としてのFGF21の肥満への関与

さらにわれわれは，前述の実験において，遺伝子のDNAメチル化状態を成獣期に至るまで経時的に解析した．乳仔期および成獣期において，対照群と比較してWy群においてDNA脱メチル化が有意に促進されていたPPARαの標的遺伝子は11遺伝子であった[16]（表）．これらの遺伝子は乳仔期にPPARα依存性のDNA脱メチル化を受け，その状態が維持される「エピゲノム記憶遺伝子」の候補と考えられた．われわれはそのうちエネルギー代謝の恒常性の維持に重要な役割を果たしている，fibroblast growth factor 21（FGF21）※3 遺伝子に着目した．FGF21遺伝子は代表的なPPARαの標的遺伝子であり，PPARαによって正の転写制御を受けている．対照群およびWy群において，FGF21遺伝子のDNA脱メチル化は胎仔期から出生直後まではほとんど生じず，乳仔期において著明に進行し，生後4週まで誘導された．一方，PPARα-KOマウスでは，これらすべての観察時期においてFGF21遺伝子のDNA脱メチル化は認められなかった（図3）．また対照群と比較してWy群ではFGF21遺伝子のDNA脱メチル化が有意に促進され，FGF21遺伝子のDNAメチル化状態は両群で成獣期まで維持されていた．すなわちFGF21遺伝子は胎仔期から乳仔期において，PPARαのリガンド依存性にDNA脱メチル化が促進され，いったんこの時期に確立したDNAメチル化状態は成獣期まで維持されることが明らかになった[16]（図3）．このDNAメチル化状態の維持は「エピゲノム記憶」と考えられ，FGF21遺伝子は「エピゲノム記憶遺伝子」の一つと考えられた．さらに対照群と比較してWy群では，成獣期の高脂肪食負荷下で，白色脂肪組織の脂肪細胞径の縮小と体重増加抑制を認めた[16]（図4）．一方，FGF21遺伝子欠損マウスの乳仔期にPPARαを活性化しても，これらの代謝表現型は認められなかった．これらの知見はFGF21遺伝子の「エピゲノム記憶」が成獣期の肥満進展の抑制に関与している可能性を示唆している．またFGF21遺伝子のDNAメチル化状態の差異は，定常状態におけるFGF21遺伝子の発現には反映

※2 PPARα
肝臓における多くの糖脂質代謝関連遺伝子発現を調節している核内受容体型転写因子．核内受容体であるレチノイドX受容体（RXRα）とヘテロ二量体を形成しDNA上のPPAR応答領域（PPRE）に結合する．乳汁中の脂肪酸がリガンドとして結合することで活性化する「脂質センサー」であり，Wy14643や高トリグリセリド血症に対するフィブラート系薬剤もリガンドとして知られる．

※3 FGF21
主として肝臓から分泌されるホルモンで，肝臓における脂肪酸β酸化や脂肪組織における糖取り込みを促進し，インスリン感受性を亢進させる．また熱産生にも寄与し，さらに飢餓時に分泌が増加し，糖新生を促す．PPARαの標的遺伝子であり，遺伝子発現はPPARαによってまさに制御される．

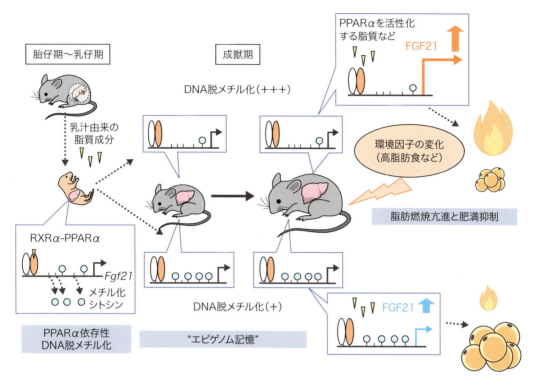

図5　「エピゲノム記憶遺伝子」としてのFGF21遺伝子の機能的意義（模式図）
FGF21遺伝子は乳仔期特異的にPPARα依存性のDNA脱メチル化を受ける．またそのDNA脱メチル化はPPARαの活性化によって促進され，いったん乳仔期に形成されたDNAメチル化状態は成獣期まで維持される．FGF21遺伝子のDNAメチル化状態の差異は，定常状態におけるFGF21遺伝子の発現には反映されないが，PPARαを活性化するような環境刺激に対する反応性の発現応答の程度を規定する．さらにFGF21遺伝子の「エピゲノム記憶」は成獣期の肥満進展の抑制に関与している可能性がある．

されないが，PPARαを活性化するような環境刺激に対する反応性の発現応答の程度を規定することが示唆された（図5）[16]．

おわりに―「エピゲノム記憶」を応用した肥満に対する新たな先制医療の開発をめざして

われわれはマウス肝臓の一部の遺伝子では，胎仔期から乳仔期における環境要因によってDNAメチル化状態が調節されうることを示し，その時期に形成されたDNAメチル化状態が，「エピゲノム記憶」となって成獣期まで維持されることを見出した．これらの知見から，ヒトにおいては胎児期から乳児期までの期間に遺伝子のDNAメチル化状態を至適状態に調節することができれば，成長後の健康維持に貢献すると考えられる．今後は，DOHaD仮説の見地に立って，エピゲノム記憶を応用した「先制医療」の開発が期待される．例えば，乳児期においてFGF21遺伝子のDNA脱メチル化を促進させるような人工乳（エピゲノムミルク）の開発や，授乳期母体の適切な栄養管理法の確立は，子の成長後の肥満に対する「先制医療」となる可能性がある．

文献

1) Gluckman PD & Hanson MA：Science, 305：1733-1736, 2004
2) Barker DJ：Obes Rev, 8 Suppl 1：45-49, 2007
3) Heijmans BT, et al：Proc Natl Acad Sci U S A, 105：17046-17049, 2008
4) Yura S, et al：Cell Metab, 1：371-378, 2005
5) Godfrey KM, et al：Diabetes, 60：1528-1534, 2011
6) Hashimoto K & Ogawa Y：Nihon Naika Gakkai Zasshi, 104：697-702, 2015

7) Soubry A, et al：Int J Obes (Lond), 39：650-657, 2015
8) Vickers MH：Nutrients, 6：2165-2178, 2014
9) Waterland RA & Jirtle RL：Mol Cell Biol, 23：5293-5300, 2003
10) Cooney CA, et al：J Nutr, 132：2393S-2400S, 2002
11) Youngson NA & Morris MJ：Philos Trans R Soc Lond B Biol Sci, 368：20110337, 2013
12) Kamei Y, et al：Obesity (Silver Spring), 18：314-321, 2010
13) Fullston T, et al：FASEB J, 27：4226-4243, 2013
14) Öst A, et al：Cell, 159：1352-1364, 2014
15) Ehara T, et al：Diabetes, 64：775-784, 2015
16) Yuan X, et al：Nat Commun, 9：636, 2018

Profile

筆頭著者プロフィール

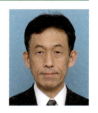

橋本貢士：1993年群馬大学医学部卒業．2002年同大大学院医学系研究科博士課程（内科学第一，森昌朋教授）修了．1997～2000年Harvard大学Beth Israel Deaconess Medical Center（FE Wondisford教授）留学．甲状腺ホルモン不応症モデルマウスの樹立など甲状腺ホルモン受容体研究に従事．群馬大学病態制御内科学助教を経て，'13年4月より，東京医科歯科大学メタボ先制医療講座特任准教授．DOHaD仮説の分子機構，特に核内受容体によるDNA脱メチル化のメカニズムの解明に取り組んでいる．

Book Information

実験医学別冊
細胞・組織染色の達人

実験を正しく組む、行う、解釈する
免疫染色とISHの鉄板テクニック

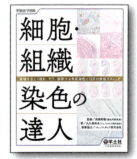

監修／高橋英機
著／大久保和央，執筆協力／ジェノスタッフ株式会社

◆定価（本体6,200円＋税）
◆フルカラー　AB判　186頁
◆ISBN978-4-7581-2237-5

国内随一の技術者集団「ジェノスタッフ株式会社」が総力を結集した1冊！免疫染色・in situハイブリダイゼーションのプロトコールに加え，"正しい結果"を得るための研究デザインから結果の解釈まで，この1冊で達人の技が学べます．

発行　羊土社

特集　脂肪の量と質を制御する

老化による制御

池上龍太郎，清水逸平，吉田陽子，南野　徹

加齢や肥満に伴い体内の脂肪は質的・量的変容を示し，メタボリックシンドロームや糖尿病を発症する基盤が形成される．高齢者や肥満者の脂肪組織には老化細胞が蓄積し，脂肪が機能不全に陥る主要なメカニズムを担うことが明らかとなってきた．細胞老化の抑制，および老化細胞の除去を標的としたアプローチは，加齢や肥満に伴う脂肪機能不全を抑制し，全身の代謝障害に対する新しい治療法となる可能性がある．

キーワード　慢性炎症，細胞老化，SASP，p53，セマフォリン3E，senolysis

はじめに

　メタボリックシンドロームの頻度は加齢とともに増加し，心血管疾患や糖尿病の主要な危険因子となる．老化は個体・臓器間で多様性をもつ生命現象である一方，一定の制御メカニズムをもつことがわかってきた．また近年の研究から，脂肪組織における老化現象が病的意義をもつことが明らかとなりつつある．本稿では，加齢に伴う脂肪機能不全の病態とメカニズムについて，特に細胞老化を中心に概説し，老化制御を標的とした新しい治療の可能性について紹介する．

1　加齢による脂肪機能不全のメカニズム

　ヒトの脂肪量は，男女問わず中年期（40〜65歳）から増加し，高齢期に移行すると減少する．加齢に伴い，脂肪は量のみならず蓄積部位が変化し，皮下脂肪型から内臓脂肪型へ分布が移行する．内臓脂肪量の増加は，非肥満成人の糖尿病の発症と強く相関することが報告されている[1]．エネルギー貯蔵庫という役割に加え，脂肪組織はアディポカインと総称されるサイトカインやホルモン分泌を担う内分泌臓器として重要である．さまざまなストレスに伴う内臓脂肪量の増大は体内のアディポカイン動態に変容をきたす．高齢者や肥満者の内臓脂肪では，interleukin-6（IL-6）などの炎症性サイトカイン産生が上昇し，マクロファージやT細胞などの免疫細胞浸潤が誘導されている[2]．炎症性マクロファージが増加する一方で，抗炎症性マクロファージは減少することがわかっており[3]，内臓脂肪で慢性炎症が惹起されることが脂肪機能不全の病態として重要である．さらに，脂肪分布の変化や慢性炎症に伴い善玉アディポカインの分泌が抑制される．中枢神経への作用により飽食シグナル伝達と消費エネルギー増大に働くレプチンは，加齢により血中濃度は上昇しているものの，レプチン抵抗性が惹起されているため生理活性は低下していると考えられる[4]．また，アディポネクチンは，AMPキナーゼの活性化を介して骨格筋や肝臓におけるインスリン感受性改善作用があるが，内臓脂肪量の増加に伴い血中濃度が低下することがわかっている[5]．内臓脂肪がこのように負のリモデリングを

Adipose tissue dysfunction with aging and cellular senescence
Ryutaro Ikegami[1]/Ippei Shimizu[1)2)]/Yohko Yoshida[1)2)]/Tohru Minamino[1]：Department of Cardiovascular Biology and Medicine[1]/Niigata University Graduate School of Medical and Dental Sciences[2]（新潟大学大学院医歯学総合研究科循環器内科学[1]/新潟大学大学院医歯学総合研究科先進老化制御学講座[2]）

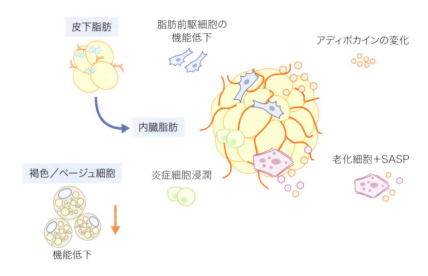

図1　加齢による脂肪組織の変化
加齢に伴い，皮下脂肪から内臓脂肪に脂肪分布は変化し，褐色脂肪・ベージュ細胞の機能は低下する．内臓脂肪では，免疫細胞浸潤や脂肪細胞・前駆細胞の老化，アディポカイン分泌の変化が相互的・段階的に起こり，慢性炎症と脂肪機能不全をきたす．（文献12より作成）

示す一方で，皮下脂肪は機能的に安定して脂肪を蓄えることで内臓脂肪量の増大を防ぐ役割を担うと考えられている．また，善玉アディポカインの供給源となることから，全身の代謝にとって保護的な脂肪と考えられている．皮下脂肪を除去したマウスは，血中のインスリンや腫瘍壊死因子α（TNF-α）濃度が上昇し，内臓脂肪量の増加とインスリン抵抗性を招くことや[6]，皮下脂肪を腹腔内に移植したマウスは代謝プロファイルが改善することが報告されている[7]．また，マクロファージ浸潤や脂肪細胞のテロメア短縮は，内臓脂肪に先駆けて皮下脂肪で起こることも報告されており[8]，加齢による一連の白色脂肪機能不全は，皮下脂肪組織の機能低下に端を発する可能性も示唆されている．

近年では，褐色脂肪細胞・ベージュ細胞が成人ヒトにも存在し，加齢により機能低下することで代謝障害の発症に関与することが報告されている．斉藤らは，成人ヒトにおけるFDG-PETを用いた検討で，中年期ヒトの褐色脂肪組織では寒冷刺激下の活動性が若年者（23〜35歳）に比べ大きく低下することを報告した[9]．老齢マウスの皮下脂肪では，UCP-1の発現が低下することから，老化により脂肪前駆細胞の機能が低下し，ベージュ細胞への分化能が低下すると考えられる[10]．

以前われわれは，肥満モデルマウスの褐色脂肪組織は血管新生能の低下を介して白色脂肪化していることを報告しており，加齢に伴って増大する代謝ストレスが褐色脂肪機能不全をさらに進行させ，負の循環を形成している可能性が示唆される[11]．以上のように，白色脂肪・褐色脂肪は，加齢とともにその分布・量・質が変化し，アディポカインや免疫応答を介した複数の要因が相互的・段階的に働き，全身の代謝障害の発症に関与していると考えられる[12]（図1）．近年の研究から，加齢に伴う脂肪機能不全において細胞老化が重要な役割を担うこともわかっており，次に細胞老化を中心とした脂肪不全のメカニズムについて概説する．

2 細胞老化と脂肪機能不全

細胞老化は細胞が不可逆的に分裂を停止した状態と定義される．細胞は分裂するごとに染色体のDNA末端に存在するテロメア構造が徐々に短縮してゆき，テロメアがある一定の短さに達するとDNA損傷と認識され，細胞老化が生じる（replicative senescence）．また，さまざまな外的ストレス（放射線，酸化ストレス，炎症性サイトカイン，過剰な増殖刺激）によって

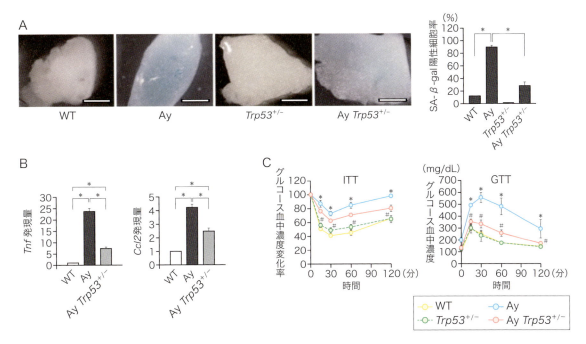

図2 マウス内臓脂肪における細胞老化とSASP
A) 過食モデルマウスの脂肪組織では老化染色陽性細胞が増加するが，p53を欠損させると増加は抑制される．B) p53欠損させた過食モデルマウスの脂肪組織の炎症関連因子の上昇は抑制される．C) p53欠損させると過食モデルマウスでも，インスリン抵抗性は起こりにくい．WT：コントロール，Ay：過食モデルマウス，Trp53[+/−]：p53欠損マウス，ITT：インスリン負荷試験，GTT：グルコース負荷試験（文献13から引用）

も老化シグナルが活性化し細胞老化が生じる（premature senescence）．細胞老化はp53/p21シグナルやp16シグナルにより制御され，細胞老化に陥った細胞は遺伝子発現プロファイルが変容する．p53の発現は加齢とともに上昇し，マウスでp53シグナルを増強するとがんにかかりにくくなるものの，老化を促進することがわかっている．細胞老化は，がん化を抑制する保護的な分子機構である一方で，加齢性疾患の病態を促進すると考えられる．また，老化細胞はIL-6やTNF-αなどの炎症関連分子の発現・分泌が亢進し，炎症細胞浸潤を誘導することで慢性炎症を惹起することが知られており，この形質は，SASP* (senescence-associated secretory phenotype) とよばれている．SASPは，細胞老化と免疫応答をつなぐ重要な意味をもち，SASPにより惹起される慢性炎症は老化関連疾患の共通病態基盤となっている．

われわれは，これまで過食モデルマウスの脂肪組織中で，SA-βガラクトシダーゼ染色陽性の老化細胞が蓄積しており，p53の活性化とTNF-αや単球走化性タンパク質-1（MCP-1）などの炎症関連分子の発現が亢進していることを報告した．脂肪特異的p53欠損マウスでは脂肪炎症が抑制され，耐糖能異常の改善がみられたことから，脂肪細胞老化はp53シグナルを介していることが明らかとなった[13]（図2）．肥満や糖尿病患者において，酸化的DNA損傷のマーカーとして知られる8-hydroxy 2′-deoxy-guanosineが血清中で上昇することや[14]，テロメア長が短縮することも報告されており[15]，加齢で上昇する体内の酸化ストレスやテロメア不全によりp53シグナルの亢進が起きていると考えられる．さらに，老化モデルマウスの精巣上体周

> ※ **SASP**
> 老化した細胞は炎症性サイトカインやマトリクスメタロプロテアーゼ，増殖因子などのさまざまな生理活性因子を分泌することが知られており，この現象はSASPと総称される．SASPにより分泌された因子は，周囲細胞や自身の細胞老化，腫瘍化の促進に関与すると考えられ，細胞老化と個体老化および老化関連疾患を結ぶ鍵となる現象と考えられている．

特集　脂肪の量と質を制御する

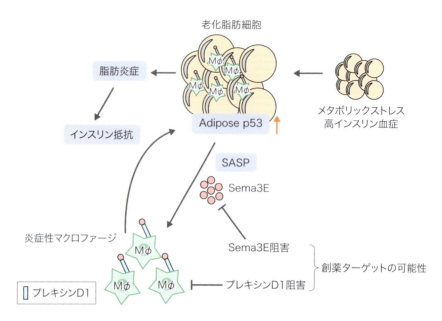

図3　脂肪炎症時のp53シグナル活性化とセマフォリン3E
メタボリックストレスにより活性化したp53シグナルは脂肪炎症を惹起する．p53は細胞遊走作用を有するセマフォリン3Eの発現を誘導する．セマフォリン3Eは，その特異的受容体であるプレキシンD1受容体を発現する炎症性マクロファージの内臓脂肪への遊走を促進し，慢性炎症を介して全身のインスリン抵抗性を惹起する．Sema3E：セマフォリン3E，Mφ：マクロファージ（文献21より作成）

囲脂肪組織から分離した老化脂肪細胞では，plasminogen activator inhibitor-1（PAI-1）やIL-6の発現が亢進していることが報告されており，老化細胞から分泌されるSASP因子が炎症の誘導因子となっていることが示されている[16]．

また，脂肪組織中に豊富に存在する脂肪前駆細胞では，加齢により脂肪細胞への分化を制御するCCAAT/enhancer-binding protein alpha（C/EBPα）とperoxisome proliferator-activator receptor gamma（PPARγ）の発現や活性が低下することがわかっている[17)18)]．機能低下した脂肪前駆細胞により，脂肪蓄積能やインスリン感受性の低い脂肪細胞が誘導され，脂肪組織の過形成やインスリン抵抗性が誘導される．興味深いことに，早老症の一つであるハンチンソン・ギルフォード症候群患者や早老症モデルマウスでは，脂肪前駆細胞の分化能低下と脂肪組織形成不全が報告されており[19)20)]，老化により脂肪前駆細胞の機能低下が起きていることが示されている．

以上は，脂肪細胞老化とSASPによる免疫応答は，加齢に伴う脂肪機能不全の治療標的となりうることを意味しており，この観点から新しい治療戦略について次に紹介する．

3 老化制御機構を標的とした治療

❶ セマフォリン3Eによる治療戦略

われわれは以前，p53の下流に分泌タンパク質として知られるセマフォリン3Eが存在し，肥満時の脂肪炎症と全身のインスリン抵抗性の獲得に重要な分子であることを報告している[21]．肥満モデルマウスの脂肪組織では，セマフォリン3Eとその受容体であるプレキシンD1の発現が著明に亢進した一方，セマフォリン3E-プレキシンD1経路を抑制すると脂肪組織炎症や全身のインスリン抵抗性は改善した．また，脂肪組織のp53発現を抑制すると，セマフォリン3Eの発現低下とともに脂肪組織炎症や全身のインスリン抵抗性が改善した．炎症性マクロファージはプレキシンD1受容体を発現し，セマフォリン3Eが細胞遊走作用をもつことから，

p53シグナルはセマフォリン3Eの発現亢進を介して脂肪組織炎症を誘導していると考えられる．p53そのものの抑制はがん化リスクが懸念されるため直接の治療標的とすることはできないが，セマフォリン3Eなどの下流の老化関連分子を標的とすることで次世代の治療法を開発できる可能性がある（図3）．

❷ 老化細胞除去（senolysis）による治療戦略

近年，生体内から老化細胞だけを特異的に除去することで，老化細胞の蓄積に伴う臓器機能の低下や老化関連疾患の発症，さらに個体老化そのものが抑制できることが明らかとなってきた．選択的細胞老化除去はsenolysisとよばれ，新たな抗老化アプローチとして注目されている．抗アポトーシスタンパク質であるBCL-2およびBCL-xLの特異的阻害剤を投与したマウスでは，さまざまな臓器で老化細胞が除去され，臓器の老化形質が抑制され寿命が延長することが報告された．また，脂肪組織においては脂肪前駆細胞の老化抑制により脂肪機能が改善することもわかっている[16]．ダサチニブとケルセチン（D＋Q）は細胞老化選択的除去薬として注目され，D＋Q投与により老齢マウスの心収縮能や心拡大が改善することも示されている[22]．D＋Qは血管機能を改善することや，動脈の石灰化を抑制することも報告されている[23]．また，遺伝的手法を用いてp16陽性細胞を除去すると，動脈硬化性病変が改善することも示されている[24]．老化細胞除去というアプローチは，老化疾患の臓器横断的な治療法となる可能性があり，さらなる研究の発展が期待される[25]．

おわりに

かつてない超高齢化社会を迎え，メタボリックシンドロームの患者数は増加の一途をたどり，その対策は急務である．脂肪組織は単なるエネルギー貯蔵庫ではなく，全身の代謝制御をつかさどる重要な役割をもつことから，加齢による脂肪機能不全の病態解明の意義は大きい．細胞老化を標的としたアプローチは，臓器横断的に老化疾患の病態を抑制できる可能性があり，さらに研究が進むことで臨床応用につながることが期待される．

文献

1) Stefan N, et al：Arch Intern Med, 168：1609-1616, 2008
2) Wu D, et al：J Immunol, 179：4829-4839, 2007
3) Lumeng CN, et al：J Immunol, 187：6208-6216, 2011
4) Gabriely I, et al：Diabetes, 51：1016-1021, 2002
5) Yamauchi T & Kadowaki T：Cell Metab, 17：185-196, 2013
6) Ishikawa K, et al：Horm Metab Res, 38：631-638, 2006
7) Tran TT, et al：Cell Metab, 7：410-420, 2008
8) Lakowa N, et al：Biochem Biophys Res Commun, 457：426-432, 2015
9) Saito M, et al：Diabetes, 58：1526-1531, 2009
10) Rogers NH, et al：Aging Cell, 11：1074-1083, 2012
11) Shimizu I, et al：J Clin Invest, 124：2099-2112, 2014
12) Stout MB, et al：Physiology (Bethesda), 32：9-19, 2017
13) Minamino T, et al：Nat Med, 15：1082-1087, 2009
14) Al-Aubaidy HA & Jelinek HF：Eur J Endocrinol, 164：899-904, 2011
15) Gardner JP, et al：Circulation, 111：2171-2177, 2005
16) Baker DJ, et al：Nature, 479：232-236, 2011
17) Hotta K, et al：J Gerontol A Biol Sci Med Sci, 54：B183-B188, 1999
18) Karagiannides I, et al：Am J Physiol Regul Integr Comp Physiol, 280：R1772-1780, 2001
19) Mazereeuw-Hautier J, et al：Br J Dermatol, 156：1308-1314, 2007
20) Karakasilioti I, et al：Cell Metab, 18：403-415, 2013
21) Shimizu I, et al：Cell Metab, 18：491-504, 2013
22) Zhu Y, et al：Aging Cell, 14：644-658, 2015
23) Roos CM, et al：Aging Cell, 15：973-977, 2016
24) Childs BG, et al：Science, 354：472-477, 2016
25) He S & Sharpless NE：Cell, 169：1000-1011, 2017

Profile

筆頭著者プロフィール

池上龍太郎：2008年日本医科大学医学部卒業．新潟市民病院循環器内科で後期研修後，新潟大学循環器内科で臨床に携わる．'15年度より新潟大学大学院医歯学総合研究科循環器内科学にて博士課程在学中．主に，褐色脂肪細胞機能不全の病態やマクロファージの代謝変容をテーマとした研究に携わっている．

特集関連書籍のご案内

実験医学2014年2月号 Vol.30 No.3
生活習慣か, 遺伝か, 腸内細菌か?
肥満克服のサイエンス

梶村真吾／企画

肥満は自己責任なのか? 新たに見出された脂肪細胞の機能から腸内細菌の驚くべき作用, 投薬・肥満手術が代謝をリプログラミングする機序まで. 肥満克服を目指す最新知見と近未来の応用技術をもれなく紹介!

B5判　135頁　2014年1月発行
定価（本体 2,000円＋税）
ISBN 978-4-7581-0124-0

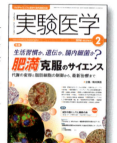

実験医学増刊 Vol.36 No.10
脂質クオリティ

有田 誠／編

生体膜の構成成分・エネルギー源・シグナル分子など多彩な役割をもつ脂質の「質」（構成する脂肪酸や極性頭部の種類）に着目し, その多様性が関与する生命現象や疾患の制御から最新の分析技術まで幅広く解説しました.

B5判　246頁　2018年6月発行
定価（本体 5,400円＋税）
ISBN 978-4-7581-0371-8
詳しくは本誌 2747ページへ

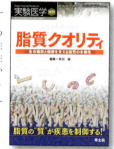

実験医学増刊 Vol.35 No.2
糖尿病 研究の"いま"と治療の"これから"

綿田裕孝／編

全世界の糖尿病患者数は2040年までに6億人を超すと予想されています. 本書では, インスリン・インクレチン関連薬のトピックスから, 今後の治療法としての細胞治療・個別化医療の発展までをまとめて学べます.

B5判　236頁　2017年1月発行
定価（本体 5,400円＋税）
ISBN 978-4-7581-0360-2

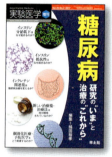

実験医学増刊 Vol.34 No.2
「解明」から「制御」へ
肥満症のメディカルサイエンス

梶村真吾, 箕越靖彦／編

肥満に関連した遺伝子やエピゲノム, 脂肪細胞, エネルギー代謝, 腸内細菌の最新知見から, 糖尿病や動脈硬化, CKD, NASHなどの疾患との関わり, 抗肥満薬の開発や減量手術の代謝効果までを幅広くご紹介します.

B5判　212頁　2016年1月発行
定価（本体 5,400円＋税）
ISBN 978-4-7581-0352-7
詳しくは本誌 後付9ページへ

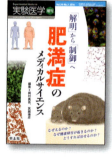

実験医学別冊
マウス表現型 解析スタンダード
系統の選択, 飼育環境, 臓器・疾患別解析のフローチャートと実験例

伊川正人, 高橋 智, 若菜茂晴／編

ゲノム編集が普及し誰もが手軽につくれるようになった遺伝子改変マウス. 表現型解析が勝負を決める時代に, あらゆるケースに対応できる実験書が登場! 隠れた表現型も見逃さない臓器・疾患別解析のフローチャート付き!

B5判　351頁　2016年11月発行
定価（本体 6,800円＋税）
ISBN 978-4-7581-0198-1

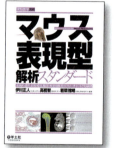

活用ハンドブック
完全版 マウス・ラット疾患モデル
活用ハンドブック
表現型, 遺伝子情報, 使用条件など

秋山 徹, 奥山隆平, 河府和義／編

医薬生物学研究で必須のマウス・ラットを, がん・脳神経・免疫などの研究分野ごとに厳選して収録. 遺伝子情報や使用条件といった実践的データをコンパクトに解説したガイドブック. 満載の図表で表現型がよくわかる!

B6判　605頁　2010年12月発行
定価（本体 8,500円＋税）
ISBN 978-4-7581-2017-3

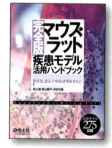

発行　羊土社 YODOSHA　〒101-0052　東京都千代田区神田小川町2-5-1　TEL 03(5282)1211　FAX 03(5282)1212
E-mail：eigyo@yodosha.co.jp
URL：www.yodosha.co.jp

ご注文は最寄りの書店, または小社営業部まで

特集関連バックナンバーのご案内

本特集「**脂肪の量と質を制御する**」に関連した，これまでの実験医学特集・増刊号の一部を以下にラインナップしました．分野の歴史の学習から関連トピックの理解まで，ぜひお役立てください．

実験医学 1985年3月号 Vol.3 No.2
糖尿病の実験医学
企画／葛谷 健

実験医学 1986年6月号 Vol.4 No.6
肥満の化学因子と神経因子
企画／大村 裕

実験医学 1996年10月号 Vol.14 No.16
肥満の分子メカニズム
企画／門脇 孝

実験医学 2002年8月号 Vol.20 No.12
解明が進む脂肪細胞の多彩な機能と肥満症のメカニズム
企画／門脇 孝

実験医学 2006年10月号 Vol.24 No.16
Intertissue Communicationによる肥満・糖代謝の制御メカニズム
企画／尾池雄一

実験医学 2007年増刊号 Vol.25 No.15
解明が進むメタボリックシンドローム
企画／春日雅人，伊藤 裕，箕越靖彦

実験医学 2009年3月号 Vol.27 No.4
Protein Homeostasisを解明する小胞体ストレスと疾患
企画／浦野文彦

実験医学 2009年増刊号 Vol.27 No.7
肥満・糖尿病の病態を解明するエネルギー代謝の最前線
編集／岡 芳知，片桐秀樹

実験医学 2010年増刊号 Vol.28 No.20
分子から個体へと深化する脂質生物学
企画／佐々木雄彦，横溝岳彦，竹縄忠臣

実験医学 2011年増刊号 Vol.29 No.5
代謝・内分泌ネットワークと医薬応用
編集／児島将康，斎藤祐見子，中里雅光

実験医学 2015年増刊号 Vol.33 No.15
脂質疾患学 なぜ"あぶら"の異常が病気を引き起こすのか？
編集／村上 誠，横溝岳彦

実験医学 2017年4月号 Vol.35 No.6
食欲と食嗜好のサイエンス
企画／佐々木 努

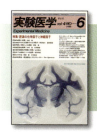 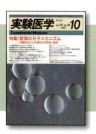 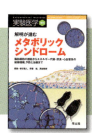 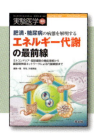 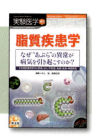

2016年以前の号は羊土社ホームページから電子版（PDF）でご購入できます

DIGITAL ARCHIVE ～電子バックナンバー～

「実験医学」既刊誌をデジタルデータで復刻いたしました．
現在市販されていない「実験医学」既刊誌の，1983年創刊号から2016年までを電子版（PDF）にて取り揃えております．

実験医学online
www.yodosha.co.jp/jikkenigaku/archive/

実験医学 次号以降の予告

次号（2018年11月号）のご案内

特集 病は腸から！
生命恒常性を支える腸内エコロジーの基礎と炎症性腸疾患治療への挑戦（仮題）

企画／長谷耕二（慶應義塾大学薬学部生化学講座）

内なる外である腸管には，絶えず栄養素や，食事に混入した微生物が流れ込みます．こうした外来異物の侵入を防ぐため，何段階にもわたるバリアが張り巡らされています．複数の要因によって構成される腸内エコロジーの破綻は炎症性腸疾患（IBD）をはじめとする種々の疾患の原因となります．本特集では，腸内エコロジーを構成する栄養シグナル，免疫，バリア，腸内微生物，エフェクター分子に焦点を当てるとともに，その人為的制御を介した新たな治療法の試みについて，各分野のフロントランナーに解説していただきます．

目次

- 概論―腸内エコロジーとその破綻によるIBD・合併症発症，治療法開発の展望　　長谷耕二
- 腸管粘膜面の免疫監視機構　　新蔵礼子
- 腸内エコロジーを支える生物間代謝システム　　長谷耕二
- 絶食ストレスと腸管恒常性　　土肥多恵子
- 培養腸上皮幹細胞を用いた粘膜再生療法　　渡辺　守
- IBD発症メカニズムと分子標的薬の開発　　飯島英樹
- 炎症性腸疾患制御の新展開　　金井隆典
- iPS細胞を用いた炎症性発がん機構の解明　　山田泰広

連載

新連載 ブレークスルーを狙うバイオテクノロジー
　　　　編集／東京大学 谷内江研究室

クローズアップ実験法
　新規の人工生物発光システム AkaBLI　　北田昇雄

さらにその後の特集は…

12月号「RNA修飾（仮）」　　企画／五十嵐和彦，深水昭吉
2019年1月号「核酸医薬のいま（仮）」　　企画／井上貴雄

※予告内容は変更されることがあります

各研究分野を完全網羅した最新レビュー集

実験医学増刊号

年8冊発行　[B5判]
定価（本体5,400円＋税）

Vol.36 No.10（2018年6月発行）

脂質クオリティ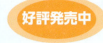

生命機能と健康を支える脂質の多様性

編集／有田　誠

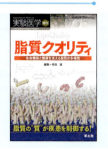

〈概論〉リポクオリティから解き明かす生命現象　　有田　誠

1章　リポクオリティ研究とは
～その生理的意義と疾患制御～

〈1〉脂肪酸クオリティの生理的意義と疾患制御　　有田　誠
〈2〉イノシトールリン脂質におけるリン酸化クオリティ制御の病態生理学的意義　　高須賀俊輔，佐々木雄彦
〈3〉リゾリン脂質のリポクオリティ　　青木淳賢
〈4〉スフィンゴ脂質代謝と疾患制御　　木原章雄

2章　リポクオリティの違いを生み出し識別する機構

〈1〉ホスホリパーゼA_2ファミリーによるリポクオリティ制御　　村上　誠，佐藤弘泰，武富芳隆，平林哲也
〈2〉脂肪酸伸長酵素・不飽和化酵素によるリポクオリティ制御　　松坂　賢，島野　仁
〈3〉膜リン脂質生合成酵素によるリポクオリティ制御
　　―リゾリン脂質アシル転移酵素　　進藤英雄，清水孝雄
〈4〉フリッパーゼとスクランブラーゼによる細胞膜リン脂質の分布制御　　瀬川勝盛，鈴木　淳
〈5〉細胞内オルガネラ機能のリポクオリティ制御　　向井康治朗，新井洋由，田口友彦
〈6〉生体膜のリポクオリティとタンパク質ドメインによる認識　　北又　学，木田和輝，末次志郎
〈7〉脂質－イオンチャネル相互連関　　岡村康司，大澤匡範

3章　リポクオリティによる疾患制御

〈1〉リポクオリティの違いに基づくプロスタノイドのがん疾患制御　　土屋創健，杉本幸彦
〈2〉ロイコトリエン受容体の生理・病態における役割　　横溝岳彦
〈3〉スフィンゴシン1リン酸による生体機能の制御　　大日方英
〈4〉脂質を認識するC型レクチン受容体と免疫応答制御　　本園千尋

〈5〉酸化リン脂質クオリティ制御の破綻による疾患と抗がん剤治療戦略　　今井浩孝
〈6〉腸内環境のリポクオリティと疾患制御　　木村郁夫，長谷耕二
〈7〉中鎖脂肪酸による疾患の制御　　原　康洋，平野賢一
〈8〉リポクオリティを基軸としたT細胞分化システムの新展開　　遠藤裕介，中山俊憲
〈9〉脂質による皮膚バリア形成と疾患制御　　村上　誠，木原章雄
〈10〉網羅的脂質解析によるクリスタリン網膜症の病態解明　　畑　匡侑，池田華子
〈11〉メタボリックシンドロームとリポクオリティ　　菅波孝祥，田中　都，伊藤綾香，小川佳宏
〈12〉ω3系不飽和脂肪酸の心血管イベントリスク低減作用　　髙島　啓，佐田政隆
〈13〉高比重リポタンパク（HDL）機能を制御するリポクオリティ　　篠原正和，平田健一
〈14〉脂肪酸バランスと疾患リスク（久山町研究）　　二宮利治
〈15〉リポクオリティに注目した臨床検査の可能性　　蔵野　信，矢冨　裕

4章　リポクオリティの分析，可視化技術とその応用

〈1〉リポクオリティの可視化と操作　　堀川　誠，瀬藤光利
〈2〉膜リン脂質クオリティの可視化　　辻　琢磨，藤本豊士
〈3〉リポクオリティ認識プローブの開発と応用　　田口友彦，小林俊彦，反町典子，仁木隆裕
〈4〉リポクオリティ変化を捉える脂質ラジカル検出プローブの開発と応用　　山田健一
〈5〉リポクオリティを識別するリピドミクス解析技術　　池田和貴，青柳良平，有田　誠
〈6〉脂質クオリティを捉える解析手法とデータベース　　津川裕司，池田和貴，有田　誠，有田正規

発行　羊土社 YODOSHA
〒101-0052　東京都千代田区神田小川町2-5-1　TEL 03(5282)1211　FAX 03(5282)1212
E-mail：eigyo@yodosha.co.jp
URL：www.yodosha.co.jp/

ご注文は最寄りの書店，または小社営業部まで

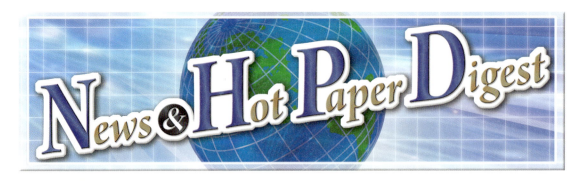

トピックス
Notchを贈ればWntでお返し
乳腺上皮幹細胞とマクロファージの助け合い

　マクロファージといえば貪食細胞，すなわちアメーバのような動きをしながら，アポトーシスに陥った細胞や外来性の異物を除去する働きをもつことから，生体内の"掃除屋"として知られている．しかし，近年の研究により，マクロファージには幹細胞ニッチとしての別の顔があることが，報告されつつある．今回のマウスを用いた新たな研究により，マクロファージは，乳腺上皮幹細胞に対する幹細胞ニッチとしても機能していることが明らかにされたので紹介したい（Chakrabarti R, et al：Science, 360：10.1126/science.aan4153, 2018）．

　まず研究グループは，上皮幹細胞を含むと考えられている乳腺細胞画分において，Notchリガンドの一つであるDll1（delta-like protein 1）の発現が高いことをみいだした．また，マウスの体内において乳腺組織を再構築することが可能な移植実験を行い，乳腺上皮幹細胞は，機能的にもDll1陽性画分に含まれることを確認した．

　次に，マウスにおいて上皮細胞特異的にDll1遺伝子をノックアウトすると，乳腺上皮の数が減少し，結果として乳管の構造異常が認められた．また，乳汁分泌の低下により，母親は仔マウスを育てることができず，新生マウスは2日以内に死亡した．これらの結果から，Dll1は，乳腺上皮幹細胞の増殖能維持および乳腺組織の機能にとって必須の役割をもつものと考えられる．

　一方，Dll1ノックアウトマウスの乳腺では，野生型マウスの乳腺に比べ，マクロファージの数が顕著に減少しており，これは同細胞におけるアポトーシスが亢進している結果であると考えられた．マクロファージの細胞表面には，Notch受容体が発現していることから，乳腺上皮幹細胞から提供されるDll1を介したNotchシグナルは，マクロファージの生存と増殖にとって重要な働きをもつものと考えられる．

　免疫染色法により，乳腺組織内におけるDll1陽性細胞とマクロファージの局在を調べたところ，両細胞は互いに隣接して存在していた．このことから，両細胞間には相互作用が存在するのではないかと考え，両細胞を用いた乳腺組織の三次元再構築を行った．その結果，マクロファージが存在した場合は，そうでない場合に比べて乳腺上皮細胞由来の大きなクローンが高頻度で出現した．また，乳腺ではなく，腹腔から回収したマクロファージを用いて同様の三次元培養を行ったところ，大きなクローンの出現する割合は低かった．このことから，乳腺に存在するマクロファージは，乳腺上皮幹細胞の増殖能を支持する特殊な役割をもつものと考えられる．

　次に，乳腺上皮幹細胞の制御に対するマクロファージの重要性を明らかにするため，生体内からマクロファージを除去したマウスを作製した．その結果，マクロファージ非存在下では，Dll1陽性の乳腺上皮細胞の数が減少し，乳腺組織の再生能力が低下した．一方，マクロファージにおけるNotchシグ

ナルが伝達されないモデルマウスを用いて調べたところ，Dll1ノックアウトマウスと同様，乳腺上皮細胞数の減少と乳管構造の異常が認められた．これらの結果から，Dll1陽性の乳腺上皮幹細胞の増殖能は，乳腺内マクロファージにおけるNotchシグナルの有無に依存するものと考えられる．そこでNotchシグナルによって産生が誘導される細胞外分泌タンパク質やサイトカインを探索したところ，乳腺内マクロファージにおいては，腹腔内マクロファージに比べてWnt10a/16/3の発現の誘導が顕著に高いことが判明した．また，Dll1陽性の乳腺上皮細胞と乳腺内マクロファージを用いた三次元培養系にWntシグナル阻害剤を加えると，増殖能の高い上皮細胞性クローンの割合が顕著に低下した．すなわち，Notchシグナルによってマクロファージから産生が誘導されるWnt分子の働きにより，乳腺上皮幹細胞の増殖能が維持されているものと考えられる．

これまでの研究から，マクロファージは，生殖細胞や造血幹細胞に対する幹細胞ニッチとして働くことが知られている．今回の研究により，NotchおよびWntシグナルを介して，乳腺においてもマクロファージが幹細胞ニッチとして機能していることが解明されたことは意義深い．両シグナル伝達系は，乳がんの発生および進展において重要な働きをもち，また，マクロファージは一般に，がん病巣に存在する主要な細胞の一つであるからである．乳腺上皮幹細胞と乳腺内マクロファージの互助関係を精査することは，これからの対乳がん戦略を推進するうえで重要な役割を果たすであろう．

（ボストン大学歯学部　妹尾　誠）

トピックス　アクチンの新たな使命の発見

アクチンは，単量体のG-アクチンが重合した線維状のF-アクチンを形成し細胞質の構造を支えると同時に，細胞の運動，分裂，細胞内物質移動などのさまざまな機能を担っている．アクチンは核内には存在しないと言われていたが，G-アクチンとアクチン関連タンパク質（actin-related protein, Arp）が核内に存在し，クロマチンリモデリング複合体の構成因子としてクロマチンの構造変換に関与することが明らかになった（Kapoor P, et al：Nat Struct Mol Biol, 20：426-432, 2013）．一方，核内にF-アクチンが存在し，転写制御や遺伝子リプログラミングに関与することが示唆されていたが，明確な証拠はなかった．

ヘテロクロマチンは最も凝縮されたクロマチンの形状であり，主にくり返しDNA配列などが凝集して存在する．ヘテロクロマチン領域でDNAの切断などが発生した場合には，異常な組換えが誘発される可能性が高いと同時に，密集した領域であるために修復が困難であり，ゲノムの安定性に深刻な影響を与える．ゲノムの異常な組換えを防ぐために，ヘテロクロマチンにおいてDNA二重鎖切断（DSB）が発生した部分がヘテロクロマチン領域から外に移動し，異常な組換えを防ぐことが知られていた（Chiolo I, et al：Cell, 144：732-744, 2011）．

最近，Caridiらは，DSBのヘテロクロマチンからの移動にF-アクチンが関与することを報告した（Caridi CP, et al：Nature, 559：54-60, 2018）．彼らはDSB修復タンパク質Mre11とヘテロクロマチンタンパク質であるHP1αがDSBを認識し，Arp2/3を動員することで周辺領域でのF-アクチン形成が促進されること，DSBを含むゲノム領域はアクチンフィラメントに沿ってミオシンにより周辺領域に輸送されることを明らかにした．さらに，アクチンやミオシンを欠損したマウスやショウジョウバエの細胞は，ヘテロクロマチン領域のゲノム恒常性に問題があり，DNA損傷による影響を受けやすいことを示した．

また，Schrankらは，ユークロマチン領域を含むDSBの相同組換えによる修復においても核内アクチンの重合が必要であることを示した（Schrank BR, et al：Nature, 559：61-66, 2018）．Arp2/3とその活性化因子であるWiskott-Aldrich syndrome protein（WASP）がDSB発生領

域に動員され，アクチンが重合することでDSBを含む部分が輸送されることを明らかにした．Wiskott-Aldrich症候群はWASP遺伝子の変異により発症する病気であり，重篤な免疫不全と高い発がん率を特徴とする．アクチンの重合が阻害されるとDSBの移動に障害が発生し，DNAの修復効率が下がることも示している．

アクチンはすべての真核生物に最も大量に存在するタンパク質である．アクチンが真核生物特有な核に存在し，ゲノム安定性に関わる重要な機能を与えられたのは進化の当然の結果かもしれない．

（東京農工大学大学院工学府
生命工学専攻
養王田正文）

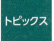 STINGを不活化する低分子化合物

STING（stimulator of interferon genes）は，細胞質に出現したDNAに応答して，インターフェロン応答および炎症応答を惹起するタンパク質である（Ishikawa H & Barber GN：Nature, 455：674-678, 2008）．その発見以来，STINGはウイルスやバクテリアなどの感染・侵入時に細胞質にもち込まれる異物由来のDNAに対する自然免疫分子というコンテキストで研究されてきたが，ここ数年，自己由来のDNAにも応答して炎症応答を引き起こすことが明らかになり，大きな注目を集めている（Chen Q, et al：Nat Immunol, 17：1142-1149, 2016）．われわれは，STINGがゴルジ体膜上で活性化すること，その活性化にはゴルジ体で起こるSTINGの88番目と91番目のシステイン残基（Cys）のパルミトイル化修飾が必要であることを明らかにしてきた（Mukai K, et al：Nat Commun, 7：11932, 2016）．

今回紹介する論文（Haag SM, et al：Nature, 559：269-273, 2018）で，スイスのAblasserらのグループは，STINGの活性を阻害する低分子化合物スクリーニングを培養細胞ベースで行い，ニトロ化されたフラン環構造をもつ化合物（C-176, C-178）を同定した．その阻害メカニズムを解析したところ，これらの化合物は，われわれが同定していたパルミトイル化を受けるCys91にフラン環を介して共有結合してしまうこと（図1），そのことによって，DNA刺激後に起こるSTINGのパルミトイル化反応が起こらずSTINGが活性化できないこと，を示した．さらに，STINGが恒常的に活性化することで炎症が起きているマウスモデルを用いて，C-176投与がこのマウスの炎症を劇的に抑制でき

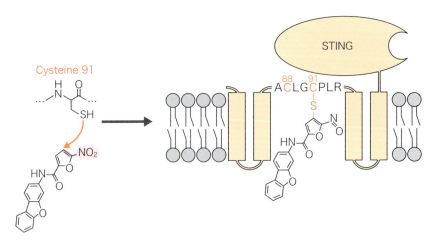

図1 同定された化合物とSTING（Cys91）との共有結合形成

ることも示した．

老化や放射線照射などで核膜やミトコンドリア膜が傷つくと，これらオルガネラから細胞質にDNAが漏出してしまい，STINGはこの自己由来の細胞質DNAに応答して炎症を引き起こす．本研究で開発されたSTINGのパルミトイル化阻害剤は，これら自己DNA由来による疾患や病的状態の緩和に効果があることが期待される．

(東北大学大学院生命科学研究科 細胞小器官疾患学分野 田口友彦)

トピックス GTP合成経路は小細胞肺がんのアキレス腱になる

細胞内の2大エネルギー通貨として流通しているGTPは，完全新規合成可能である．しかしながら，そのグアニンヌクレオチドの合成過程には，12ステップの反応と7つものATPを必要としてようやくGMPが完成する．そのため，大多数の細胞はエネルギー消費がなく，1ステップで完了するサルベージ経路でGMPを得ている．一方，細胞分裂時にはサルベージ経路ではヌクレオチドの産生が追いつかないため，細胞内プール量が低下する．結果，新規合成経路のネガティブフィードバックがオフになり，新規合成がはじまる．このことから，細胞分裂がさかんながん細胞の治療標的としてプリン合成経路が注目され，その阻害剤が開発，利用されてきた．しかしながら，その特異性は際立って高いものではなかった．今回，テキサス大学サウスウエスタン医学センターのDeBeradiniらのグループは，小細胞肺がん細胞のうち，achaete-scute複合体ホモログ1（ASCL1）低発現群の細胞ではプリン新規合成経路が活性化していることを見出した（Huang F, et al：Cell Metab：10.1016/j.cmet.2018.06.005, 2018）．

小細胞肺がんの多数は，神経内分泌細胞のマーカーである神経特異的エノラーゼ，やクロモグラニンAなどの分子を発現している．特に，ASCL1は神経内分泌系の運命決定をする分子である．小細胞肺がんにおいては，大多数がASCL1を高発現しているが，一部低発現のものも観察されている．まず，彼らは，複数の小細胞肺がん細胞株を用いて，メタボローム解析を行った．その結果，代謝パターンはASCL1低発現群と高発現群で区別することができ，低発現群ではプリン代謝の中間体が蓄積していたことが判明した．次に，プリン新規合成経路の遺伝子発現をみると，その律速酵素であるIMP脱水素酵素（IMPDH）とその上流であるMYCの発現が劇的に亢進していることが明らかになった．プリンヌクレオチドの合成経路はグルコースに由来する5-ホスホリボシル-1a-二リン酸（PRPP）を出発物質としてこれを土台にアスパラギン酸，グリシン，グルタミンを利用して骨格が組み立てられる．安定同位体の15Nで標識したグルタミンあるいは13Cで標識したグルコースを添加すると，ASCL1低発現群ではグルタミン由来の窒素，グルコース由来の炭素を含むプリン合成中間体がより多く検出された．またこれは，MYCのノックアウトによりキャンセルされた．さらに，IMPDHの阻害剤は，ASCL1低発現細胞の腫瘍形成ならびに腫瘍内プリン代謝物の量を変化させた．

小細胞肺がんは，アメリカの国立がんセンターのレポートに"手に負えない病気"とレッテルを貼られるほど厄介な疾患である．今回，小細胞肺がんのサブグループで遺伝学的かつ薬理学的にIMPDH阻害が有効であることが示された．ミコフェノール酸やミゾリビンなどのIMPDH阻害剤はすでに上市ずみであり，今後の臨床応用に注目が集まる．

(金沢大学がん進展制御研究所 河野 晋)

平成30年・特許法改正と医薬品研究への影響

特許出願前に公表された発明は，新規性を失うため，特許を受けることができないのが原則である．ただし，発明者が発明を自ら公表（論文・学会発表など）した後，「所定の期間」（新規性喪失の例外期間）に自ら特許出願した場合には，所定の手続きにより新規性は失われない．これを，新規性喪失の例外という（特許法30条）．

日本では，これまで新規性喪失の例外期間は，公表から「6カ月」とされていたが，平成30年・特許法改正により，「12カ月」に延長された．この改正法は，平成30年6月9日に施行され，現在，「6カ月」から「12カ月」に段階的に移行されている．

今後は，新規性喪失の例外期間が「12カ月」に延長されることにより，発明者が自ら公表した発明について，特許出願するか否かの判断や出願書類（明細書）の作成について，より長い時間をかけて対応することが可能になる．特に，医薬品研究は，論文発表や学会発表が積極的に行われていることから，今後は，新規性喪失の例外規定が積極的に利用されることが予想される．

また，医薬品分野では，他の分野に比べて，企業だけでなく大学や研究機関からの特許出願も多い．例えば，出願全体のうち，大学や研究機関からの出願が占める割合は，「ゲノム編集」に関する技術については5〜6割，「ヒト幹細胞」に関する技術については3〜4割という報告がある（特許庁・特許出願技術動向調査）．大学や研究機関では，通常，企業に比べて特許出願の準備により多くの時間を要することから，今回の特許法改正により，大学や研究機関を中心に特許出願が増加することが期待される．

なお，新規性喪失の例外規定を適用しても，例えば，第三者が同じ発明を先に特許出願したり，先に公開したりした場合には，特許を受けることができない．このようなリスクやトラブルを避けるためには，論文等により発明を発表した後，できる限り早めに特許出願を行うことが大切である．

例えば，米国では，「ゲノム編集」に関する基本技術について，ハーバード大学とMITが共同で設立したブロード研究所が特許を取得したが，その後，先に論文を発表したカリフォルニア大学バークレー校の研究者らがこの特許に対して異議を申し立てるという事件が発生した．論文発表は，カリフォルニア大学が最初とみなされているが，特許出願ではブロード研究所に先を越された結果となり，現在も権利争いが続いている．

新規性喪失の例外期間は，各国によって異なっている．例えば，米国，韓国，インドは，日本と同じ「12カ月」であるが，中国，ロシアは「6カ月」であり，欧州では，論文・学会発表に関してこのような制度はない．外国に特許出願を行う場合には，各国の新規性喪失の例外規定の違いに注意する必要がある．

TPP協定（環太平洋連携協定）には，新規性喪失の例外期間を「12カ月」とすることが規定されている．したがって，今後は，TPP加盟国を中心に，多くの国において新規性喪失の例外期間が「12カ月」に統一されることが期待されている．このような国際調和の推進は，外国への特許出願にとって有益であり，今後とも，医薬品分野において，グローバルな特許出願が積極的に行われることに期待したい．

（日本大学法学部　加藤　浩）

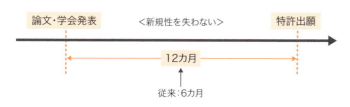

図2　新規性喪失の例外期間の概念図（平成30年・特許法改正）

各研究分野を完全網羅した最新レビュー集

実験医学増刊号

年8冊発行　[B5判]
定価（本体5,400円＋税）

Vol.36 No.15（2018年9月発行）

動き始めたがんゲノム医療
深化と普及のための基礎研究課題

新刊!!

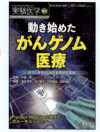

監修／中釜　斉　編集／油谷浩幸，石川俊平，竹内賢吾，間野博行

〈概論〉がんゲノム医療の可能性を切り拓く
基礎研究の深化への期待　　　　　中釜　斉

1章　ゲノム医療の体制：現状と課題

〈1〉がんクリニカルシークエンスのプラットフォーム開発
　　　　　　　　　　　　　　　　間野博行
〈2〉形態病理学と分子病理学の統合　　竹内賢吾
〈3〉遺伝子パネル検査
　　―意義付けの標準化やデータ利活用に向けて　河野隆志
〈4〉がんゲノム医療用知識データベース
　　　　　　　　鎌田真由美，中津井雅彦，奥野恭史
〈5〉知識統合に向けた意義不明変異の解釈　高阪真路
〈6〉変異原・変異シグネチャーの理解からゲノム予防へ
　　　　　　　　　　　　　　　　柴田龍弘
〈7〉ゲノム医療の経済評価における研究動向と課題
　　　　　　　　　　　　　齋藤英子，片野田耕太

2章　actionableパスウェイ

〈1〉チロシンキナーゼの基礎研究がもたらした
　　分子標的治療の現状と課題　　　　矢野聖二
〈2〉ゲノム異常がもたらすTGF-βシグナルの二面性と
　　治療標的としての有用性　西田　純，江幡正悟，宮園浩平
〈3〉発がん性チロシンホスファターゼSHP2　畠山昌則
〈4〉RAS/MAPK系に対する治療開発と課題　衣斐寛倫
〈5〉がんにおけるPI3K/Akt/mTOR経路の異常と
　　それを標的とした治療法の開発　　旦　慎吾
〈6〉PARP阻害剤：がん治療における新しい合成致死
　　アプローチ　　　　　　　　　　三木義男
〈7〉がんにおけるエピジェネティクス異常　勝本拓夫，北林一生
〈8〉ユビキチン・プロテアソーム系（UPS）とがん治療戦略
　　　　　　　　　　　　　弓本佳苗，中山敬一
〈9〉がん代謝　　　　　　　　　　　曽我朋義
〈10〉がんゲノムからみた免疫チェックポイント異常
　　　　　　　　　　　　　斎藤優樹，片岡圭亮
〈11〉CAR-T細胞療法開発の現況と将来展望
　　　　　　　　　　　　　森　純一，玉田耕治
〈12〉上皮間葉移行とがん幹細胞のシグナルパスウェイ
　　　　　　　　　　　　　西尾和人，坂井和子

3章　倫理・遺伝カウンセリング

〈1〉遺伝性腫瘍の遺伝カウンセリング　大瀬戸久美子
〈2〉人を対象とする医学研究のインフォームド・コンセント
　　―医学・生命科学の基礎研究で必要な手続きを中心に
　　　　　　　　　　　　　永井亜貴子，武藤香織
〈3〉人材育成　　　　　　　　　　　吉田輝彦
〈4〉がんゲノム医療におけるプライバシー保護
　　　　　　　　　　　　　森田瑞樹，荻島創一

4章　技術革新・創薬開発

〈1〉FFPE検体を用いた遺伝子パネル検査の限界と
　　今後の方向性　西原広史，柳田絵美衣，松岡亮介
〈2〉ゲノム医療とクラウドの利用
　　　　　　　白石友一，岡田　愛，落合　展，千葉健一
〈3〉ゲノム医療におけるエピゲノム解析　油谷浩幸
〈4〉ゲノム医療における一細胞解析
　　　　　　　鹿島幸恵，鈴木絢子，関　真秀，鈴木　穣
〈5〉腫瘍環境の網羅的免疫ゲノム解析　加藤洋人，石川俊平
〈6〉がんゲノム解析での長鎖シークエンサー活用法　森下真一
〈7〉臨床医から見たcfDNAの今とこれから
　　　　　　　　　　　　　清水　大，三森功士
〈8〉ゲノム医療のバイオインフォマティクス・パイプライン
　　　　　　　　　　　　　　　　加藤　護
〈9〉ゲノム医療におけるビッグデータサイエンス　宮野　悟
〈10〉ゲノム医療における深層学習　河村大輔，石川俊平
〈11〉ゲノム医療における in vivo イメージング，
　　分子イメージング　　　　柳下薫寛，濱田哲暢
〈12〉リアルワールドと in vitro をつなぐモデル系①
　　ゲノム医療の時代の患者由来がんモデル　近藤　格
〈13〉リアルワールドと in vitro をつなぐモデル系②
　　患者由来がんオルガノイドによる
　　表現型駆動のがんゲノム研究　利光孝太，佐藤俊朗
〈14〉リアルワールドと in vitro をつなぐモデル系③
　　臨床応用を目的としたヒトがんを再現するマウスモデル
　　　　　　　　　　　　　　　　大島正伸
〈15〉治療薬開発のためのがん遺伝子スクリーニング
　　プログラム　　　　　　　　　　土原一哉
〈16〉がんゲノムにおける国際連携体制の構築　中川英刀

発行　羊土社 YODOSHA
〒101-0052　東京都千代田区神田小川町2-5-1　TEL 03(5282)1211　FAX 03(5282)1212
E-mail：eigyo@yodosha.co.jp
URL：www.yodosha.co.jp/

ご注文は最寄りの書店，または小社営業部まで

若きサイエンスの萌芽

3号連載-2

第6回 TOBIRA 研究助成奨励賞
核酸クロマトグラフィーを利用したファーマコゲノミクス検査薬

平塚真弘
東北大学大学院薬学研究科
生活習慣病治療薬学分野

核酸クロマトグラフィーストリップを利用して、医薬品の効果や副作用発現を予測する遺伝子多型検出系を開発した。同法は、高価な解析機器を必要としない手法であり、PCR後、約5〜10分以内に1本の検出ストリップで最大6カ所の遺伝子多型をマルチプレックス検出できるファーマコゲノミクス検査薬である。これまでに、抗凝固薬ワルファリンの維持投与量決定に有益であるCYP2C9、VKORC1、CYP4F2遺伝子多型や薬剤性難聴の原因となるミトコンドリアDNA多型等の検出系の構築に成功している。

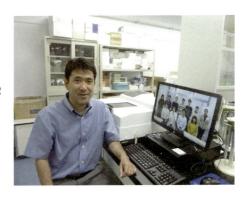

●新たなファーマコゲノミクス検査薬

医薬品の効果や副作用発現の個人差の原因として、薬物代謝酵素やトランスポーター等の遺伝子多型が知られている。現在、患者のベッドサイドや外来の診療現場において、簡易、迅速かつ低コストで薬剤感受性予測ができる検査薬が求められているが、実際に臨床応用されているものはほとんどない。今回、核酸クロマトグラフィーストリップを利用して、薬効や副作用発現の予測に有用なファーマコゲノミクス検査薬を開発した。

●遺伝子多型検出の方法

核酸クロマトグラフィーストリップは、形状が尿糖検査薬や妊娠検査薬のようなものであり、メンブレンストリップ上に数種類の配列の異なるシングルストランドDNAが固相化されている。

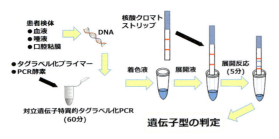

遺伝子多型検出のためのPCRは、対立遺伝子特異的に結合するシングルタグDNA付プライマーとビオチンラベルプライマーを用いる。その際に、野生型と遺伝子多型を増幅するそれぞれのプライマーに付加するDNAタグ配列を異なるものにする。PCR後、増幅産物をアビジンコート青色ラテックスビーズと混合してメンブレンストリップに展開し、ライン状に固相化された相補タグDNAとプライマーに付加したタグDNAの強いハイブリダイゼーション反応によりPCR増幅産物をトラップする。したがって、検出されたバンドの位置から遺伝子型を目視で決定することができる。

●核酸クロマトグラフィーストリップの有用性

核酸クロマトグラフィーストリップを用いた遺伝子多型検出法は、従来法のようにアガロースゲルの用時調製・低温保存や高額な蛍光検出器付きPCRマシンも必要ないため、簡便、迅速かつ低コストでヒトゲノム上の遺伝子多型を一度に最大6カ所までマルチプレックス検出できる。現在、ストリップ（(株)TBA社製）は1本500〜700円程度であり、PCR試薬を含めても1000円程度で検出できる。したがって、比較的規模の小さい診療所等でも検査可能となり、ファーマコゲノミクス情報を利用した個別化薬物療法の臨床実装に大きく貢献できるのではないかと期待している。

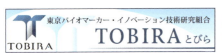

第8回研究交流フォーラム 2019.5.10 開催予定
E-mail : info@tobira.tokyo
URL : http://www.tobira.tokyo/
TEL : 03-6380-9530

産・官・学・医の連携を

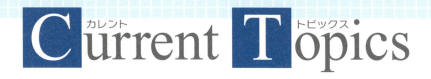

Imamura K, et al : EMBO J, 37 : e97723, 2018

サルモネラ感染による核内RNA分解複合体の崩壊と核内非コードRNAの蓄積

今村亮俊, 秋光信佳

RNAは転写と分解によって, 量的制御がなされている. 近年, さまざまなRNA分解因子が発見されているが, その生理的意義については不明な点が多かった. 今回, われわれはサルモネラ感染によって核内RNA分解が破綻することでターゲットRNAが蓄積し, その下流の遺伝子発現が変化することで感染抵抗性を獲得することを発見した.

遺伝子発現において, 転写後のRNAのプロセシング, 修飾, 分解は重要なステップである. 主なRNA分解因子である3′-5′エキソヌクレアーゼ活性を有するエキソソームは, 9つのコアタンパク質とエキソヌクレアーゼ活性を有する触媒サブユニットRRP6とDIS3からなる複合体で, 細胞質および核内で働いている[1]. これまで, 細胞質エキソソームについては多くの解析がなされ, mRNAの品質管理や分解機構(ナンセンス変異依存分解系:NMD, ノンストップ依存分解系:NSDなど)に関与していることが明らかになっている. さらに, 核小体において, Trf4p/Air2p/Mtr4p polyadenylation(TRAMP)複合体と結合し, リボソームRNAの成熟に関与していることが報告されている[2]. 一方, 核質に存在する核内エキソソームは, RNAヘリカーゼMTR4, Znフィンガータンパク質ZCCHC8, そしてRNA結合タンパク質RBM7からなるnuclear exosome targeting(NEXT)複合体と結合して, エンハンサー領域から産生されるエンハンサーRNA(enhancer RNA, eRNA)とmRNAのプロモーター上流から

mRNAとは逆方向に転写されるpromoter upstream transcript(PROMPT)の分解に寄与していることが報告されている. さらにエキソソームはMTR4, Znフィンガータンパク質ZFC3H1, そしてポリAタンパク質PABPN1からなるpoly(A)tail exosome targeting(PAXT)複合体(英語表記ではconnection)とも結合して, ポリAテールをもつ核内RNA(snoRNA host gene:SNHG)を壊していることが近年報告された[3]. このように, 核内エキソソームがどのようなタンパク質と結合して, ターゲットRNAを認識し壊しているか, 徐々に明らかになってきたが, その生理的意義についてはいまだ不明であった.

短寿命核内非コードRNAの同定

まずはじめに, 短寿命かつ核内に存在する非コードRNAを次世代シークエンサーによって同定した. RNAの半減期は, ウリジンのアナログであるBrUを用いるBRIC法を用いて算出した. 全非コードRNAの半減期

Diminished nuclear RNA decay upon *Salmonella* infection upregulates antibacterial noncoding RNAs
Katsutoshi Imamura[1)2)]/Nobuyoshi Akimitsu[3)] : Department of Microbiology and Molecular Genetics, Chiba University[1)]/Department of Molecular Biology and Genetics, Aarhus University[2)]/Isotope Science Center, The University of Tokyo[3)] (千葉大学大学院薬学研究院[1)]/オーフス大学[2)]/東京大学アイソトープ総合センター[3)])

の中央値は4時間であったので，半減期が4時間以下かつ核局在型の非コードRNAを短寿命核内非コードRNAと定義した．さらに，ヒストン3K4メチル化およびK27アセチル化を指標として，エンハンサー領域を同定し，エンハンサー領域から産生している非コードRNAをエンハンサーRNA，エンハンサー領域以外のところから産生している非コードRNAを核内非コードRNAと定義した．

サルモネラ感染で蓄積する核内非コードRNAの発見

われわれは細胞内寄生細菌の一つであるサルモネラに注目した．HeLa細胞にサルモネラを感染させ，2，6，18時間後に全RNAを回収し，次世代シークエンサーによる解析を行った．その結果，短寿命核内非コードRNAのなかで145種が発現上昇していること，特にその多くが感染後18時間で発現上昇していることを見出した．転写亢進により発現が上昇する遺伝子は2時間程度で上昇するものが多いことから，この145種はRNAが蓄積しているのではないかと考え，それを調べるために，RNA分解速度と転写活性をそれぞれ調べた．その結果，多くの短寿命核内非コードRNAがサルモネラ感染で分解抑制され，蓄積していることがわかった（図1A，B）．

短寿命核内非コードRNA分解因子の同定

これまでに，核内RNA分解に関与する複合体として，エキソソームと基質認識に関与するNEXT複合体とPAXT複合体がみつかっている．しかしながら，今回われわれが発見した短寿命核内非コードRNAが既知の複合体によって壊されているかは不明であったので，ノックダウン実験によって確認した．代表として，エンハンサーRNA2種類，核内長鎖非コードRNA2種類について，qPCRで確認した結果，4種すべてエキソソームノックダウンで発現量が上昇した．また，エンハンサーRNAに関しては，NEXT複合体の構成タンパク質であるMTR4，RBM7，ZCCHC8それぞれのノックダウンで発現上昇したことから，NEXT複合体が分解に関与していることがわかった．一方で，核内長鎖非コードRNAについては，MTR4，ZCCHC8ノック

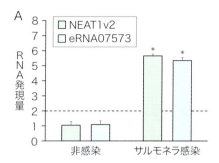

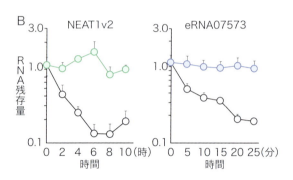

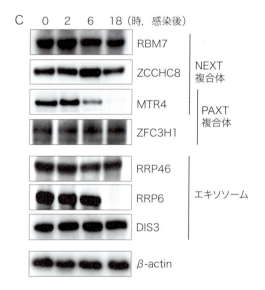

図1 サルモネラ感染による短寿命核内非コードRNAの安定化とMTR4，RRP6の消失

A）サルモネラ感染によって，短寿命核内非コードRNAとして見出したNEAT1v2とエンハンサーRNAが発現上昇した．B）サルモネラ感染によって，NEAT1v2，エンハンサーRNAの分解が安定化した．C）核内RNA分解複合体の構成因子であるMTR4とRRP6が，サルモネラ感染によって消失した．（文献7より引用）

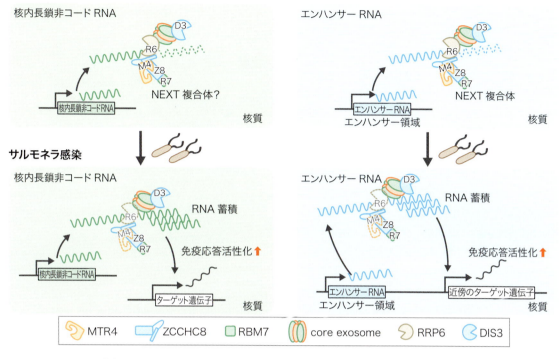

図2 サルモネラ感染による核内RNA分解抑制を介した免疫応答活性化
通常の細胞では,核内長鎖非コードRNA,エンハンサーRNAともにエキソソームを介して分解されている.サルモネラが感染すると,MTR4, RRP6が消失し,その結果分解が抑制されて,核内長鎖非コードRNA,エンハンサーRNAが蓄積し,ターゲット遺伝子(非コードRNAの場合は離れた遺伝子でも制御可能,エンハンサーRNAは近傍の遺伝子の制御をしている)の発現制御を介して,サルモネラ感染抵抗性を獲得している.(文献7をもとに作成)

ダウンでは発現が上昇したが,RBM7ノックダウンでは発現が上昇しなかったことから,NEXT複合体とは異なったMTR4, ZCCHC8を含む複合体によって分解が制御されている可能性が残る.

サルモネラ感染によるMTR4, RRP6の消失

サルモネラ感染でRNA分解が抑制されるメカニズムを明らかにする目的で,まず,サルモネラ感染で核内RNA分解タンパク質の量的変動があるか否かをウエスタンブロッティングで確認した.その結果,驚くべきことにMTR4とRRP6が感染後消失していることを発見した.MTR4が消失していることから,NEXT複合体が壊れていると考えられたので,グリセロール密度勾配遠心法により,複合体形成について確認した.その結果,サルモネラ感染細胞ではNEXT複合体構成タンパク質であるRBM7, ZCCHC8が非感染細胞に比べ,

軽いフラクションに検出された.さらに,qPCRによって,MTR4, RRP6のmRNAレベルは非感染とサルモネラ感染細胞で変化がなかった.以上の結果から,サルモネラ感染によって,MTR4とRRP6がタンパク質レベルで分解し,エキソソームによる核内RNA分解が抑制されていることがわかった.

サルモネラ感染における短寿命核内非コードRNA蓄積の意義

サルモネラ感染によって,短寿命核内非コードRNAの分解が抑制され,蓄積することはわかったが,これらの蓄積がサルモネラ感染にどのように影響しているのかは不明であったため,この点について検討をした.まず,核内長鎖非コードRNAの一つであるNEAT1とエンハンサーRNAの一つを代表として用い,それぞれのノックアウト細胞をCRISPR/Cas9システムを用いて作出した.これらにサルモネラを感染させたところ,

ノックアウト細胞は野生型と比べ死にやすくなった．また，サルモネラのノックアウト細胞への感染効率に差はなかったが，感染後18時間での細胞内の生菌数は，ノックアウト細胞の方が顕著に上昇していた．短寿命核内非コードRNAは，さまざまな様式で下流の遺伝子発現を制御している．例えば，NEAT1は，転写調節因子であるSFPQなどの局在をゲノムとNEAT1が形成する核内構造体パラスペックルとで変化させることで遺伝子発現を制御している[4]．またエンハンサーRNAは，これらが発現するエンハンサー領域が制御する近傍のmRNAの発現を制御していると考えられる．そこで，サルモネラ感染時に，短寿命核内非コードRNAが制御している遺伝子群をマイクロアレイを用いて解析した．その結果，NEAT1もエンハンサーRNAもサルモネラ感染抵抗性に寄与すると考えられる遺伝子の発現調節に関与していることがわかった．これらの結果から，短寿命核内非コードRNAの蓄積は，宿主細胞の感染抵抗性の獲得に関与していると考えられる（図2）．

おわりに

本研究においてわれわれは，エキソソーム構成タンパク質の一つであり，エキソヌクレアーゼ活性を有するRRP6と基質認識にかかわる複合体の重要な因子であるMTR4がサルモネラ感染で消失することを見出した．核内RNA分解制御機構を明らかにした例は，これまでほとんどない．エキソソーム機能の破綻が疾患原因になっているという報告もあるため，今後，さらに核内RNA分解の制御機構を研究していくことで，真核生物の遺伝子発現制御を転写と分解の両面から明らかにすることができ，疾患の解明にもつながると考えられる．

文献

1) Januszyk K & Lima CD：The eukaryotic RNA exosome. Curr Opin Struct Biol, 24：132-140, 2014
2) Allmang C, et al：The yeast exosome and human PM-Scl are related complexes of 3'→5' exonucleases. Genes Dev, 13：2148-2158, 1999
3) Lubas M, et al：Interaction profiling identifies the human nuclear exosome targeting complex. Mol Cell, 43：624-637, 2011
4) Meola N, et al：Identification of a Nuclear Exosome Decay Pathway for Processed Transcripts. Mol Cell, 64：520-533, 2016
5) Imamura K, et al：Long noncoding RNA NEAT1-dependent SFPQ relocation from promoter region to paraspeckle mediates IL8 expression upon immune stimuli. Mol Cell, 53：393-406, 2014
6) Imamura K, et al：Diminished nuclear RNA decay upon *Salmonella* infection upregulates antibacterial noncoding RNAs. EMBO J, 37：10.15252/embj.201797723, 2018
7) Imamura K, et al：Long noncoding RNA NEAT1-dependent SFPQ relocation from promoter region to paraspeckle mediates IL8 expression upon immune stimuli. Mol Cell, 53：393-406, 2014

● 筆頭著者プロフィール ●

今村亮俊：2014年，東京大学大学院薬学系研究科博士課程修了後，1年間，東京大学アイソトープ総合センター秋光研究室で特任研究員を経て，'15年，千葉大学大学院で日本学術振興会特別研究員PD．'17年よりデンマーク，オーフス大学Torben Heick Jensen研究室に留学中（現在，日本学術振興会海外特別研究員）．細胞内でRNAが合成され，機能を発揮し，壊される一連の過程が，どのように精密に制御されているのか解明したい．

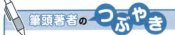

2012年の研究計画当初，核内RNA分解の制御について研究を行うことを目的とし，さまざまなストレスや刺激などを細胞に与え検討していた．最初に見出したウイルス感染は，核内非コードRNA（特にNEAT1）の転写段階による発現上昇を引き起こしていた[6]．その後，再び核内RNA分解が変化するストレスを探索しはじめた．もともと，微生物の研究室に所属していたこともあり，その研究室にある細菌を順に検討した結果，3年越しにサルモネラ感染によって核内非コードRNAが発現上昇すること，これが分解抑制によることを見出した．MTR4の消失機構についてはわからないことが多いが，MTR4の重要性と不思議さに惹かれ，留学先でもMTR4の研究をしている．　　　　　　（今村亮俊）

Current Topics
カレント トピックス

Tadokoro Y, et al：Cell Stem Cell, 22：713-725. e8, 2018

Spred1は高脂肪食によるストレスから造血幹細胞を守る

田所優子，平尾　敦

炎症や活性酸素などのストレスは造血幹細胞の老化や白血病化などの原因となるが，偏った食餌によるストレスが造血幹細胞に対して影響するのかについては不明であった．われわれは，高脂肪食による腸内細菌叢変化が造血幹細胞の自己複製能調節に作用することを明らかにし，そのストレスから造血幹細胞を保護するシステムの存在を発見した．

造血幹細胞は一生涯にわたって造血を維持するために，自身を維持する自己複製能と全血液細胞を産生するための多分化能を保持している[1]．しかし造血幹細胞は日々さまざまなストレスを受け，造血幹細胞の自己複製能調節機構の破綻をきたして老化や白血病化の原因となる[2,3]．一方，脂肪分の多い食事など偏った食習慣もまたさまざまな疾患の原因となるが，造血幹細胞の機能に影響を与えるのかどうかについては不明であった．

このように造血幹細胞の自己複製能がどのようなメカニズムで調節され，ストレス下ではどのように対応するのかを知ることは造血幹細胞と疾患の関係を理解することにつながる．造血幹細胞の維持には，SCF (stem cell factor) /c-Kitシグナルの調節が重要な役割を果たしている．サイトカインであるSCFによるc-Kit受容体の刺激は造血幹細胞の維持に必須であるが，そのシグナルが弱過ぎると造血幹細胞を維持できず，強過ぎると白血病化する．このため，c-Kitシグナルを微調整するしくみが必要となる．Spred1はc-Kitシグナルを抑制的に調節する分子として発見された[4]．特に，c-Kit下流のRAS-ERKシグナルとRhoA-ROCKシグナルを負に制御する[4,5]．このように，Spred1は造血幹細胞をとり巻く環境からの影響を受けて造血幹細胞の運命決定にかかわる重要な因子であると考えられた．われわれは環境ストレスと造血幹細胞の運命決定を切り口とした解析から造血幹細胞の自己複製能調節機構のメカニズムを理解するために，Spred1欠損マウスを用いて研究を行ってきた．

Spred1は造血幹細胞の自己複製能を抑制的に制御する

造血幹細胞の維持においてSCF/c-Kitシグナルは必須であるが，マウス造血幹細胞画分をc-Kitの発現強度で分類すると，c-Kit^{intermediate} (c-Kit^{int}) とc-Kit^{high}の2つの集団に分けることができる[6,7]（図1）．c-Kit^{int}幹細胞は長期間にわたって造血を維持することができる真の造血幹細胞を含んでいるが，c-Kit^{high}幹細胞は短期間しか造血を維持することができず，分化が進んでいるといえる．c-Kit^{high}幹細胞ではSCF刺激によってAKTなどが活性化し，増殖もさかんになっている．

Spred1 safeguards hematopoietic homeostasis against diet-Induced systemic stress
Yuko Tadokoro/Atsushi Hirao：Division of Molecular Genetics, Cancer and Stem Cell Research Program, Cancer Research Institute, Kanazawa University（金沢大学がん進展制御研究所遺伝子・染色体構築研究分野）

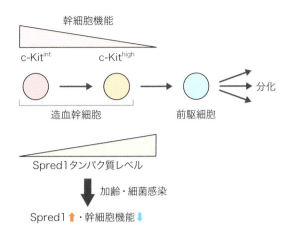

図1 Spred1の発現と幹細胞性
マウス造血幹細胞におけるSpred1タンパク質の発現は低く保たれており，分化とともにSCF刺激がなくても恒常的に発現が亢進する．さらに加齢や細菌感染などの幹細胞機能低下を誘導するストレスによりSpred1の発現は上昇し，幹細胞老化との関係が示唆される．

このようにc-Kitシグナル調節は造血幹細胞の運命決定に重要な役割を果たしている．そこでこれらの細胞におけるSpred1の発現を解析したところ，mRNAでは差がないものの，タンパク質ではc-Kit^{high}幹細胞で高く，c-Kit^{int}幹細胞では低く抑えられていた．しかし，c-Kit^{int}幹細胞ではSCF刺激によってSpred1がすみやかに反応した．c-Kit^{int}幹細胞にプロテアソーム阻害剤を処置するとSpred1タンパク質の発現が上昇することから，c-Kit^{int}幹細胞におけるSpred1の発現量はユビキチン化のような翻訳後修飾によって厳密に調節され，Spred1は造血幹細胞の機能を抑制的に制御しているものと思われた．

そこでSpred1欠損マウスの血液における表現型解析を行った．*SPRED1*はヒトのRAS-MAPK症候群の一つ，レジウス症候群の原因遺伝子である[8]．多くのRAS-MAPK症候群はがん化リスクが高まるが，レジウス症候群ではその傾向はないとされている．Spred1欠損マウスも骨格異常や色素細胞の増殖などレジウス症候群にみられる特徴を示すものの，血液においては正常であり寿命も野生型マウスと差がない．しかしSpred1欠損造血幹細胞は，野生型造血幹細胞と競合的に骨髄移植した場合のみ高い骨髄再構築能を示した．詳細な解析の結果，造血幹細胞においてSpred1が欠損すると，造血幹細胞の非対称性分裂が促進し，寿命の延長，細胞競合能の亢進によって造血幹細胞の自己複製能を亢進させた．さらに，加齢や細菌感染など造血幹細胞機能を低下させるストレスに対して抵抗性を示し，高い自己複製能を維持した．しかしSpred1欠損造血幹細胞は骨髄ニッチを占拠すると正常にふるまい，白血病化することはなかった．このSpred1欠損による高い自己複製能の獲得についてその分子メカニズムを調べたところ，ERKシグナルの活性化ではなく，ROCKシグナルの活性化によるものであることが明らかとなった．このようにSpred1はROCKシグナルを調節することによって造血幹細胞の自己複製能を抑制的に制御しているが，Spred1の欠損は白血病を引き起こさないことが明らかとなった．

Spred1は高脂肪食によるストレスに対して造血幹細胞の恒常性維持に働く

それではSpred1は造血幹細胞にとってなぜ必要なのか？この疑問を解決するために，Spred1欠損マウスにさまざまなストレスを加えた．加齢や細菌感染などに対しては，むしろSpred1欠損の方が有利になっている（図1）．最終的に辿り着いたストレスが高脂肪食であった．高脂肪食を摂取したSpred1欠損マウスは半年程で骨髄球系細胞や血小板の異常増加，重度の貧血を示す骨髄増殖性腫瘍（MPN）様の病態を発症して死亡した．造血幹細胞機能を解析した結果，短期間の高脂肪食摂取では一過性に幹細胞機能が亢進するものの，長期間の摂取においては幹細胞機能を喪失した．これらの分子メカニズムを解析したところ，Spred1欠損造血幹細胞において異常なERKの活性化を引き起こすことが明らかとなった（図2）．このように高脂肪食摂取によるストレスは，Spred1によって制御される造血幹細胞の自己複製調節シグナルに作用していた．

高脂肪食による腸内細菌叢変化と造血幹細胞の自己複製能

高脂肪食摂取は腸内細菌叢の構成を変化させ，さまざまな疾患の原因となることが知られている[9]．そこでマウスの腸内細菌叢の構成を解析したところ，通常食・高脂肪食ともに野生型マウスとSpred1欠損マウス間で差は認められなかったが，高脂肪食摂取におい

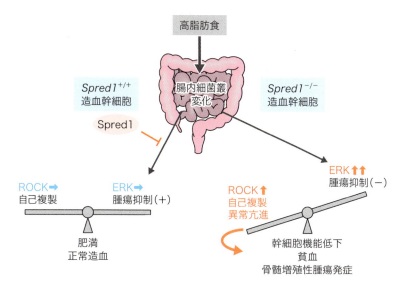

図2 高脂肪食ストレスと造血幹細胞維持機構
通常, 高脂肪食摂取によって腸内細菌叢変化が起こってもSpred1によって正常造血が保たれている. しかし何らかの理由によりSpred1の発現が低下したり欠損すると, ROCKの活性化による幹細胞機能の亢進と腫瘍抑制効果の低下によるERK活性化により, 造血幹細胞機能の喪失と骨髄増殖性腫瘍の発症を招く.

ては両マウスともグラム陽性菌の割合が増加していた. 高脂肪食摂取したSpred1欠損マウスの血液異常が腸内細菌叢の変化によって引き起こされているかどうかを検討するために, 抗生剤投与による腸内の除菌を行った結果, Spred1欠損マウスのMPN様病態は改善し, 造血幹細胞機能の低下も回避することができた. 以上の結果から, Spred1は高脂肪食摂取によって引き起こされる腸内細菌叢変化などのストレスから造血幹細胞の恒常性を維持するために必須であることが明らかとなった.

おわりに

これまでの研究ではマウスの高脂肪食摂取や肥満が造血異常を引き起こすことはなかったが, 今回の研究により食餌によるストレスから造血幹細胞を守るしくみが存在することが明らかとなった. しかし, 高脂肪食摂取による腸内細菌叢変化がどのようにして遠く離れた造血幹細胞に影響しているのか不明である. 腸内細菌由来代謝産物や慢性炎症などの関与が想定され, その物質を特定することが今後の課題である.

白血病細胞においてSPRED1の変異はほとんど見つからないが, 白血病患者のなかにはSPRED1の発現が低下しているケースが存在し, 発現の低い集団は予後が悪いことが知られている. 今回の研究から白血病の増悪にはSPRED1の発現レベルと食習慣が影響することが示唆され, 腸内細菌由来代謝産物等のバイオマーカーが発見できれば白血病の予防・新規治療法確立に期待できるのではないかと思われる.

文献

1) Seita J & Weissman IL : Hematopoietic stem cell: self-renewal versus differentiation. Wiley Interdiscip Rev Syst Biol Med, 2 : 640-653, 2010
2) Zhao JL & Baltimore D : Regulation of stress-induced hematopoiesis. Curr Opin Hematol, 22 : 286-292, 2015
3) Behrens A, et al : Impact of genomic damage and ageing on stem cell function. Nat Cell Biol, 16 : 201-207, 2014
4) Wakioka T, et al : Spred is a Sprouty-related suppressor of Ras signalling. Nature, 412 : 647-651, 2001
5) Miyoshi K, et al : The Sprouty-related protein, Spred, inhibits cell motility, metastasis, and Rho-mediated actin reorganization. Oncogene, 23 : 5567-5576, 2004
6) Shin JY, et al : High c-Kit expression identifies hematopoietic stem cells with impaired self-renewal and megakaryocytic bias. J Exp Med, 211 : 217-231, 2014
7) Grinenko T, et al : Clonal expansion capacity defines two consecutive developmental stages of long-term

hematopoietic stem cells. J Exp Med, 211：209-215, 2014
8) Brems H, et al：Germline loss-of-function mutations in SPRED1 cause a neurofibromatosis 1-like phenotype. Nat Genet, 39：1120-1126, 2007
9) Yoshimoto S, et al：Obesity-induced gut microbial metabolite promotes liver cancer through senescence secretome. Nature, 499：97-101, 2013

● 筆頭著者プロフィール ●
田所優子：2004年，大阪大学大学院薬学研究科博士後期課程修了．日本学術振興会特別研究員，ポスドクを経て，'07年より金沢大学がん研究所助教（現 金沢大学がん進展制御研究所助教）．幹細胞の自己複製能制御機構を解明し，幹細胞を理解してみたい．

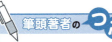

　Spred1欠損マウスは，がん化することなく幹細胞の自己複製能が亢進するという理想的なモデルであった．しかしその分子がない方が幹細胞にとってよいというのは，その存在意義を見つけ出すための苦労のはじまりとなった．考えられるさまざまなストレスを加えたが，どれもSpred1がなくて困る状況は見出せなかった．平尾研究室では栄養・代謝と幹細胞についての研究を行っているので試しに高脂肪食を与えてみると正解が見つかった．この成功に辿り着けたのは，自分の求めていた理想的なモデルがそこにあり，このマウスの表現型を掘り下げると大事なことが潜んでいるという勘と研究環境があったことは間違いないと思う．

（田所優子）

Book Information

FLASH薬理学

9月下旬発行予定

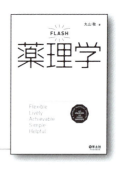

著／丸山　敬

- 必須事項を簡潔に整理し要点を学べる，通読にも拾い読みにも適した内容．各項目末の応用問題はWEBで解答を参照でき，復習に役立ちます．
- 医学生，看護・医療系学生の教科書としてオススメの1冊です．

◆定価（本体3,200円＋税）
◆フルカラー　B5判　約370頁
◆ISBN978-4-7581-2089-0

詳しすぎず易しすぎない，最初に読むべき教科書！

発行　羊土社

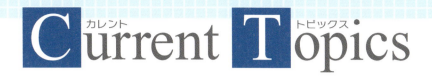

Harumoto T & Lemaitre B : Nature, 557 : 252-255, 2018

昆虫の共生細菌がもつ雄殺し毒素の発見

春本敏之

　昆虫の共生細菌には，宿主の雄のみを殺すものがいる．この利己的な生殖操作は雄殺しとよばれるが，細菌に由来すると考えられる原因分子は同定されていなかった．今回われわれは，ショウジョウバエの共生細菌スピロプラズマが産生する雄殺し毒素を同定し，生殖操作の分子機構の理解と応用利用にむけて先鞭をつけた．

　昆虫に共生する細菌の一部は，宿主の性を操作する能力をもつ[1]．これまでに，① 遺伝的な雄を妊性のある雌に変える雌化（feminization），② 雌単独での繁殖を可能にする単為生殖（parthenogenesis），③ 感染した雌の産む雄だけが致死となる雄殺し（male killing），そして④ 感染していない雌と感染した雄の交配で生じた胚が孵化しない細胞質不和合（cytoplasmic incompatibility）の4つが知られており，どれも宿主集団中の感染した雌の割合を増加させる．これは雌を介して伝搬される共生細菌による利己的な生殖操作である．雄殺しは，ボルバキア（*Wolbachia*）やスピロプラズマ（*Spiroplasma*）といった，少なくとも6つの細菌分類群に進化した．集団から雄を間引くことで，有限な餌資源を雌に優先的に供給する，あるいは近交弱勢を防ぐ効果があると推測される．

　ショウジョウバエ（*Drosophila*）の雄殺しスピロプラズマ（*S. poulsonii*）は，性比をかたよらせる生物（sex ratio organisms）としてDonald F Poulson博士らによってはじめて報告された（図1A）[2]．その後，大石陸生博士が，雄殺しに菌体自体が必要でないことを示し，分泌性の雄殺し毒素（androcidin）の存在を仮定したが[2]，半世紀近く実証されないままであった．

雄殺しが不完全なスピロプラズマ系統の発見

　雄殺しスピロプラズマは他の共生細菌と同様に難培養性であり，分子生物学的な手法の適用は容易ではない．これが共生細菌に由来する分子の同定を困難にする一因である．ところが幸運なことに，われわれは，過去に研究室で感染させたショウジョウバエ系統のなかから，およそ半数の雄が殺されずに羽化する感染系統をみいだした．キイロショウジョウバエ（*D. melanogaster*）の雄殺しスピロプラズマは通常，次世代に生まれる雄をすべて胚期に殺してしまう．雄が羽化してくる場合，何らかの理由でスピロプラズマの感染が失われていることが多いが，この系統は高い感染密度を維持しており，雄殺しにかかわる遺伝子の変異体である可能性が考えられた．

Male-killing toxin in a bacterial symbiont of *Drosophila*
Toshiyuki Harumoto：Global Health Institute, School of Life Sciences, École Polytechnique Fédérale de Lausanne (EPFL)（スイス連邦工科大学ローザンヌ校）

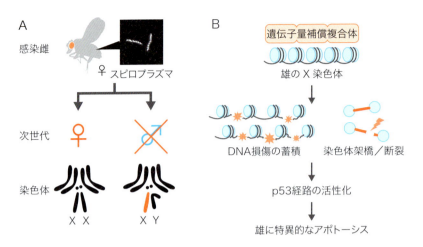

図1 スピロプラズマによる雄殺し
A）スピロプラズマは，らせん状の運動性を持ったグラム陽性細菌である．雌のショウジョウバエがスピロプラズマに感染すると，次世代の雄だけが致死となる．雄の遺伝子量補償が起きたX染色体を赤色で示す．B）スピロプラズマに感染した雄のX染色体にはDNA損傷が蓄積しており，また，細胞分裂に際して架橋と断裂が起きる．これがp53経路を活性化し，雄の胚に特異的なアポトーシスを引き起こす．

雄殺し毒素Spaidの同定

完全な雄殺しを起こすスピロプラズマ系統と，雄殺しが不完全になった系統の双方のゲノム配列を，次世代シークエンサーにより解読し比較したところ，プラスミド上に位置する1つの遺伝子に欠失とアミノ酸置換が起きていた．さらに，この細菌遺伝子がコードするタンパク質は，真核生物様のドメインである，アンキリンリピート (ankyrin repeat) と OTU (ovarian tumor) ドメインを含んでいた．アンキリンリピートはタンパク質相互作用にかかわり，OTUドメインはシステインプロテアーゼとして脱ユビキチン化活性をもつ．この遺伝子は，過去に発表された雄殺しスピロプラズマのゲノムに未記載であっただけではなく，コードするアミノ酸に相同な配列も見つからなかった．

この遺伝子が雄殺しにかかわるのかを確認するため，キイロショウジョウバエに強制発現させ，次世代に生まれる個体の性比を調べたところ，雌の生存に影響はなかったが，雄の成虫は全く羽化してこなかった．この表現型をもとに，われわれは，この新規なスピロプラズマ由来タンパク質をSpaid（*S. poulsonii* androcidin）と名付けた（図2）．

Spaidは宿主の性決定機構を介して作用する

Spaidが真の雄殺し因子であれば，スピロプラズマに感染した胚に起きる発生異常を再現できるはずである．実際，胚発生中にSpaidを強制発現させると，感染胚と同様の表現型，すなわち雄に特異的な異常なアポトーシスや神経発生異常を再現することができた[3)〜5)]．

スピロプラズマによる雄殺しの鍵となるのは，宿主の性決定機構の一つ，遺伝子量補償である（図1）．ショウジョウバエの性染色体（X染色体）は，雌に2本（XX），雄に1本（XY）ある．雄の1本しかないX染色体には，遺伝子量補償複合体とよばれるタンパク質RNA複合体が結合し，ヒストン修飾により遺伝子発現量をほぼ2倍に上昇させることで，雌雄間の発現量を補正する．これまでの研究から，スピロプラズマは雄の遺伝子量補償機構を介して雄殺しを起こすことが示されている[6)〜8)]．特にわれわれは，先に発表した論文において，感染した雄胚のX染色体上にはDNA損傷が蓄積しており，細胞分裂に際して架橋と断裂が起きること，さらにこの損傷によりp53経路が活性化して雄に特異的なアポトーシスが誘導されることを報告していた（図1B）[8)]．Spaidの強制発現においても，これら雄のX染色体に特異的な異常は再現された．さら

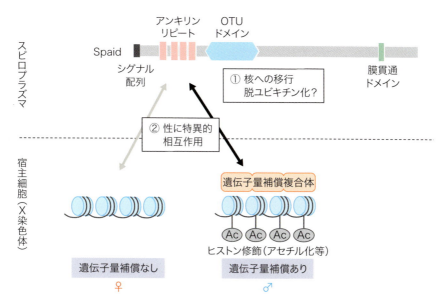

図2 Spaidのタンパク質ドメインと雄殺し誘導のモデル
Spaidタンパク質はN末端とC末端にそれぞれ分泌用シグナル配列と膜貫通領域をもつ．アンキリンリピートを赤色，OTUドメインを青色で示した．スピロプラズマが産生したSpaidはOTUドメインにより宿主の細胞核へ移行，アンキリンリピートを介して雄のX染色体に特異的な遺伝子量補償複合体，あるいは下流のヒストン修飾と相互作用し，染色体の異常を引き起こす．

に，SpaidをGFP融合タンパク質として発現させ，細胞内局在を観察したところ，雌の細胞では核内に弱く均一に分布していた．一方で，雄の細胞の核内では弱く均一な分布に加えて，X染色体上に強い蓄積がみられた．これは，雄殺しが遺伝子量補償機構を介して起きることと一致する結果であった．

Spaidの真核生物様ドメインは雄殺し活性と細胞内局在に重要である

Spaidによる雄殺し機構を詳しく調べるため，2つの真核生物様ドメインをそれぞれ欠失したコンストラクトを強制発現させ，雄殺しの活性と細胞内局在を調べた．アンキリンリピートを欠失した場合，雄のX染色体上の局在は失われ，雄殺しも起きなくなったことから，このドメインが雄殺し活性に必須であることが明らかになった．一方，OTUドメインを欠失したSpaidは，核内の分布が弱く，雄のX染色体上の局在も不明瞭であったが，依然として弱い雄殺し活性を有していた．これは，過剰に強制発現させたタンパク質が局在異常を乗り越えて作用した結果なのかもしれない．

おわりに

以上をまとめると，SpaidはOTUドメインを介して宿主細胞の核内に移行し，アンキリンリピートにより雄のX染色体と相互作用するのであろう（図2）．今後の展開として，宿主側の標的分子の同定があげられる．染色体異常の詳細についてもさらなる研究が必要である．OTUドメインが脱ユビキチン化活性を持つならば，核内タンパク質のユビキチン化の攪乱が関係するのかもしれない．近年，ボルバキアの細胞質不和合の原因因子も同定された[9)10)]．異なる共生細菌が多様な宿主の性を巧妙に操作する方法を理解することで，生物間の相互作用にかかわる未知の分子や生物機構が明らかになると期待される．得られた知見は衛生害虫や農業害虫の制御・制圧にも有用であろう．

文献

1) Hurst GD & Frost CL : Reproductive parasitism: maternally inherited symbionts in a biparental world. Cold Spring Harb Perspect Biol, 7 : 10.1101/cshperspect.a017699, 2015
2) Williamson D L & Poulson D F : Sex ratio organisms (*Spiroplasmas*) of *Drosophila*.「The Mycoplasmas,

Volume III：Plant and Insect *Mycoplasmas*」（Whitcomb R F & Tully J G, eds），175-208, Academic Press, 1979
3) Bentley JK, et al：The pathology of embryo death caused by the male-killing *Spiroplasma* bacterium in *Drosophila* nebulosa. BMC Biol, 5：9, 2007
4) Martin J, et al：Male killing *Spiroplasma* preferentially disrupts neural development in the *Drosophila* melanogaster embryo. PLoS One, 8：e79368, 2013
5) Harumoto T, et al：Male-killing *Spiroplasma* induces sex-specific cell death via host apoptotic pathway. PLoS Pathog, 10：e1003956, 2014
6) Veneti Z, et al：A functional dosage compensation complex required for male killing in *Drosophila*. Science, 307：1461-1463, 2005
7) Cheng B, et al：Male-killing *Spiroplasma* alters behavior of the dosage compensation complex during *Drosophila* melanogaster embryogenesis. Curr Biol, 26：1339-1345, 2016
8) Harumoto T, et al：Male-killing symbiont damages host's dosage-compensated sex chromosome to induce embryonic apoptosis. Nat Commun, 7：12781, 2016
9) Beckmann JF, et al：A Wolbachia deubiquitylating enzyme induces cytoplasmic incompatibility. Nat Microbiol, 2：17007, 2017
10) LePage DP, et al：Prophage WO genes recapitulate and enhance *Wolbachia*-induced cytoplasmic incompatibility. Nature, 543：243-247, 2017

● 著者プロフィール ●

春本敏之：2005年，神戸大学大学院総合人間科学研究科修士課程修了．'11年，京都大学大学院生命科学研究科博士後期課程修了．日本学術振興会特別研究員（産業技術総合研究所生物プロセス研究部門）を経て，'15年よりスイス連邦工科大学ローザンヌ校（EPFL）に博士研究員として留学中．昆虫の共生にみられる，高度かつ不思議な現象のしくみを解明することで，生物学的な新発見をめざす．

筆頭著者のつぶやき

　ショウジョウバエの発生学を研究して博士課程を修了した筆者は，共生微生物の小さなゲノムが織りなす不思議な現象に魅せられて，産業技術総合研究所の深津武馬博士のグループに加わった．遺伝学や細胞生物学的手法を用いることで，感染胚で起きていることは比較的容易に理解が進んだ．3年の後，研究テーマを継続するためにスイスにわたったが，次なる目標，すなわち細菌側の原因因子の同定となると勝手が違った．宿主の表現型から何とかヒントを得ようとするもうまくいかず，結果が得られない日々が続いた．そんな折，雄が完全に殺されない系統に（しかたなく）着目しはじめた．それは日本にいたころに樹立した系統で，本来なら細菌が「落ちた」として捨ててしまうものであった．その後の分子の発見から論文受理までは首尾よくすすんだ．何が契機になるかは本当にわからない．ただ，自分で発見したいという思いだけは変わらなかったけれども．

（春本敏之）

Current Topics

Terashi G & Kihara D:Nat Commun, 9:1618, 2018

木構造グラフを利用したクライオ電子顕微鏡データからのタンパク質立体構造のモデリング方法

寺師玄記,木原大亮

> 近年,生体分子の高解像度三次元電子顕微鏡マップ(電顕3Dマップ)の報告数が急速に増加している.しかし依然として,電顕マップからタンパク質分子の構造を決定する際には研究者の手作業によるモデリングが必須であった.本研究でわれわれは,電顕マップから三次元の木構造グラフが構築できることに着目し,全自動でタンパク質構造を構築する新手法を開発した.

近年のクライオ電子顕微鏡法の技術進歩により,高解像度の三次元電子顕微鏡マップ(電顕3Dマップ)の報告数が急速に増加している.特に近原子分解能とよばれる原子サイズ(〜4Å)に近い解像度の電顕3Dマップの報告数が顕著に増加している.2013年にEMDB[1]に報告された高解像度電顕3Dマップ(解像度〜4Å)の数がわずか7つであったのに対し,'17年には315と急激に増加した.この急速な高解像度電顕3Dマップの増加に伴い,高解像度電顕3Dマップからタンパク質立体構造を決定する手法の開発が求められるようになった.Schultenらは,既知のタンパク質構造を分子動力学計算(molecular dynamics:MD)で電顕3Dマップに合わせて最適化する手法,MDFF(molecular dynamics flexible fitting)を提案した[2].ただし,この手法は既知のタンパク質構造にのみ適用可能である.Dimaioらは,de novoタンパク質構造予測法(Rosetta)を応用し,タンパク質の部分構造(フラグメント)を電顕3Dマップに当てはめ全体の構造を予測する手法を提案した[3].この手法の精度は,フラグメントの構造と配置に大きく依存する.Matthew Bakerらは電顕3Dマップ内に擬似原子を配置し,最短距離ですべての原子をつなぐ経路がタンパク質の骨格構造であるとするPathwalkingを提案した[4].この手法で予測された骨格構造は部分的には正しいが,全体の構造は不正確であった.

このように電顕3Dマップからのタンパク質構造予測は難しく,多くの場合研究者の手作業が必要であった.そこでわれわれは既存の手法とは全く異なる手法,すなわち,既存のタンパク質構造を用いず,電顕3Dマップから直接骨格構造を予測し,全自動で高精度な構造を構築する手法の開発をめざし研究を行った.

最小全域木はタンパク質の骨格構造を明らかにする

われわれが最初に注目したのは,高解像度電顕3Dマップにはタンパク質の骨格構造(主鎖のN,C,Cα原子)の情報が含まれている点である.まず電顕3Dマップ中の密度が局所的に極大値になる座標を調べると,それらがタンパク質の骨格構造の分布に近いことがわかった(図1A).以降この座標点をLDP(local

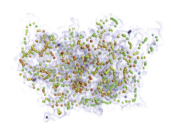
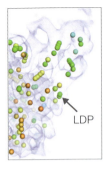
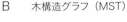
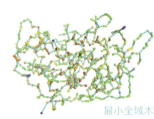
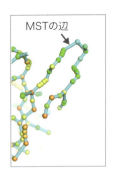
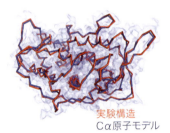
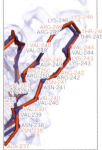
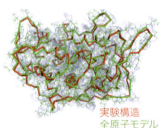
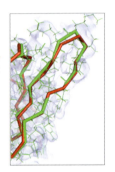

図1　MAINMASTによるタンパク質構造のモデリング
電顕3Dマップ（EMD-6374，解像度2.9Å）におけるMAINMASTの計算過程を示した．A）電顕3Dマップから局所的に密度が極大である座標点（local dense points：LDP）を決定する．B）すべてのLDPをつなぐ最小全域木を計算する．C）木構造グラフの最適化により，骨格構造を得る．その骨格構造とタンパク質のアミノ酸配列を比較し，Cα原子モデル（青）を計算する．赤色モデルは実験構造．D）Cα原子モデルから全原子モデルを構築しMDFFで最適化する．（文献5より引用）

dense points）と表記する．次にすべてのLDPを最小全域木（minimum spanning tree, MST）とよばれる木構造グラフ[※1]で繋いだところ，骨格構造の大部分がグラフ構造として現れた（図1B）．MSTとは辺の長さの総和が最小となる木構造グラフである．MSTは一見するとタンパク質構造のように見えるが，骨格構造の途中が途切れていたり明らかに誤った部分がつながった構造ができていたりと正しいタンパク質からは程遠いものであった．このことからわれわれは，MSTを初期構造として木構造グラフの最適化が必要であると考えた．

木構造グラフ内の最長経路が長くなるようにタブーサーチ法で最適化

木構造グラフでは，辺を操作することで別の木構造グラフを高速に探索し，同時に最長経路の計算が可能である．われわれはタブーサーチ法[※2]を用い，木構造グラフ内の最長経路がより長くなるよう，くり返し木構造グラフの最適化を行った．これにより，電顕3Dマップ全域を網羅する骨格構造を計算できるようになった．さらに得られた骨格構造に対して，タンパク質のアミノ酸配列が最も電顕3Dマップと一致するようにマッチングを行った（図1C）．具体的には，大きなアミノ酸側鎖が電顕3Dマップの密度と体積の大きな場所に適切に配置されるように計算している．図1Cは計算されたCα原子モデルと実験的に決定されたタンパク質構造（実験構造）を示している．各アミノ酸残基の場所が正確に予測されていることがわかる．最後に，全原子モデルがCαモデルから構築され，MDFFによって最適化された（図1D）．図1A〜Dの計算行

※1　木構造グラフ
木構造グラフとは，頂点と辺で構成される閉路を持たないグラフ構造である．

※2　タブーサーチ法
タブーサーチ法とは，効率的な探索法の一つである．過去に探索した箇所を一定期間タブーリストに記録し，タブーリストに記録されている箇所を探索範囲から除外する手法である．

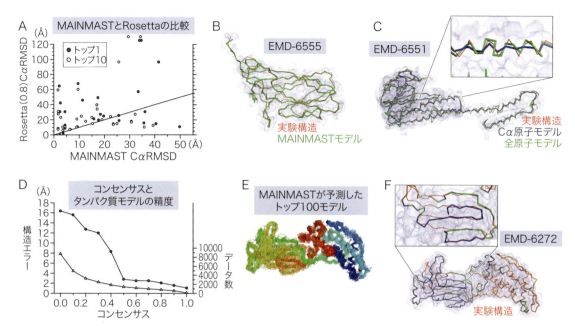

図2 MAINMAST のタンパク質構造モデルのデータ

A）MAINMAST と Rosetta のモデルの CαRMSD 値の比較．トップ1は，それぞれの手法が第1モデルとして予測した構造の CαRMSD 値．トップ10 は第1～第10モデルのなかで最も CαRMSD 値が低いもの．B）EMD-6555（解像度2.9Å）から構築した MAINMAST の全原子モデル（緑）と実験構造（赤）．C）EMD-6551（解像度3.8Å）から構築した MAINMAST Cα 原子モデル（青），全原子モデル（緑），実験構造（赤）．D）●は MAINMAST のトップ100モデルにおけるコンセンサスと構造エラー（Å）のプロット．△はコンセンサスとデータ数のプロット．E）MAINMAST が EMD-6272 で予測したトップ100モデル．F）MAINMAST の第1モデル．コンセンサスの数値が低い部分は青色．高い場所はオレンジ色で示されている．実験構造（赤）と比較して，コンセンサスの値が低い場所はモデル構造の精度が低い（拡大部分）．（A〜D，F は文献5より引用）

程を実装したプログラムが，本研究で開発された MAINMAST（MAIN chain Model trAcing from Spanning Tree）である[5]．

MAINMAST が予測したタンパク質構造モデルの検証

本研究で開発された MAINMAST と既存手法の Rosetta の性能を検証するため，われわれは電顕3Dマップ，30個について各手法を用いてタンパク質構造のモデリングを行った．EMDB に登録されているタンパク質構造を実験構造とし，予測されたモデル構造との差異 CαRMSD（root mean square deviation）を精度の指標にした．CαRMSD の値が0に近いほど，実験構造に近いことを意味している．図2A は MAINMAST と Rosetta のモデルの CαRMSD 値を比較している．多くの場合 MAINMAST のモデルは Rosetta のモデルよりも低い CαRMSD 値を示している．

次に，検証に使用した電顕3Dマップのなかから興味深い例を紹介する．EMD-6555（図2B）の実験構造は，βシートが多くモデリングが困難な電顕3Dマップの一例である．それにもかかわらず，MAINMAST はほぼ実験構造と同一（CαRMSD 2.4Å）のモデルを予測している．EMD-6551（図2C）では，一部のαヘリックス領域が不明瞭であり，そのような箇所での Cα 原子モデルは直線状でαヘリックスを構築できていない（図2C，拡大部分）．しかし MDFF によって最適化された全原子モデルは，αヘリックスのらせん構造を再現している．これは，全原子モデルの最適化がモデルの精度を改善させている一例である．

MAINMAST の特徴の一つとして，1つの電顕3Dマップに大量の候補構造を構築できる点がある．MAINMAST のトップ100モデルの各場所のコンセンサス（他のモデルとの一致度合い）とその場所の精度を調べたところ，明らかな相関関係が観察された（図2D）．

例えば，図2Eに示されたEMD-6272でのMAIN-MASTのトップ100モデルを見ると，右側の領域では類似した構造が観察できるが，左側はそれぞれ異なった構造が予測されている．つまり，左側部分ではコンセンサスが低い．コンセンサスが低い場所ではβシートが正しく予測できていないことがわかる（図2F）．このように，MAINMASTは多数の候補構造からモデル構造の局所的な精度を推測することが可能である．

おわりに

本研究では，高解像度電顕3Dマップには骨格構造を予測するのに十分な情報があり，木構造グラフの最適化から高い精度で予測可能であることを明らかにした．本手法は既知のタンパク質構造に依存しない手法であり，新規タンパク質に対しても適用可能である．われわれが既存の手法と比較した結果，MAINMASTは現在最も精度の高いモデリング手法である[5]．MAINMATはhttp://kiharalab.org/mainmast/で公開されている．計算量の問題から，複数鎖タンパク質を含む電顕3Dマップからすべてを同時に構築するのは非常に困難であり今後の課題である．われわれはMAINMASTを使った巨大な複数鎖タンパク質のモデリング手法を開発中である．

文献

1) https://www.ebi.ac.uk/pdbe/emdb/
2) Singharoy A, et al：Molecular dynamics-based refinement and validation for sub-5 Å cryo-electron microscopy maps. Elife, 5, 2016
3) Wang RY, et al：*De novo* protein structure determination from near-atomic-resolution cryo-EM maps. Nat Methods, 12：335-338, 2015
4) Chen M, et al：*De novo* modeling in cryo-EM density maps with Pathwalking. J Struct Biol, 196：289-298, 2016
5) Terashi G & Kihara D：*De novo* main-chain modeling for EM maps using MAINMAST. Nat Commun, 9：1618, 2018

● 筆頭著者プロフィール ●

寺師玄記：2008年，北里大学大学院薬学研究科にて学位取得．'04年，北里大学薬学部助手／助教．'10年，同所属講師．'15年より米Purdue大学客員研究員・博士研究員．現在はbioinformaticsを使ったタンパク質立体構造予測法の研究を行っている．近年急速に増加したクライオEMデータやタンパク質構造データをプログラムに「学習」させ，人間による構造予測を上回る新しいタンパク質立体構造予測法の開発をめざしている．

筆頭著者のつぶやき

電顕3Dマップを眺めていて，木構造グラフが隠れていることに気がついたのがこの研究をはじめたきっかけでした．実際に最小全域木グラフを高解像度の電顕3Dマップから計算すると，αヘリックス・βシート・アミノ酸側鎖が現れ，それが研究の土台となりました．そこから，どうやってタンパク質の構造を構築するかを試行錯誤し，完成したのが本研究の手法です．タンパク質構造モデリングは競争の激しい分野なので，日々新しい手法が提案されています．実際，本研究を雑誌に投稿した際にエディターから「最近発表されたこの手法と比較してほしい」とリクエストされ，同じ電顕3Dマップを使って比較検証するのに半年以上の時間が費やされました．この半年の間に，別グループが優れた手法を発表するのではないかとヒヤヒヤしつつ，アクセプトまで行くことができました．膨大な計算量の割に早くリバイスできたのは，米Purdue大学の大規模計算クラスタのおかげです．

（寺師玄記）

Current Topics

Shioda, et al : Nat Med, 24 : 802-813, 2018

遺伝性神経疾患におけるグアニン四重鎖の関与

塩田倫史,福永浩司

近年,非B型DNAおよびRNA構造の1つである「グアニン四重鎖」が細胞内に存在することが報告され,神経疾患の原因となる可能性が示唆されてきている.われわれは,グアニン四重鎖異常による遺伝性疾患「ATR-X症候群」における知的障がいの分子機構について疾患モデルマウスを用いて解析し,認知機能障がいの改善に有効である薬剤を見出した.

DNAは,右巻き二重らせんであることがWatson博士とCrick博士によって1953年に発見された.このDNAの基本的な構造は「B型DNA」とよばれる.じつは,一般的に知られているこの右巻き二重らせん構造以外にも,左巻きDNA,三重鎖DNA,四重鎖DNA等「非B型DNA」とよばれる構造が発見されており,DNAはその配列の特徴や溶媒の環境により,試験管のなかでは右巻き二重らせん構造以外の構造をとりうることが報告されている[1].これらは興味深い結果ではあったが「実際に細胞内で非B型DNA構造ができるか」という疑問は長らく明らかにされていなかった.しかしながら近年,非B型DNAおよびRNA構造の1つである「グアニン四重鎖」が実際に細胞内に存在することが報告された[2].さらに,グアニン四重鎖は神経疾患の原因となる可能性も示唆されてきている[3].しかしそのメカニズムの詳細は明らかにされていない.われわれは,グアニン四重鎖異常が関与する遺伝性神経疾患であるATR-X症候群(X連鎖αサラセミア知的障がい症候群)[4]における認知機能障がいの細胞内機構の解明と創薬研究をATR-X症候群モデルマウスを用いて行った.

グアニン四重鎖とは

グアニン四重鎖構造は,グアニンが豊富な配列領域で1本鎖DNAもしくはRNAが形成する特殊な高次構造の1つである.グアニン残基を豊富に含むDNAやRNAの1本鎖配列において4分子のグアニン残基がHoogsteen型塩基対を介してGカルテットとよばれる平面構造を形成する.これが$\pi-\pi$相互作用を介して層状に重なることで,グアニン四重鎖構造が形成される(図1).グアニン四重鎖構造を形成するDNA配列はこれまでに,テロメア領域をはじめとして,がん関連遺伝子(c-Myc,c-Kit等)のDNAプロモーター領域に存在し,抗がん作用の標的として知られている.バイオインフォマティクス解析では,ヒトゲノム中に376,000個のDNAグアニン四重鎖構造形成配列が存在することが予測され,テロメア,遺伝子プロモー

Involvement of G-quadruplexes in hereditary neurological diseases
Norifumi Shioda[1] /Kohji Fukunaga[2] : Department of Genomic Neurology, Institute of Molecular Embryology and Genetics, Kumamoto University[1] /Department of Pharmacology, Graduate School of Pharmaceutical Sciences, Tohoku University[2] (熊本大学発生医学研究所ゲノム神経学分野[1] /東北大学大学院薬学研究科薬理学分野[2])

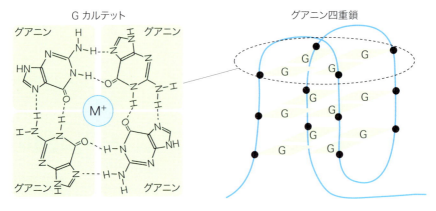

図1 グアニン四重鎖構造の1つの模式図
グアニン残基を豊富に含むDNAやRNAの1本鎖配列において4分子のグアニン残基がGカルテットとよばれる平面構造を形成する．これが層状に重なることで，グアニン四重鎖構造が形成される．M^+は金属イオンをあらわし，Na^+やK^+存在下でグアニン四重鎖は安定化する．

ター，リボソームDNAおよび組換えホットスポットに特に多くみられる．また，mRNA合成，発現および機能において重要な役割を果たす第1イントロンの5'末端，および5'，3'末端非翻訳領域に多く位置することも示されており，がん関連遺伝子以外の遺伝子における転写・翻訳にも関与すると考えられている[5]．

ATR-X症候群における認知機能障がいの細胞内機構の解明と創薬研究

グアニン四重鎖異常が関与する遺伝性神経疾患の1つにATR-X症候群があげられる．ATR-X症候群はX染色体上の*ATRX*の変異により男性のみで発症する希少・難治性疾患である．主症状として重度の知的障がいがあげられるが，いまだ治療薬がなく詳しい発症機構も明らかにされていない．ATR-X症候群では*ATRX*遺伝子の変異により，ATRXタンパク質が機能していないことが報告されている．また，ATRXタンパク質は核内クロマチンリモデリング因子であり，DNAのグアニン四重鎖に結合することでその周辺の遺伝子発現を調節することが知られている[6]．しかしながら，なぜ核内で機能するATRXタンパク質の機能低下が知的障がいの原因になるのか不明であった．

われわれは以前の研究で，ATR-X症候群モデルマウス脳ではATRXタンパク質の発現が約20％に減少しており，樹状突起スパインの形態異常や学習・記憶の低下がみられることを報告している[7)8)]．そこで，学習・記憶に重要な役割を担う脳の海馬領域でATR-X症候群モデルマウスを用いて網羅的な遺伝子発現解析を行った．その結果，X染色体上の母由来インプリント遺伝子である*Xlr3b*が脳特異的に異常に発現が上昇していることを発見した．さらにわれわれは，ATRXタンパク質が*Xlr3b*遺伝子上流のグアニン四重鎖に結合し，*Xlr3b*のDNAメチル化を制御することで，その発現を調節していることを明らかにした．また，異常に発現上昇したXlr3bタンパク質が神経細胞の樹状突起mRNA輸送を抑制することでATR-X症候群モデルマウスの神経機能を低下させることを発見した（**図2**）．

ATRXタンパク質はグアニン四重鎖に結合し遺伝子発現を調節することから，グアニン四重鎖が治療標的の1つとして考えられる．これまで，グアニン四重鎖に結合する物質としてポルフィリン骨格を有する化合物がいくつか知られている．われわれは，生体内でポルフィリンを産生することができる安全性の高い既承認薬「5-アミノレブリン酸」をATR-X症候群モデルマウスに投与し，認知機能に対する薬効評価を行った．離乳してから2カ月間，経口投与したところ，ATR-X症候群モデルマウスでみられた認知機能障がいが有意に改善した．さらに，網羅的遺伝子発現解析の結果，ATR-X症候群モデルマウス脳において発現異常がみられた遺伝子の約70％を改善することができ，そのなかに*Xlr3b*も含まれていた．そしてこれらのメカニズムとして，5-アミノレブリン産生合成産物が*Xlr3b*遺伝

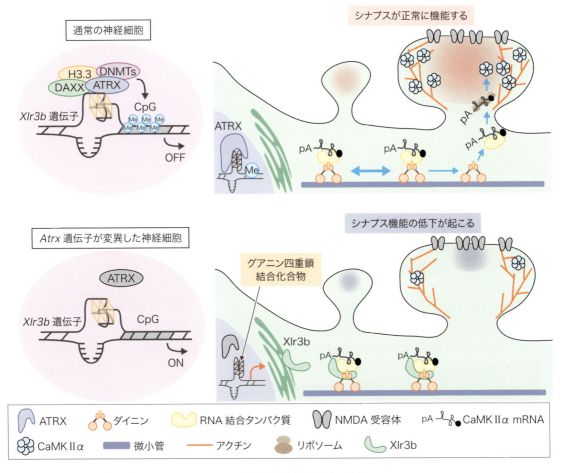

図2　ATR-X症候群モデルマウスにおけるシナプス機能低下メカニズム
通常の神経細胞では，ATRXタンパク質が Xlr3b 遺伝子のグアニン四重鎖に結合し，DNAメチル基転移酵素を集積させ，その発現を抑制している．しかしながら，Atrx 遺伝子の変異により ATRX タンパク質が正常に機能できない場合，DNAメチル基転移酵素を集積させることができず，Xlr3b 遺伝子が異常に発現上昇する．発現が上昇した Xlr3b タンパク質は神経細胞の樹状突起mRNA輸送を抑制することで神経細胞のシナプス機能を低下させる．また，5-アミノレブリン産生合成産物であるグアニン四重鎖結合化合物はDNAメチル化を変化させることなくRNAポリメラーゼの集積を抑制し，Xlr3b タンパク質発現を減少させることで低下したシナプス機能を改善する．

子のグアニン四重鎖に結合し，RNAポリメラーゼの集積を抑制し，Xlr3b タンパク質発現を減少させることで低下したシナプス機能を改善することを明らかにした．

グアニン四重鎖が関与する その他の遺伝性神経疾患

ATR-X症候群以外のグアニン四重鎖が関与する遺伝性神経疾患についても2つ紹介する．1つ目は，C9ORF72遺伝子のもつGGGGCC（G4C2）リピート配列の異常伸長による家族性の筋萎縮性側索硬化症（C9ALS）である[9]．C9ALS患者の大脳皮質運動野や脊髄の神経細胞には，リピート配列を含むグアニン四重鎖形成RNAの異常な凝集体が観察されている．このRNA異常凝集体はRNA結合タンパク質群等を異所性に引き寄せてしまうほか，repeat-associated non-AUG（RAN）翻訳によるジペプチド反復タンパク質の凝集による毒性を与えると考えられている．2つ目の神経疾患は脆弱X関連振戦／失調症候群（FXTAS）である．FMR1 の5′末端非翻訳領域におけるCGGリピート配列の異常伸長が発症原因であり，リピート配列を含むグアニン四重鎖形成RNAもしくはヘアピン形成RNAがRAN翻訳を惹起し，翻訳産物であるグリシン

反復タンパク質が細胞に蓄積して毒性をもたらす[10]．C9ALSやFXTASだけでなく，脊髄小脳失調症8型や他の非翻訳領域リピート伸長病でも同様にRAN翻訳が報告されていることから，RAN翻訳は多くのリピート伸長疾患に共通する分子メカニズムであり，治療開発の標的となり得ると考えられる．近年，グアニン四重鎖形成RNAがRAN翻訳の引き金として作用する可能性が示唆されている．しかしながら，RAN翻訳が生じるのに必要なリピート数，従来の翻訳機構との異同，RNAの形状との関与等は不明である．

おわりに

本稿では，グアニン四重鎖と遺伝性神経疾患との関与について紹介した．われわれは，DNAグアニン四重鎖に着目し，ATR-X症候群における知的障がいの分子機構を解明した．また，5-アミノレブリン酸がATR-X症候群モデルマウスにおける認知機能障がいの改善に有効であることを示した．今後，ATR-X症候群患者に対する5-アミノレブリン酸の臨床試験が行われる予定である．われわれの研究がATR-X症候群における症状改善の一端を担うことができれば幸いである．グアニン四重鎖はさまざまな難治性神経疾患の病態においても注目されており，グアニン四重鎖の研究は難病の新しい創薬標的の可能性としても期待できる．

文献

1) Wells RD：Non-B DNA conformations, mutagenesis and disease. Trends Biochem Sci, 32：271-278, 2007
2) Biffi G, et al：Quantitative visualization of DNA G-quadruplex structures in human cells. Nat Chem, 5：182-186, 2013
3) Cammas A & Millevoi S：RNA G-quadruplexes: emerging mechanisms in disease. Nucleic Acids Res, 45：1584-1595, 2017
4) Gibbons RJ, et al：Mutations in a putative global transcriptional regulator cause X-linked mental retardation with alpha-thalassemia (ATR-X syndrome). Cell, 80：837-845, 1995
5) Hänsel-Hertsch R, et al：DNA G-quadruplexes in the human genome: detection, functions and therapeutic potential. Nat Rev Mol Cell Biol, 18：279-284, 2017
6) Law MJ, et al：ATR-X syndrome protein targets tandem repeats and influences allele-specific expression in a size-dependent manner. Cell, 143：367-378, 2010
7) Nogami T, et al：Reduced expression of the ATRX gene, a chromatin-remodeling factor, causes hippocampal dysfunction in mice. Hippocampus, 21：678-687, 2011
8) Shioda N, et al：Aberrant calcium/calmodulin-dependent protein kinase II (CaMK II) activity is associated with abnormal dendritic spine morphology in the ATRX mutant mouse brain. J Neurosci, 31：346-358, 2011
9) ITALSGEN Consortium.：A hexanucleotide repeat expansion in C9ORF72 is the cause of chromosome 9p21-linked ALS-FTD. Neuron, 72：257-268, 2011
10) Todd PK, et al：CGG repeat-associated translation mediates neurodegeneration in fragile X tremor ataxia syndrome. Neuron, 78：440-455, 2013

● 筆頭著者プロフィール ●

塩田倫史：岐阜薬科大学卒業後，東北大学 福永研究室にて研究・教育に従事．2018年より熊本大学 発生医学研究所 ゲノム神経学分野を独立准教授として主宰．グアニン四重鎖と神経機能の関与に興味を持ち研究を進めている．将来，ノンコーディングDNA領域やノンコーディングRNAにおけるタンデムリピートで形成されるグアニン四重鎖の生物学的意義を解明したいと考えている．また，ヒトゲノムだけでなくウイルスや原虫のゲノムにおけるグアニン四重鎖にも着目しており，さまざまな分野でグアニン四重鎖研究を展開していく予定．

筆頭著者のつぶやき

本研究は，ATR-X症候群の治療薬を見出すことを目的とした「薬理学研究」からはじまった．研究を開始したのは2010年頃だった．研究開始間もなく，ATRXタンパク質はグアニン四重鎖に結合する，というGibbons博士の論文が報告され[6]，われわれはグアニン四重鎖が治療薬の標的となる可能性を追求した．研究の間，東日本大震災により甚大な被害を受けたが，皆様からのご支援により研究を継続することができた．最終的に，本論文は分子機構に迫った基礎研究と創薬研究が融合した内容となり，個人的にたいへん思い入れのある論文となった．本研究を通して，臨床医学や理工学など異分野の先生方と共同研究できたことも自分を成長させてくれたと感じている．ATR-X症候群の臨床試験が成功することを祈念している．

（塩田倫史）

各研究分野を完全網羅した最新レビュー集

実験医学増刊号

年8冊発行 [B5判]
定価（本体5,400円+税）

Vol.34 No.20（2016年12月発行）

All About ゲノム編集

"革命的技術"はいかにして
私たちの研究・医療・産業を変えるのか？

編集／真下知士，山本 卓

好評発売中

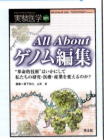

<序> 山本 卓
<概論>ゲノム編集技術の世界動向から社会的課題まで 真下知士

第1章 ゲノム編集ツールの開発動向と関連技術

<1>新規ゲノム編集ツールの開発動向　佐久間哲史，中出翔太
<2>立体構造に基づくCRISPRゲノム編集ツールの開発
　　濡木 理，平野久人，山野 峻，西増弘志，石谷隆一郎
<3>染色体の切断を伴わないゲノム編集ツール開発　西田敬二
<4>エピゲノム編集技術—その意義と現状
　　畑田出穂，森田純代，堀居拓郎
<5>CRISPR-Cas9システムの光操作技術　佐藤守俊
<6>CRISPR-Cas9システムを用いた順遺伝学的スクリーニング
　　遊佐裕子，遊佐宏介
<7>ゲノム編集技術の細胞核内ライブイメージングへの応用
　　落合 博
<8>さまざまな遺伝子ノックインシステム
　　佐久間哲史，中出翔太，山本 卓
<9>オフターゲット解析法　鈴木啓一郎

第2章 生命科学・疾患治療研究への最新導入例

<1>昆虫でのゲノム編集　大門高明
<2>ゼブラフィッシュでのゲノム編集　川原敦雄，東島眞一
<3>両生類でのゲノム編集　鈴木賢一
<4>植物でのゲノム編集—分子育種の新技術をめざした最新展開
　　刑部祐里子，刑部敬史
<5>マウスでのゲノム編集　野田大地，大字亜沙美，伊川正人
<6>ラットでのゲノム編集—ゲノム編集がもたらす最先端の遺伝子
　　改変ラットの作製法　吉見一人，真下知士
<7>マーモセットでのゲノム編集—標的遺伝子ノックアウト霊長類
　　モデル作製への道　佐々木えりか
<8>ヒトでのゲノム編集—遺伝子治療応用へと動き出した現状
　　石田賢太郎，徐 淮耕，堀田秋津

第3章 創薬・育種・水畜産への応用とベンチャー動向

<1>創薬をめざした疾患モデルiPS細胞の作製　坂野公彦，北畠康司
<2>iPS細胞技術とゲノム編集技術によるALS病態モデルの創成と
　　治療への展望　曽根岳史，一柳直希，藤森康希，岡野栄之
<3>農作物でのゲノム編集　安本周平，村中俊哉
<4>養殖魚でのゲノム編集　木下政人，岸本謙太
<5>ニワトリでのゲノム編集　江崎 僚，堀内浩幸
<6>ブタでのゲノム編集—その利用・動向
　　渡邊將人，長嶋比呂志
<7>PPR技術を利用した新しいDNA/RNA操作ツールの開発
　　—エディットフォースの挑戦　八木祐介，中村崇裕
<8>遺伝子座特異的クロマチン免疫沈降法を用いた
　　エピジェネティック作動薬・抗感染症薬の開発
　　—バイオベンチャー「Epigeneron」の取り組み　藤井穂高

第4章 バイオメーカーが開発する独自の新技術

<1>Cas9タンパク質による簡単・高効率なゲノム編集　北村 亮
<2>Gesicle—オフターゲットを抑えCas9/sgRNAを効率的に
　　細胞に導入する画期的なシステム　江 文，栗田豊久
<3>Cas9タンパク質を用いたAlt-Rシステムによるゲノム編集
　　Mark A. Behlke, Ashley M. Jacobi, Michael A. Collingwood,
　　Mollie S. Schubert, Garrett R. Rettig, Rolf Turk
<4>レンチウイルス型ゲノムワイドCRISPRライブラリー
　　杉本義久

第5章 私たちの社会とゲノム編集

<1>ゲノム編集の医療や農業応用における倫理的問題　石井哲也
<2>ゲノム編集技術を用いて作製した生物の取り扱い
　　難波栄二，足立香織

発行　羊土社 YODOSHA
〒101-0052　東京都千代田区神田小川町2-5-1　TEL 03(5282)1211　FAX 03(5282)1212
E-mail：eigyo@yodosha.co.jp
URL：www.yodosha.co.jp/

ご注文は最寄りの書店，または小社営業部まで

eppendorf

新製品 コニカルチューブ 15/50 mL 遮光タイプ、タンパク質低吸着タイプ

高い品質と優れた性能でご愛顧いただいております、エッペンドルフのコニカルチューブに新タイプが加わります！

コニカルチューブシリーズ製品特長
- ✓ 密閉性が高く、横向きでも液漏れしにくいデザイン
- ✓ 回しやすく、横置きにしても転がりにくい形状のキャップ
- ✓ 最大 19,500 x g の遠心耐性で、高速遠心も可能
- ✓ 可塑剤、スリップ剤、殺生物剤を使用せず、チューブからの溶出を最小限に抑制

サンプルのご依頼はこちら： info@eppendorf.jp

 カタログ PDF

内部の液量を目視確認できる遮光性チューブ

光感受性のサンプルの保存に便利な遮光性チューブ。

エッペンドルフの茶色コニカルチューブは、約 550 nm 以下の波長の光をほぼ完全に遮る遮光性を保ちつつ、チューブ内部の液量を目視で確認できるようになっております。

チューブ内のピペットチップの先端の位置が容易に分かるので、コンタミネーションのリスクを低減できます。加えて、高精度なピペッティングが可能になります。

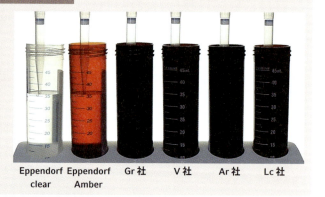

タンパク質の回収率を高める低吸着性チューブ

生物学的なサンプルを保存すると、プラスチックの表面への吸着により、24 時間以内に 90% 以上が失われてしまう場合があります。

エッペンドルフの低吸着性チューブが、タンパク質サンプルの表面への結合を大幅に減らし、回収率を最大限に高めます。

コーティングは一切しておりませんので、酵素活性が失われたりタンパク質が変性したりする恐れはありません。

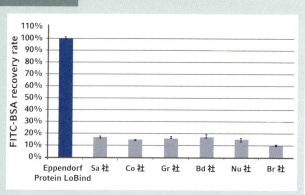

www.eppendorf.com・info@eppendorf.jp
エッペンドルフ株式会社　101-0031　東京都千代田区東神田 2-4-5　Tel:03-5825-2361　Fax:03-5825-2365

クローズアップ実験法 series 303

iPS細胞を用いた正確なゲノム編集法（MhAX法）

香川晴信，松本智子，Shin-Il Kim，Knut Woltjen

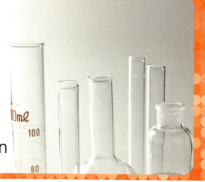

何ができるようになった？

MhAX（マックス）法を用いることでヒトiPS細胞に一塩基変異を高効率かつ編集の痕跡を残さずに導入することが可能になった．また，MhAX法によって両アレルに対する編集やアイソジェニックなiPS細胞株の同時作成も可能になった．

必要な機器・試薬・テクニックは？

ヒトiPS細胞への高効率なプラスミドの導入や迅速かつ正確なゲノム編集細胞のソーティングを行うために，それぞれエレクトロポレーション機材とフローサイトメーターを用いた．また，ヒトiPS細胞を安定的に培養しクローン化する技術が必要である．

はじめに

ヒトiPS細胞を用いた疾患モデルは疾患発生機構の解明や新規治療薬の開発に有用なツールである．近年ではiPS細胞にゲノム編集技術を応用することで標的の変異以外のゲノム配列が同一であるアイソジェニックな細胞株を作成し，より厳密に変異の影響を検討することが可能になった．TALENやCRISPR/Cas9システムの開発によりゲノム編集は飛躍的に簡便化したが，高効率なゲノム編集を達成するためには薬剤耐性遺伝子や蛍光タンパク質によるゲノム編集細胞のセレクションが現在も不可欠である．しかし，これらセレクションカセットは編集細胞の濃縮後にゲノム上から除去する必要がある．これまでに，Cre-loxP組換え[1]やトランスポゾン[2]を用いたセレクションカセットの除去方法が開発されてきたが，組換え配列の残存，効率の低さ，カセットのゲノムへの再組込みといった欠点が残っていた．本稿ではわれわれの開発したMhAX法を用いることで目的の変異以外の痕跡を残さずに一塩基変異を高効率にiPS細胞へと導入する方法を紹介する[3]．

原理

CRISPR/Cas9システムはDNA切断活性をもつCas9タンパク質と標的配列を含むガイドRNA（gRNA）が相互作用することでDNAに配列特異的な二本鎖切断を誘導する．DNAの二本鎖切断に対して細胞は複数の異なる修復機構をもつことが知られている．修復機構の一つであるマイクロホモロジー媒介末端結合（MMEJ）修復ではDNA切断箇所の両端にある相同配列同士をつなぎ合わせることで損傷が修復されるため，

The MhAX Method : Precision genome editing in human iPS cells
Harunobu Kagawa[1]/Tomoko Matsumoto[1]/Shin-Il Kim[1]/Knut Woltjen[1,2] : Center for iPS Cell Research and Application (CiRA), Kyoto University[1]/Hakubi Center for Advanced Research, Kyoto University[2]（京都大学iPS細胞研究所[1]/京都大学白眉センター[2]）

修復後のDNAは2つの相同配列に挟まれた領域が欠損した配列となる．このように，MMEJ修復は損傷箇所の近傍におけるDNA配列に依存した特定領域の欠損が高頻度で生じる修復機構である[4]．本稿で紹介するmicrohomology-assisted excision（MhAX）法ではCas9によるDNA切断によって人工的にMMEJ修復を誘導し，セレクションカセットを高効率かつ正確に除去することに成功した．

MhAX法は，主にゲノムへのドナープラスミドの挿入，セレクションカセットの除去の2つのステップからなり，成功のカギとなるのはドナープラスミドの設計である（図1）．MhAX法に用いるドナープラスミドには，ゲノムへの導入に必要なホモロジーアームの上流側3′末端と下流側5′末端の配列を重複させた人工的な相同配列をもたせた．そして，セレクションカセットを除去するためにヒトゲノム上に存在しないGFPに対するプロトスペーサー配列（以下ps1配列）をCas9によって切断することで，相同配列を介したMMEJ修復を高効率に誘導できる．このとき相同配列は内在性のDNA配列を重複して人工的に作成しているため，修復後の配列は元のゲノム配列と全く同じものになる．この人工的な相同配列中に一塩基変異を組み込むことで，セレクションカセットを除去する際，ゲノムに目的の一塩基変異を導入できる．さらに，後続の実験においてアイソジェニックコントロールが必要な場合に

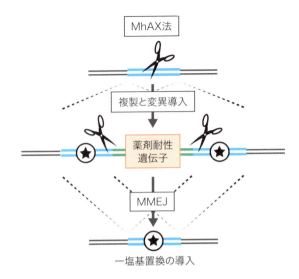

図1　MhAX法の概要
内在性配列の重複により作成した人工的な相同配列を介してMMEJ修復を誘導し，間に挟まれたセレクションカセットを除去する．セレクションカセットの除去後には目的の変異だけがゲノムに残る．緑：Cas9認識配列（ps1），青：内在性配列を重複して作成した相同配列，★：一塩基変異．（CiRAプレスリリースより引用）

は，MMEJ修復に使用する2つの相同配列のうち，片方を変異型，もう一方を正常型の塩基にすることによって，変異株と正常株の両方を一度の実験において作成することも可能である．

準備

本稿では主にドナープラスミドの構築とセレクションカセットのゲノムへの挿入から除去に至るまでの工程を紹介する．ゲノム編集後のiPS細胞のクローン化の詳細に関してはMhAX法に固有の操作を含まないので割愛した．文献3を参考にしていただきたい．

■1 プラスミドの作成（Cas9-sgRNAプラスミド，ドナープラスミド）
- pX330-U6-Chimeric_BB-CBh-hSpCas9（addgene #42230）
- 制限酵素 *Bbs* I（サーモフィッシャーサイエンティフィック社）
- 合成オリゴ（FASMAC社）
- ドナープラスミドバックボーン pCAG-eGFP-pA（addgene #107281）
- セレクションカセット PB53-CAG-mCherry-puro（addgene #113876）
- 制限酵素 *Acc*65 I，*Pac* I，*Cla* I（サーモフィッシャーサイエンティフィック社）
- PCR酵素：PrimeSTAR® GXL DNA Polymerase（タカラバイオ社）
- In-Fusion® HD Cloning Kit（タカラバイオ社）

2 細胞へのエレクトロポレーション

- Laminin（iMatrix-511）（和光純薬工業社）
- Accumax（フナコシ社）
- Opti-MEM® I Reduced Serum Media（サーモフィッシャーサイエンティフィック社）
- AK02N（味の素社）
- Y-27632（和光純薬工業社）
- NEPAキュベット電極セット 2 mm gap（ネッパジーン社）
- NEPA21（ネッパジーン社）

3 編集細胞の濃縮

- ピューロマイシン（シグマアルドリッチ社）
- BD FACSAria II cell sorter（BD Biosciences社）

4 カセット除去

- pX-ps1（pX-EGFP-g1）（addgene #107273）

プロトコール

1 プラスミドの作成（Cas9-gRNAプラスミド，ドナープラスミド）

ゲノム上の切断箇所を選択

❶ 変異挿入箇所の近傍でSpCas9に対するPAM配列（**NGG**）を探す．[※1, 2]

> ※1 可能であれば変異導入箇所にgRNAを設計する．導入する一塩基変異によってCas9によるドナープラスミドと編集後のアレルの切断を抑制できる．
>
> ※2 PAM配列の直下に**G**がくる配列（**NGGG**）はCas9の活性に影響を及ぼす可能性があるため避けることが望ましい．

❷ gRNAの予想されるオフターゲットをCRISPRデザインツールを用いて検討する．〔Cas-OFFinder（http://www.rgenome.net/cas-offinder/），GGGenome（https://gggenome.dbcls.jp/ja/）等〕

制限酵素切断とオリゴアニーリングによるCas9-gRNAプラスミドの作成

❶ 選択したPAM上流の20 bpのgRNA配列を含むオリゴ1と相補鎖の配列を含むオリゴ2（オリゴ1の相補鎖）を合成する．[※3]

オリゴ1：5′-**cacc(g)**NNNNNNNNNNNNNNNNNNNN-3′
オリゴ2：5′-**aaac**NNNNNNNNNNNNNNNNNNNN**(c)**-3′

> ※3 Pol IIIプロモーターからの転写活性を低下させないためにgRNA配列の5′末端が**G**以外の場合にはオリゴ1，2にそれぞれ括弧内の配列を付加する．

❷ 100 μMのオリゴ1，2をそれぞれ5 μLずつ混和し，サーマルサイクラーを用いた徐冷によりアニーリングする（Veriti 96-well Thermal Cyclerを使用）．

❸ 滅菌水を用いて200倍希釈する．

❹ pX330プラスミドを*Bbs* Iを用いて37℃，1時間制限酵素処理した後，カラムを用いて精製を行う．

❺ 精製後の直鎖状プラスミド（200 ng）と❸でアニーリングしたオリゴ1，2を1 μL，さらに滅菌水を加えて全体の容量を8 μLとして，16℃で

温度	時間
95℃	5分
Ramp 1.8%	
25℃	5分
4℃	Hold

1時間インキュベートする．
❻ 反応液の一部を用いて大腸菌をトランスフォーメーションする．
❼ アンピシリン入りのLBプレートに播種し，plasmidを抽出する．
❽ サンガーシークエンスによって挿入配列を確認する．
シークエンス用オリゴ 5′-**GAGGGCCTATTTCCCATGATTCC**-3′

ドナープラスミドのホモロジーアームの長さを決定する

❶ RepeatMasker（http://www.repeatmasker.org/cgi-bin/WEBRepeatMasker）を用いて反復配列を同定する．
❷ 反復配列を避けて変異導入位置からそれぞれのアームに用いる250～1,000 bp程度の領域を選択する．※4

> ※4 前もって候補領域のゲノムのシークエンスを行い，アレル特異的な一塩基多型を特定する．アレル特異的な一塩基多型がある領域をホモロジーアームとして用いると染色体のヘテロ接合性の喪失につながる可能性があるため避けることが望ましい．

In-Fusionシステムを用いたドナープラスミドの作成

❶ バックボーンカセットpCAG-eGFP-pAを*Acc*65 I，ポジティブセレクションカセットPB53-CAG-mCherry-puroを*Pac* I + *Cla* Iを用いて37℃1時間制限酵素処理した後，カラムを用いて精製を行う．
❷ PCR反応によってゲノムへのインテグレーションに必要な両ホモロジーアームを増幅する．この時，それぞれのアームの末端に目的の一塩基変異を含む20～30 bpの人工のマイクロホモロジー配列ができるように一部の配列を重複させる．さらに，カセット除去用のgRNA標的配列（sgRNA：ps1）とIn-Fusion反応に必要な配列をプライマーに付加する（**図2A**）．※5~7

> ※5 ポジティブセレクションにGFPを用いる場合，ps1を使用することはできない[5]．
> ※6 一塩基変異はプライマー設計時に組込む方法と，目的の変異をもつ細胞のゲノムDNAをPCRのテンプレートにする方法がある．
> ※7 アイソジェニックコントロールを得るためには片方のマイクロホモロジー配列だけに一塩基変異を導入する．

❸ In-Fusionシステムを用いて4つの各断片を連結する（**図2B**）．※8, 9

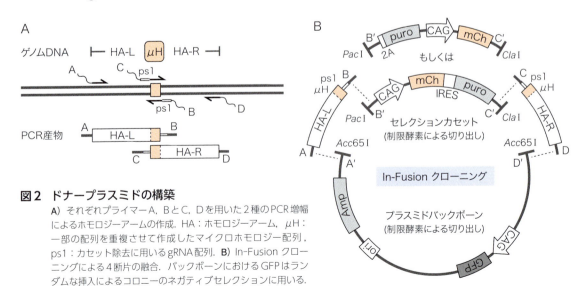

図2 ドナープラスミドの構築
A) それぞれプライマーA，BとC，Dを用いた2種のPCR増幅によるホモロジーアームの作成．HA：ホモロジーアーム，μH：一部の配列を重複させて作成したマイクロホモロジー配列，ps1：カセット除去に用いるgRNA配列．B) In-Fusionクローニングによる4断片の融合．バックボーンにおけるGFPはランダムな挿入によるコロニーのネガティブセレクションに用いる．

> ※8 セレクションカセットは標的細胞で十分に発現可能なプロモーターを使用する．今回の場合，ヒトiPS細胞で安定的に発現誘導可能なCAGプロモーターを使用した．
>
> ※9 CAGプロモーターを使用した際にはゲノムへのランダムな挿入であってもコロニーが残ってしまう．一方で，2A配列を用いたジーントラップ法を用いた場合には比較的に高い特異性を得られる．しかし，標的の遺伝子が編集細胞で十分に発現している必要がある．

2 細胞へのエレクトロポレーション

① laminin（iMatrix-511）で培養プレートをコートする（37℃，1〜24時間）
② ドナープラスミド3 μgとCas9-gRNAプラスミド1 μgを混合する．
③ Accumaxを用いてiPS細胞をシングルセルにし，1×10^6 細胞/100 μLになるようにOpti-MEM® 中に調製する．
④ プラスミド混合液と細胞懸濁液を混合しエレクトロポレーションを行う（図3）．
⑤ 1 mLの10 μM Y-27632含有AK02N培地に細胞を懸濁し，半量を10 μM Y-27632含有AK02N培地を加えておいたiMatrix-511コートずみの6 cm dish 1〜2枚に播種する．（5×10^5 細胞/dish）
⑥ 37℃，5% CO_2 条件下で細胞培養を行う．

設定値											
ポアーリングパルス（Pp）						トランスファーパルス（Tp）					
電圧(V)	パルス幅(ms)	パルス間隔(ms)	回数	減衰率(%)	極性	電圧(V)	パルス幅(ms)	パルス間隔(ms)	回数	減衰率(%)	極性
125	5	50	2	10	+	20	50	50	5	40	+/−

3 ゲノム編集細胞の濃縮

① 48時間後に（0.5 μg/mL）ピューロマイシン含有のAK02N培地による培養を開始し，5〜7日間薬剤セレクションを行う．※10

> ※10 細胞数が少ない場合には継代を行う．

② 細胞をシングルセルにして2% FBS含有のPBS（FACS buffer）に懸濁する．
GFP陰性/mCherry陽性の細胞集団をソーティングする（図4）．※11, 12

> ※11 GFP＋細胞はドナープラスミドのバックボーンが挿入されている可能性が高いので除去する[5]．
> ※12 ソーティング時には20 μM Y-27632を含んだAK02N培地に細胞を回収する．

③ iMatrix-511コートされた6 well plateに細胞を播種する．（1×10^4〜3×10^4 細胞/6 well plate）
④ 37℃，5% CO_2 条件下で細胞培養を行う．

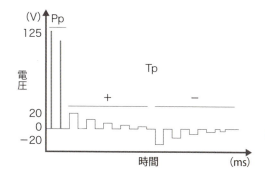

図3 エレクトロポレーションパルス
Pp=ポアーリングパルス，Tp=トランスファーパルス．

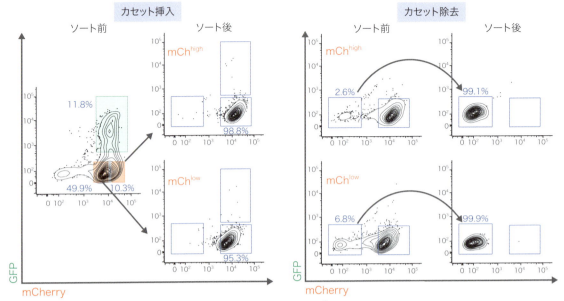

図4 カセット挿入後と除去後におけるFACSソーティング
mCherryの発現強度に応じて片アレル,両アレルが編集されたクローンを抽出することが可能である.(文献3より引用)

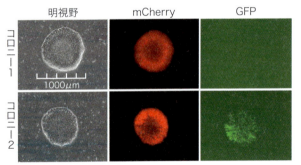

図5 ドナープラスミド挿入後のコロニー形態
コロニー1はセレクションカセット由来の均一なmCherryの発現が観察される.コロニー2はmCherryの発現に加えてバックボーン由来のGFPの発現も同時に観察された.

(オプション)

　ソーティング後の細胞をクローン化することも可能である(**図5**).クローン化によって意図した形でインテグレーションが起こっているかをサンガーシークエンス法やサザンブロット法によって検証することができる.

4 セレクションカセットの除去

❶ 十分な細胞数まで細胞が増殖したら❷と同様の手法を用いてpX-ps1プラスミド(3 μg)を細胞に導入する.
❷ 48時間後にY-27632を含まないAK02 N培地による培養を開始する.
❸ ❸-❷と同様の手法を用いてmCherry陰性の細胞を抽出する(**図4**).
❹ iMatrix-511コートされた6 cm dishに細胞を播種する.(400〜800細胞/6 cm dish)
❺ コロニーの大きさが写真程度の大きさになったらコロニーからiPS細胞のクローン化を行う(**図5**).
❻ クローン化した細胞における目的のゲノム編集の有無をサンガーシークエンス法やサザンブロット法によって確認する.

実験例

X染色体遺伝子と常染色体性の遺伝子それぞれに位置するHPRT（hypoxanthine-guanine phosphoribosyltransferase），APRT（adenine phosphoribosyltransferase）についてMhAX法を適用し，iPS細胞を用いた病態モデルを構築した．HPRTの片アレルの編集では10〜30％の正確なカセット除去効率を得ることができた．そのため24個のiPS細胞をクローン化すれば，十分に目的の細胞株を樹立可能であった．APRTに関しても片アレルでの成功率がHPRTと同様に20％であったため，5％程度の確率において正確な両アレルの編集が達成できた．

おわりに

MhAX法は内在性のDNA損傷修復機構の一つであるMMEJ修復をセレクションカセットの除去に利用している．そのためMhAX法の効率はMMEJ修復の誘導機構の理解が進むことによってさらに改善が可能であると予想される．例えば，相同配列の長さや配列に含まれるGCの割合，切断箇所から相同配列までの距離といったパラメーターを適正化することが今後の課題である．また，MMEJ修復を利用したゲノムへのドナープラスミドの挿入方法としてPITCh法が広島大学の山本教授らのグループによって発表されている[6]．これらの方法で得られた知見を統合することによってさらなる高効率なゲノム編集方法の開発が期待できる．

文献

1) Davis RP, et al：Nat Protoc, 3：1550-1558, 2008
2) Yusa K, et al：Nature, 478：391-394, 2011
3) Kim SI, et al：Nat Commun, 9：939, 2018
4) McVey M & Lee SE：Trends Genet, 24：529-538, 2008
5) Capecchi MR：Nat Rev Genet, 6：507-512, 2005
6) Sakuma T, et al：Nat Protoc, 11：118-133, 2016

  生体深部を非侵襲的に高感度観察できるシステム（AkaBLI）(仮)

著者プロフィール

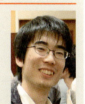

香川晴信：2013年広島大学薬学部薬科学科卒業，'15年同大学院修士課程修了，'15年より京都大学大学院医学研究科博士課程に進学．Woltjen准教授のもとでゲノム編集技術を用いた初期化機構の解明に取り組んでいる．

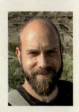

Knut Woltjen：2006年カルガリー大学（カナダ）医学部博士課程修了，'06年サミュエル・ルネンフェルド研究所（カナダ・トロント）博士研究員，'09年オンタリオヒトiPS細胞研究所小児病院，'10年京都大学iPS細胞研究所助教，'13年より同研究所准教授．20年以上にわたり幹細胞におけるゲノム編集技術の開発と応用に取り組んでいる．遺伝的多様性がいかに人類の健康と種の進化を導くのかを理解したい．

● Connecting the Dots ●

HPRTノックアウトiPS細胞の作成過程において同一のサイズの欠失を示す変異が高頻度で出現することに気がついた．切断箇所を調べると欠失領域の両末端に1 bpのミスマッチを含む8 bpの相同配列があった．興味深いことに修復後の配列には相同配列中のミスマッチのどちらかがランダムに残存することがわかった．この結果に着想を得て，MMEJ修復を人工的に誘導することで高効率にセレクションカセットを除去するとともに変異型と正常型の両方の細胞株を同時に作成するMhAX法を開発した．　　　　　　（Knut Woltjen）

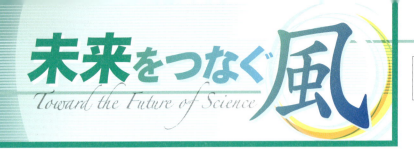

平成最後の「新学術領域研究」決定！
―深化・複合化する領域の未来を代表者に訊く

　本コーナーでは，生命科学・基礎医学をはじめとする研究に対する新たな取り組みを「風」に例えたフォーラム形式でご紹介しています．本号では，去る7月に文部科学省より公表された，平成30年度「新学術領域研究」新規採択領域の領域代表からのメッセージをお届けします．改元を控え今回が平成最後となる新学術領域研究は，昨今の学際領域の盛り上がりを受けたためか，「複合領域」新規採択数が過去最多の7（昨年度は6）となり，一方で「生物系」は3（昨年度は5）と減少しました．今年度も各領域の代表者にその魅力やエピソード，ビッグピクチャーをQ&A形式でご執筆いただきました．

（実験医学編集部）

※誌面の都合上，平成30年度新規採択領域のうち生物学・医学関連の領域を編集部にて抜粋して執筆依頼を行い，領域番号順に掲載いたしました．

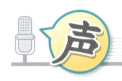

複数のスケールをつなぎ精神疾患に挑む

林（高木）朗子
群馬大学生体調節研究所
脳病態制御分野

❶領域の特徴や魅力をお聞かせください

　スケールが大きく異なる複数の階層の相互作用が本質的に重要な役割を果たすことを「マルチスケール現象」と定義しますが，高次脳機能やその破綻である精神疾患はまさにマルチスケール現象です．すなわち，ナノスケールからマクロスケールまでの各階層が原因であり結果でもある複合相関システムとして病態生理を実証しなければ，精神疾患の理解に到達することはできないと考えました．そこで候補となる病態生理を階層縦断的に，そして構成的に理解することで，精神疾患の病態生理の理解に歩を進めることに挑戦します．

❷領域結成を考えたきっかけやエピソードをお聞かせください

　これまでの精神疾患研究は，ゲノム研究とそれとは対極のスケールであるマクロ脳画像研究とが2極化し，病態生理の中核であるマイクロレベルでの解明は進んでいませんでした．そこでわれわれは，病態に関連するマイクロ所見をモデル動物で可視化することに注力してきましたが（前身領域・マイクロ精神病態），見出された所見が真の病態生理なのか，それとも結果として生じる現象に過ぎないのか未解明でした．そこで，遺伝子から行動レベルまでの幅広い階層を，因果律で迫る研究デザインで解明することが重要であると考えました．

❸領域のビッグピクチャーをお教えください

　このような構成的実験はモデル動物が有効である一方，モデル動物とヒトでの相同性は常に問題となります．そこで，モデル動物で得られた候補因子をヒト由来iPS細胞，死後脳，ヒト脳画像などで種間横断的に比較検証していきます．つまり，本

領域は，階層縦断的に構成的理解をめざすことを縦の糸とし，種間横断的検証が横の糸です．こうすることで，精神機能の物質的基盤，とりわけ，ヒト研究単独では決してなしえない必須の基礎知見を見出すこととともに，動物のみでは研究の難しい高次脳機能を理解することに挑戦をつづけます．

マルチスケール精神病態の構成的理解

略称：マルチスケール脳
URL：http://multiscale-brain.umin.ne.jp

生殖細胞系列におけるロバストネスの構築

林　克彦
九州大学大学院
医学研究院

❶ 領域の特徴や魅力をお聞かせください

生殖細胞の魅力は「永続性」であろう．受精卵からはじまる個体発生がさまざまな過程を経て，生殖細胞系列を介して再び受精卵に戻る．生命はこのサイクルを何千・何万回とくり返し，種の保存とさまざまな環境に適応する多様性を生み出している．生殖細胞系列のサイクルは，長年の歳月によりつくり上げられたものであるから，巧妙かつロバストなはずである．本研究領域ではそのロバストネスを保証するメカニズムを理解して再構築をめざしている．

❷ 領域結成を考えたきっかけやエピソードをお聞かせください

生殖細胞を扱う実験において，胚の発生率が100％ということはまずない．その理由は，時として「たまたま」とか「ウデが悪い」などという非科学的な考察に留まることも少なくなかった．しかし実際にはどうなのか？ これを痛感したのが，われわれが開発した「in vitro gametogenesis（体外培養における配偶子形成）」である．すなわち，体外でつくられた配偶子の発生率は体内と比べて低いことから，体内の配偶子とは似て非なるものということが明らかとなった．そこで，これまで手つかずであった「高い発生率（インテグリティ）」を保証する配偶子産生システムについて，新しいアプローチで取り組もうという発想を得て結成されたのが本研究領域である．

❸ 領域のビッグピクチャーをお教えください

生殖細胞系列のサイクルのなかで，配偶子のインテグリティがどのように構築されるかを理解し，それらを in vitro gametogenesis において再構築する．さらに，その理解と再構築をさまざまな動物にひろげることにより，生殖戦略の普遍性や多様性を理解すること，また in vitro gametogenesis を革新的技術として確立することをめざす．これらの研究を通して基礎生物学・医学・畜産学・水産学等にまたがる新たな学術領域を創成したい．

配偶子インテグリティの構築

略称：配偶子構築
URL：https://www.gamete-integrity.com

クロマチン状態による遺伝子発現の予見

木村　宏
東京工業大学
科学技術創成研究院
細胞制御工学研究センター

❶ 領域の特徴や魅力をお聞かせください

遺伝子発現の制御は，発生や分化をはじめとして，すべての生命現象の基盤となるものです．そのメカニズムの解明は，生物を理解するために必須な課題の1つであるといえます．これまでの多くの研究により，クロマチンの構造の重要性がわかってきましたが，実際に生きた細胞の中でどのように遺伝子が制御されるのか，という基本的な問題はまだ未解明です．本領域では，クロマチンが潜在的にもつ遺伝子制御能力を「クロマチンポテンシャル（潜在能）」という新しい概念で捉えて，その実体を明らかにすることを目的としています．

❷ 領域結成を考えたきっかけやエピソードをお聞かせください

我々が独自に開発した生細胞解析技術と少数細胞エピゲノム解析技術などを用いることで，クロマチン状態と転写の因果関係の解明が可能になると思いました．クロマチンによる制御には，修飾に加えて核内配置・高次構造や核内構造体との相互作用なども重要であることから，領域を組んで異なる階層で統合的に理解することが必要であると考

えました．また，遺伝子発現制御の基本原理の解明という非常に基本的な（すぐには実用化に結びつかない）問題に取り組む研究領域を発足させることは，日本の科学の発展にとってもきわめて重要であるとの問題意識もありました．

❸ 領域のビッグピクチャーをお教えください

本領域は，クロマチンを中心にしつつも細胞核全体を視野に入れていれており，細胞核を理解する「ヌクレオーム」という研究領域にも発展させようと考えています．細胞核の中でのクロマチンポテンシャルの実体解明により，クロマチン状態を計測することで遺伝子発現を予測することができるようになり，さらに，人為的に自在な発現制御を行うことにも道を拓くことができると期待しています．

遺伝子制御の基盤となるクロマチンポテンシャル
略称：クロマチン潜在能
URL：http://www.nibb.ac.jp/potentia/index.html

ユビキチンコードを識る・操る・創る！

佐伯 泰
東京都医学総合研究所
生体分子先端研究分野

❶ 領域の特徴や魅力をお聞かせください

ユビキチンは，タンパク質分解だけではなく，シグナル伝達やDNA修復などさまざまな細胞機能を制御しています．その背景にあるのがユビキチン修飾の構造多様性であり，「ユビキチンコード」と呼ばれていますが，いまだその全貌は不明です．本領域では，低分子化合物や機能性ペプチドなどケモテクノロジーによる新機軸の解析・介入手法を開発し，個々のユビキチン修飾を時空間的に解析することで，ユビキチンコードの動作原理を解明します．一方，近年注目されている化合物による標的タンパク質分解誘導法を拡大し，ユビキチンを利用した新たな細胞機能制御技術の創成に挑戦します．

❷ 領域結成を考えたきっかけやエピソードをお聞かせください

前回の新学術領域研究「ユビキチンネオバイオロジー」では，新たなユビキチンコードの発見やユビキチンが関与する新しいバイオロジーの発見など，ユビキチンの新たな面を映し出す成果が得られました．しかし，ユビキチンコードが想定外に多様かつダイナミックであることが明らかとなり，ユビキチン研究のさらなる進展には，従来の遺伝学，生化学的なアプローチでは限界があると感じていました．そのような時に，標的タンパク質分解誘導剤SNIPERsの開発者である内藤幹彦先生（国立医薬品食品衛生研究所）とお話をする機会があり，ケモテクノロジーを中心に据えた本研究領域の構想が芽生えました．

❸ 領域のビッグピクチャーをお教えください

本領域で解き明かすユビキチンコードの基本原理は，近年，次々と報告されているユビキチン関連疾患の発症機構解明に貢献しますし，開発する化学ツールは将来的に「ユビキチン創薬」への応用展開が期待されます．また，本領域には，ユビキチンコードをキーワードとして完全に異なるバックグラウンドをもつ生命科学者と有機化学者が集結しました．申請にあたり，10回以上の討議を重ねてきましたが，そのたびに視点が異なる数多くの斬新なアイディアが生まれました．本領域が，異分野連携によるグループ研究の一つのよいロールモデルとなることを期待しています．

ケモテクノロジーが拓くユビキチンニューフロンティア
略称：ケモユビキチン
URL：http://www.ubiquitin.jp

時を生み出すこころの仕組みを解明する

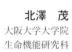

北澤 茂
大阪大学大学院
生命機能研究科

❶ 領域の特徴や魅力をお聞かせください

この領域は，2013年から5年間続いた「こころの時間学」領域の成果を継承してさらに発展させることを狙っています．先行領域で私は，名だたる哲学者たちが「時間は実在しない」という一点で一致していることを学んで衝撃を受けました．しかし，どう考えても時間がないとは思えません．一体どういうことなの

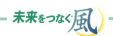

でしょうか．じつは「実在しない」というのは「我々のこころを離れては存在しない」という意味でした．つまり，時間は私たちのこころが，そしておそらくはその基盤となっている脳が，作り出した何ものか，なのです．だから，「時を生み出すこころの仕組みを解明する」ことはできるのです．

❷領域結成を考えたきっかけやエピソードをお聞かせください

この数年で，「人工知能」がブレイクしました．飛躍的な計算能力の向上のおかげで，「写真を分類する」などの課題を見事にこなす人工神経回路を組めるようになりました．ここでも私は驚きました．出来上がった「人工神経回路」には，ヒトやサルの視覚系の階層構造がきれいに再現されていたのです．そこで私たちは「時間情報をヒトのように処理する人工神経回路」を構築して，ヒトの脳のモデルとして使うことを構想しました．そのようなわけで，本領域には，哲学・言語学・心理学・神経科学・臨床医学・比較認知学の研究者に加えて情報学・工学の専門家が参加しています．

❸領域のビッグピクチャーをお教えください

「実在しない」時間を，こころと脳がどのようにして生み出しているのか，を明らかにします．そのために，時間情報を生成する「人工神経回路」を作って，脳のモデルとして用います．この人工モデルと実際の脳の比較を通じて①「時の流れ」の意識が生れる過程，②脳内の周期的な「時を刻む」活動が時間の意識や運動のリズムを生み出す過程，③発達や進化とともに「時を獲得する」過程，④認知症などの病気に伴って「時を失う」過程，の4過程を神経回路のレベルまで掘り下げて明らかにしていきます．研究期間が終わるころには，「楽しい時間はあっという間に過ぎるのはなぜ」といった日常の疑問にも，神経活動のレベルで明快にお答えする予定です．

時間生成学—時を生み出すこころの仕組み

略称：時間生成学
URL：http://www.chronogenesis.org/

「好いかげん」を科学するソフトロボット学

鈴森康一[1]，清水正宏[2]，
多田隈建二郎[3]，
伊藤浩史[4]

東京工業大学工学院[1]／
大阪大学大学院基礎工学研究科[2]／東北大学大学院情報科学研究科[3]／九州大学大学院芸術工学研究院[4]

❶領域の特徴や魅力をお聞かせください

生物は，しなやかな，身体，動き，知能からなり適応的です．私たちが本領域を通じて提案するソフトロボットは，しなやかな一方で，必ずしも緻密さや正確さはありません．むしろ，力をかけると変形してしまうため，従来のロボット工学の観点からは，いいかげんで，ダメなロボットとも言えます．しかし，しなやかさを使って，好いかげんに機能することも可能です．従来は許されなかったいいかげんを許容するだけではなく，活用することで好いかげんを実現することが可能です．ポジティブ，ネガティブ両方の意味をもつ「好いかげん」を科学するのがソフトロボット学です．

❷領域結成を考えたきっかけやエピソードをお聞かせください

ソフトロボット学関連分野は，1980年代から日本を中心に研究が行われていました．2007年頃から，米国を中心にソフトロボットの研究ブームが起き，米国とEUで，数億円から15億円程度の大型の研究プロジェクトが立ち上がりました．論文数は，2010年頃から急増，2013年までは日本が1位でしたが，2017年は米国が1位，日本が2位となっています．現在も，米国，EU，韓国，中国で，組織的な活動が推進されています．以上のような状況から，我々は，日本においてもソフトロボットに関する研究領域を結成することが喫緊の課題であると考えました．

❸領域のビッグピクチャーをお教えください

軟素材および細胞を用いて，変形，成長，修復するソフトロボットの「しなやかな身体」を創造します．フレキシブルエレクトロニクスや新規のロボット機構の活用による人工筋肉の創造によるソフトロボットの「しなやかな動き」を実現します．物質のそのものの性質を利用した情報処理の開発によって「しなやかな知能」を達成します．以上を通して機械・電子工学，情報科学，材料科学，生物学の知見を結集し「ソフト人工物学」の学術創成をめざし，その成果を医療や社会インフラへ展開します．

ソフトロボット学の創成：
機電・物質・生体情報の有機的
融合

略称：ソフトロボット学
URL：http://softrobot.jp

日本列島人の起源に文理融合研究でせまる！

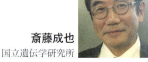

斎藤成也
国立遺伝学研究所

❶ 領域の特徴や魅力をお聞かせください

2017年に刊行した著書『核DNA解析でたどる日本人の源流』では「日本人」という言葉を使いましたが，これにはいろいろな意味があるので，2015年に刊行した本の題名は『日本列島人の歴史』としました．それでも「日本」という国名が登場するので，4万年にわたってこの島々にすんできた人々を客観的によぶには，ふさわしくありません．そこで，日本列島をヤポネシアとよんだ作家・島尾敏雄にならい，本新学術領域研究では，わたしたち日本列島人をヤポネシア人とよびます．ゲノム研究が中心ですが，考古学や言語学など人文社会科学の研究者との共同研究なので，文理融合研究です．そもそも学問に垣根はありません．

❷ 領域結成を考えたきっかけやエピソードをお聞かせください

わたしは子どものころから歴史や神話，考古学が好きでした．文理融合的興味がもともとあったのです．大学では多様な興味を満たしてくれる場所として，理学部生物学科の人類学課程を選びました．そこでは遺伝学や解剖学，生理学のほかに，年代学，先史学，民族学も学びました．そもそも，人骨の形を比較して日本列島人の起源を考察するだけでなく，縄文土器や弥生土器の考古学研究も，わたしたちの大先輩がはじめたことなのです．本領域もその伝統をひきついでいると自負しています．そしてヒトゲノムを中心としたゲノムデータ革命こそが本領域設立のおおきなきっかけです．

❸ 領域のビッグピクチャーをお教えください

ヤポネシアの現代人と古代人のゲノム，さらに動植物のゲノムを大量に決定して比較解析するとともに，考古学，言語学，歴史学，民俗学，民族学などの人文社会科学分野の研究も統合して，ヤポネシア人の祖先がいつごろどこからこの島々に渡来したのかを，以前の研究とは比べものにならない圧倒的な情報をもとに，その複雑な歴史を解明します．いまだに系統関係が不明な日本語・琉球語族やアイヌ語の起源にも迫ります．ゲノム情報からは，系統関係だけでなく，生物としてのヒトのもつ表現型も類推できます．そこから縄文時代人やさらに古い時代に生きた人々の姿も復元してゆきます．

ゲノム配列を核としたヤポネシア人の起源と成立の解明

略称：ヤポネシアゲノム
URL：http://yaponesian.org/

植物科学と構造工学の融合 〜力と時間〜

出村 拓
奈良先端科学技術
大学院大学
先端科学技術研究科

❶ 領域の特徴や魅力をお聞かせください

私たちは，植物が営む発生や環境応答などの刻々と変化する諸現象が，力学的に最適化された戦略のもとで進むと考えています．本領域では，このような植物がもつ力学的最適化戦略を，構造工学における力学測定や数理シミュレーションといったさまざまな手法を用いて読み解きます．さらに，その戦略から，空間構造システムに適用可能な新たな原理を抽出します．これにより，力と時間を切り口とした植物科学と構造工学の真の融合を達成し，持続可能な社会構築に直接的に貢献しうる新たな科学分野「サステナブル構造システム学」を創成します．

❷ 領域結成を考えたきっかけやエピソードをお聞かせください

植物細胞壁に関する近年の研究から，植物は多様な環境因子に応答して自律的に力学的最適解を得る「優れた構造システム」であることが予想されてきました．このことを実証するためにはどうしても構造工学の力が必要であり，植物科学と構造工学の研究者が議論をはじめました．そのなかで，植物のもつ力学的最適化戦略には空間構造構築に適用可能な原理が数多く潜んでいるこ

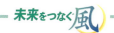

とを再確認するに至りました．そして，このことに共感するメンバーがさらなる議論を深めたのが領域結成のきっかけです．

❸領域のビッグピクチャーをお教えください

生物の生存戦略，特に内外環境と調和しながら自らを安定的に成長させるための基本動作原理の一つに「力学的最適化」を加え，生物学の基本原理を書き換えることにつなげたいと考えています．そして将来的には，持続可能な社会構築に直接的に貢献しうる新たな科学分野「サステナブル構造システム学」の創成を見据えています．さらに本領域の学術的成果が，将来的には社会実装技術へとリレーし，特に日本という国土固有のさまざまな環境因子（地震や台風，四季の温度差など）に調和したサステナブル建築へ展開することを期待しています．

植物の力学的最適化戦略に基づくサステナブル構造システムの基盤創成
略称：植物構造オプト
URL：https://bsw3.naist.jp/plant-structure-opt/

> 物理で理解し，生物に学び，化学でつくる！

金原　数
東京工業大学
生命理工学院

❶領域の特徴や魅力をお聞かせください

本領域は，分子機械という共通の研究対象をもちながらこれまで独自に研究を展開してきた物理，生物，化学という異なる分野の研究者が連携して，エネルギー変換機能をもつ分子機械，すなわち発動分子を構築するための新しい学理を築くことをめざしています．複合領域として，異分野の研究者が連携して発動分子という一つの研究目標に向かっていくイメージをあらわすスローガンとして，物理で理解し，生物に学び，化学でつくる！というものを掲げました．既存の分野の枠を大きくはみ出して新しいことに挑戦するおもしろい領域ができたと思います．

❷領域結成を考えたきっかけやエピソードをお聞かせください

私は化学を専門としていますが，分子機械と関連してもともと親交のあった，生物物理を専門とする飯野先生（岡崎統合バイオセンター）から，「一緒におもしろい分子をつくりませんか」と声を掛けていただいたことが領域結成のきっかけです．何度も議論を重ねるうちに，理論系の研究者も加わって，アクティブな異分野連携のコミュニティーができあがりました．化学，生物，物理を専門とする研究者はそれぞれ文化やものの捉え方が違っていて，最初は戸惑うことも多かったですが，今では会うたびに非常に刺激的なディスカッションができるようになりました．

❸領域のビッグピクチャーをお教えください

現在，さまざまな分野で"自律性"というキーワードが着目されはじめています．AIや自動運転もこの範疇に含まれますが，究極的には生物がこれを体現しています．本領域は，自律性を実現するうえで非常に重要な"エネルギー変換"という機能を，極小サイズの分子にもたせることをめざしています．産業革命では蒸気機関というエネルギー変換装置が発明されましたが，これを分子で実現できれば，非常に小さなスケールで自律的にエネルギーを変換して利用することが可能になるため，エネルギー供給・消費のあり方を根本的に変える大きな可能性を秘めています．

発動分子科学：エネルギー変換が拓く自律的機能の設計
略称：発動分子科学
URL：http://www.molecular-engine.bio.titech.ac.jp

"変な細胞"から解き明かす生命現象のシンギュラリティ

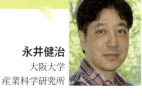

永井健治
大阪大学
産業科学研究所

❶領域の特徴や魅力をお聞かせください

従来の生物学は，標本を無作為抽出してデータをとり，その統計量から母集団の特徴を類推するというのが一般的でした．しかし，この方法論では「稀にしか存在しないが機能的に重要な細胞」が取りこぼされ，たとえ見出されたとしても外れ値として破棄されてきました．本領域の最大の特徴は，そのようなこれまで解析の俎上に挙がってこなかった"変な細胞"に注目する点にあります．さらに，それが引き金となっ

て生じる個体レベルの不連続かつ劇的な変化（シンギュラリティ現象）に着眼し，シンギュラリティ現象を駆動する原理やしくみの解明に取り組む点が大きな魅力です．

❷領域結成を考えたきっかけやエピソードをお聞かせください

私が代表を務めてきた新学術領域「少数性生物学」（H23〜27年度）の研究過程で，一風変わった少数の細胞がシステム全体に対して劇的な変化を引き起こす可能性が見出されました．しかしながら，その"変な細胞"がどのように生起し，システム全体に働きかけ，劇的な変化を生み出すのかについては依然不明のままです．この問題を議論するために，生物学，情報科学，工学，医学などさまざまな分野の新進気鋭の研究者を集めた缶詰合宿を3年にわたり幾度も行い，文字通り昼夜問わずブレインストーミングを重ねてきました．そのなかで生まれた研究者ネットワークによって「シンギュラリティ生物学」領域が結成されるに至りました．

❸領域のビッグピクチャーをお教えください

さまざまなシンギュラリティ現象を同定し，その普遍性を示すことで新しい学理「シンギュラリティ生物学」を創出するのはもとより，本新学術領域の目玉として開発する「分子〜細胞〜臓器（全身）」をスケール横断的に同一標本内で計測・可視化できるイメージングシステムによって，従来のミクロ観察やマクロ観察，さらに各種オミクス解析ですでに得られている知見の統合を促進し，包括的かつ本質的な生命現象の理解に迫ります．さらに，医学・薬学・農学を含むライフサイエンス研究における解析手法のゲームチェンジを引き起こします．

シンギュラリティ生物学

略称：シンギュラリティ
URL：http://singularity-bio.jp

Book Information

こんなにも面白い医学の世界
からだのトリビア教えます

好評発売中

著／中尾篤典

お酒を飲んだあと〆のラーメンが食べたくなるワケ，バンジージャンプは失明を引き起こす？マリンスポーツと納豆アレルギーの意外な関係性とは？など，思わず誰かに教えたくなる医学の雑学「トリビア」を1冊にまとめました．

◆定価（本体 1,000 円＋税）
◆フルカラー　A5 判　88 頁
◆ISBN978-4-7581-1824-8

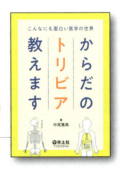

へぇーそうだったんだ！と誰かに教えたくなること必至！

発行　羊土社

高まる！あなたのチームの創造性
研究室のナレッジマネジメント

新連載！

著／梅本勝博　北陸先端科学技術大学院大学名誉教授．1975年，九州大学経済学部卒業．'97年ジョージ・ワシントン大学より博士号取得．一橋大学助手，北陸先端科学技術大学知識科学研究科教授などを歴任．専門は，医療，福祉，教育，行政などにおけるナレッジマネジメント．主な著作：『医療・福祉のナレッジ・マネジメント』（共著，日総研出版），『知識創造企業』（翻訳，東洋経済新報社）．

第1回　なぜ研究室にナレッジマネジメントが必要か

1. はじめに

　21世紀は生命科学の時代だと言われています．しかし，日本の文部科学省科学技術・学術政策研究所によると，質の高い論文を数える世界ランキングで，基礎生命科学の分野における日本の順位は，2003～05年の5位から13～15年の11位に下がっています[注1]．今年3月に日本経済新聞が20～40代の研究者141人を対象に実施したアンケートでは，8割が「日本の科学技術の競争力が低下した」と答え，若手研究者は強い危機感をもっていることが明らかになりました[注2]．

　このような状況の改善に，筆者の専門であるナレッジマネジメント（知識経営）が貢献できると考えています．なぜならば，ナレッジマネジメントは，知の創造・共有・活用のプロセスを究明する学問，ならびにそのプロセスを効率的・効果的に行うことをめざす実践だからです．1990年中頃にはじまった新しい分野ですが，世界的には10以上の英文ジャーナルが出版され，日本を含む世界各国で学会も設立されているので，すでに確立した学問分野だとみなされています．ナレッジマネジメントという言葉は，日本でも特にビジネス分野では広く使われるようになってきました．カタカナ表記になっていることからわかるように，元は英語のknowledge managementです．

　しかし，後に詳しく説明しますが，じつはこの学問分野は日本が起源なのです．筆者は，その嚆矢となる本[注3]の出版プロジェクトにメンバーとしてかかわり，新しい学問分野の創出のきっかけを創るという，またとない機会に恵まれました．前述のような日本の科学技術の危機的状況を改善するために，ナレッジマネジメントを生み出した者の一人として何とかしたい，ナレッジマネジメントが少しでも貢献できれば，と考えて，この連載を書いています．

注1　2017年12月23日 日本経済新聞 朝刊．

注2　2018年5月6日 日本経済新聞 朝刊．

注3　*The Knowledge-Creating Company: How Japanese Companies Create the Dynamics of Innovation* (Nonaka, I & Takeuchi, H／著)，Oxford University Press, 1995〔邦訳『知識創造企業』（梅本勝博／訳），東洋経済新報社，1996〕．

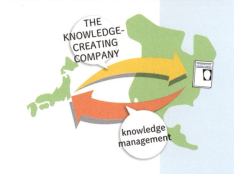

2.「研究室のマネジメント」についての文献はほとんど存在しない

ナレッジ（知識）については，知識の創造者である研究者にとって何となくなじみがあるはずです．しかしその説明は簡単でなく，かなり紙幅をついやすので後にまわして，読者の皆さんになじみの薄いと思われるマネジメント（経営）の説明からはじめましょう．マネジメントの原語management は，「経営」や「管理」，あるいは2つ合わせて「経営管理」とも訳されていますが，「経営」が企業や事業など大きなことに使われるのに対して，「管理」は「品質管理」や「資金管理」などより狭い機能的な部分に使われることが多いようです[注4]．

「マネジメント」と言えば，アニメにも映画にもなり，「もしドラ」として大きな話題をよんだ『もし高校野球の女子マネージャーがドラッカーの「マネジメント」を読んだら』（岩崎夏海／著，ダイヤモンド，2009年）という，200万部を超える大ベストセラーがありました．その種本である『マネジメント』という本を書いたピーター・ドラッカーという経営学の泰斗によれば，マネジメントとは，ある組織が資源，特に働く人たちを活かしながら，組織特有の使命を果たし，社会に貢献するための方法です[注5]．

実は，研究室レベルのマネジメントの研究は，国レベルの政策的な研究マネジメントや私企業や国公立の研究所など組織レベルの研究マネジメントの研究，あるいは研究者個人レベルの研究に比べると本当に少なく，1つしか見つけられませんでした[注6]．それは，1960年ノーベル生理学・医学賞を免疫学上の業績で受賞したピーター・B・メダワーの著作『若き科学者へ』（鎮目恭夫／訳，みすず書房，新版2016年）の次の文章です．

> "科学の重要さがますます大きくなってきたため，
> 　研究室の管理運営の仕事は，今や，
> 　病院管理と同様に重要で明確な仕事になった．"[注7]

にもかかわらず，研究室レベルのマネジメントに関する文献が少ないのは，世界中の組織に共通する事情や日本に特有な教育事情があるようです．企業や大学や国公立の研究所に研究者として入っても，自分の研究室をもったり，プロジェクトチームを任されたりするまでは，つまり管理者（いわゆる中間管理職）になって部下をもつまでは，管理やマネジメントという言葉や責任を自分事として意識することは，なかなかないでしょう．しかも日本では，「文系」と「理系」という世界に類を見ない二分法があり，理系の人たちが大学で文系の学問だと思われている経営学を学ぶことはほとんどありません．

注4　managementと似た意味をもつ言葉にadministrationがあります．日本でも見かけることが増えてきたMBAという学位名のAはAdministrationですが，最近はビジネス分野ではほとんど使われず，学位名だけに残っています．「行政管理」あるいは「政権」「運営」の意味でadministrationが使われている公共分野でも，40年ぐらい前からマネジメントという言葉に置き換わってきました．ちなみに，経営学の分野では「マネージメント」や「マネージャー」のように「ネー」と延ばさずに，「マネジメント」と「マネジャー」と表記します．

注5　ドラッカーは，企業経営だけを研究する経営学者というよりは，社会や未来について広く深く論じたので，「思想家」だという人もいます．『マネジメント』の全訳本の最新刊は，全3巻と大部の著作で，全部を読み通すのはたいへんです．そのために，「もしドラ」の種本となった要約本「エッセンシャル版」『マネジメント　基本と原則』が広く読まれています．

注6　その意味では，国家や組織のマクロ・レベルと個人のマクロ・レベルの中間にある研究室というメソ・レベルのマネジメント研究は，盲点になっているようです．
医学・生命科学分野で研究室（ラボラトリー）レベルのマネジメントについて書かれた数少ない貴重な文献は，読者の方々もご存知の『アット・ザ・ヘルム—自分のラボをもつ日のために— 第2版』〔バーカー, K.／著，メディカル・サイエンス・インターナショナル，2011；原著『At the Helm: Leading Your Laboratories, 2nd ed.』（Barker, K.／著，Cold Spring Harbor Press, 2011）〕です．当然のことながら実践志向であり，経営学の視点から見ると，物足りないところもありますが，良書であることにまちがいありません．

注7　原著は40年前，邦訳初版は1981年に出版されたので，訳語が少し古い感じがします．本文で訳語にこだわったのはそのためです．

IT系の企業や研究所だと，PMBOK[注8]（ピンボック）というプロジェクトマネジメントのマニュアルや資格が日本でもかなり普及しているので，マネジメントを意識したり学んだりする機会も多いでしょう．しかし，それ以外の分野では中間管理職（ミドル・マネジャー）になって，マネジメント研修を受ける機会が所属組織から与えられなければ，あるいは自分でビジネススクールやMOT（Management of Technology 技術経営）の社会人大学院で学ばなければ，マネジメントについては，自学自習するか，自分の上司や先輩のやり方を見よう見まねで学ぶしかないように思います．

　実を言えば，筆者のような社会科学，特に経営学系の研究者でも，研究のマネジメントや研究室のマネジメントについては学問としては学んでいないのです．経営学の一分野である研究開発（Research & Development：R&D）マネジメントの研究者でさえも，研究室のマネジメントは盲点になっているようです[注9]．筆者のように，大学というアカデミズムの世界しか経験していない者にとっては，研究室のマネジメントは，自分の恩師のやり方を学生として体験しながら暗黙的に学んだことを，いわば「慣行」として実践していることが多いように思います（これが次回以降で詳しく説明する「暗黙知」すなわち言語で表現されていない，言葉を使わずに伝承された知識です）．

　最近は大学でも，Faculty Development（FD）とよばれる教員研修で，研究室マネジメントに触れるようなことを学んだり，いわゆるgood professorとよばれる教育に優れた大学教員の経験知（知恵）が書かれた本を読んだりする機会も増えてきましたが，それらもほとんどが実践に基づくエピソード的な事柄であり，科学的・体系的・実証的な研究に基づきその有効性が証明された発見事項（いわゆるevidence-based 証拠に基づく事柄）ではないようです．それらは個人的特性に基づくものもあり，自分の研究室や分野の異なる研究室にも有効かどうかは，やってみないとわからないでしょう．そもそも，先述したように研究室マネジメントの研究文献はきわめて少ないので，この研究室マネジメントのトピックは未解明のフロンティアなのです．

> 注8　PMBOKは，Project Management Body Of Knowledgeのアクロニム（頭字語）で，アメリカの非営利組織Project Management Institute（PMI）が出版しています．

> 注9　なぜ研究室のマネジメントの研究が少ないかは，よくわかりません．筆者の憶測ですが，研究者は研究室という「場」で何が行われているか，起こっているか，を調べるのは物理的・心理的な壁があり難しいと感じているのではないでしょうか．研究室を主宰する Principal Investigators（PIs）という「一国一城」の主は，自分の組織の他研究室で同僚が何をやっているかは遠慮があって調べにくいでしょうし，ましてや他組織の研究室だと，理系の研究室に特に強い研究上の機密保持の問題があります．
> 現在，理系研究の主要な実行主体（ユニット）は，チームとしての研究室やプロジェクトですが，このレベルの先行研究が少ないので，研究がやりにくいのでしょう．主要な研究主体としてのチーム（研究室はその一つの形態）を「team science（チーム・サイエンス）」として研究する動きは，最近ようやく日本でも見かけるようになってきましたが，マネジメント研究者が深くかかわってはいないようです．

3. 今後の主要な論点と期待される成果

　本連載は，そのような未開拓のフロンティアに踏み込むために，自分の専門分野であるナレッジマネジメントを中核として，研究室マネジメントの理解と実践に役に立つような，以下のようなコンセプトや理論的モデル，方法を解説していきます．

- ◆ナレッジマネジメント（知識経営）の理論的進化を示す複数の定義

- ◆言語で表現されていない「暗黙知」と言語で表現された「形式知」の2つがグラデーションとして動態的に存在する「知」の両面性（dynamic duality）

- ◆それら2つのタイプの知が相互作用しながら新しい知識が創造されるプロセスを説明するSECI（セキ）モデルとEASI（イージー）モデル

- ◆ データ，情報，知識，知恵という4つのレベルを総称する新しいコンセプトとしての「知」と，日本語の「知」という言葉に含まれる3つの意味，すなわち知的能力，知的過程，知的成果の関係性を説明する3P3Eモデル

- ◆ ナレッジマネジメント戦略としてのITベースの「コード化戦略」と人間ベースの「個人化戦略」，それらを統合した「ハイブリッド戦略」

- ◆ 研究室マネジメント戦略としての，大まかな方向性と目標をもちながらも，状況の変化に柔軟に適応する「創発戦略」

- ◆ 研究室のナレッジマネジメント（ラボラトリー・ナレッジマネジメント）のプロセスを説明する「ミドル・アップ・ダウン・マネジメント」（トップダウンとボトムアップの統合モデル）と研究室メンバー全員が経営に参画する「全員経営」

- ◆ 研究室のトップから新人まですべてのメンバーが状況や場面に応じてリーダーとなる「分散型リーダーシップ」，実践的知恵である賢慮（フロネシス）に基づく「フロネティック・リーダーシップ」，よい（善い）科学者になりたいという願望から発した「志向倫理」に基づく研究倫理

- ◆ 個人や研究室より高いレベルの社会的存在である組織（大学や研究所）や社会（地域や国家）のためという「共通善（Common Good）」に基づく経営理念と研究室ビジョン

- ◆ 2つの対立する（ように見える）概念や目標や選択肢（例えば，基礎と臨床）のどれかを選ぶeither-or（あれかこれか）の二項対立的・二極分断的思考でなく，二極の間には両方の性質をもつ幅のあるグラデーションの中間相が存在し，現実の大部分もその中間に存在しているので，both-and（あれもこれも）と考える現実的思考が妥当で有効だと論じる二項動態論

- ◆ 2006年にアメリカの国立がん研究所主催のカンファレンスからはじまった「チーム・サイエンス」すなわち「チームによる科学研究」という新しい研究分野

その他にも，経営学や関連分野の先行研究から医学・生命科学研究者に興味をもってもらえて役に立ちそうな研究成果をさまざまな文献から抽出し，体系的とは言えないまでも，できるだけつながるように書いていきたいと考えています．最後に，本連載は，読者の研究室における以下のようなアウトカム（成果）への貢献をめざします．

- ◆ ラボラトリー（研究室）マネジメント能力の向上
- ◆ 研究室全体とメンバー一人ひとりの能力向上（研究室におけるチームワーク，チーム士気，メンバー・モチベーション，分散型リーダーシップの醸成）
- ◆ 人材育成力の向上（優れた研究者・教育者の輩出）
- ◆ 知的生産性の向上（優れた論文の数と新分野を創出する画期的研究の達成）

ご期待ください．

Update Review

本コーナーでは，特集とは異なる視点から生命科学の最前線にフォーカスし，新たな生命現象の発見や方法論の誕生，臨床応用の動向まで，分野の先端に立つ先生方によるブロードな総説形式でお届けします．

ゲノム医療研究開発のための診療情報の二次利用による病態分類：フェノタイピング

荻島創一

個々人のゲノムに基づく新しい医療，ゲノム医療の研究開発が進展するなかで，遺伝型については精度の高い高深度のゲノム情報がジェノタイピングされて得られる一方，表現型の情報についても，病名のみならず，病態についてのより深い情報を得ることが必要となってきている．しかし，そのためには，観察研究や臨床研究等の一次研究を実施する必要があり，簡単ではない．こうしたなか，リアルワールドデータである診療情報を二次利用して，病態についてのより深い情報を得て，ゲノム医療研究開発に用いようという研究が進んでいる．このように，診療情報により病態を分類することをフェノタイピング（phenotyping）[1]とよぶ．フェノタイピングは，医師による診断そのものではなく，ゲノム医療研究開発のために，EHRの診療情報から，診断病名，検査値や処方薬等から，より深い病態分類を得るものである．本稿では，ゲノム医療研究開発のための診療情報の二次利用による病態分類であるフェノタイピングの研究開発について紹介する．

米国で先行する診療情報の二次利用によるフェノタイピング

ゲノム医療研究開発のための診療情報の二次利用によるフェノタイピングの研究開発については，米国が先行している．米国では，2007年から，全米の11の大学や病院等施設が参加したeMERGE（Electronic Medical Records and Genomics）Networkプロジェクト[2]がはじまった．わが国におけるオーダーメイド医療の実現プログラムと同様に，ゲノムワイド関連解析（GWAS）を行うもので，ただ，ケース群，コントロール群は，一次研究として分類するのではなく，EMR（electoronic medical records，診療情報を記録する一般的な電子カルテ）を二次利用して分類するプロジェクトである．そもそも診療情報を二次利用して分類した病名をゲノム研究に用いることができるのかというところからのスタートで，フェーズⅠ（2007〜2011年）では「EMRとバイオレポジトリーがゲノム解析のための情報リソースとして活用できるか」，フェーズⅡ（2011〜2015年）では「臨床的に有用であると判断されたバリアントを対象としたEMRへの実装と電子的フェノタイピングアルゴリズムの構築」，フェーズⅢ（2015〜2019年）では「大規模ハイスループットゲノム研究のための電子的フェノタイピングアルゴリズムの開発と検証」の研究開発がなされてきた．

eMERGEプロジェクトは，複数の大学や病院等施設でのフェノタイピングの研究開発である．参加機関は，おのおのがEMRのシステムを運用しており，すぐに他の医療機関とデータの互換性が成立するわけではなかった．こうしたなか，多施設の異なるベンダーのEMRシステムから診療情報を抽出し，フェノタイピングをし，多施設でのGWASを行い，検証してきた．eMERGEプ

Phenotyping by secondary use of clinical data for development of genomic medicine
Soichi Ogishima：Department of Informatics for Genomic Medicine, Tohoku Medical Megabank Organization, Tohoku University（東北大学東北メディカル・メガバンク機構 ゲノム医療情報学分野）

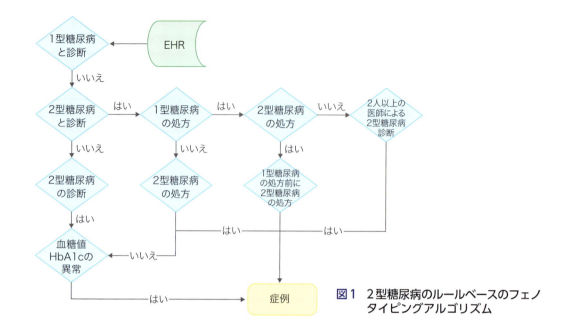

図1　2型糖尿病のルールベースのフェノタイピングアルゴリズム

ロジェクトでは，その研究開発の成果を，PheKBとして公開している．PheKBは，フェノタイピングアルゴリズムを公開しているフェノタイプ知識ベース（Phenotype KnowledgeBase：PheKB）である[3]．これまでにアルゴリズムが公開されているフェノタイプは2型糖尿病など40種類にもおよんでいる．米国では，このeMERGEプロジェクトにはじまり，クリニカルシークエンスとEHR（electronic health record，医療機関を超えて利用できる生涯型の電子カルテ）システムの普及により，積極的な医療機関では，個々の患者の臨床ゲノム，臨床診断，分子レベルの解析情報を統合的に検討し，新しいバイオマーカー，疾患原因探索，創薬標的の創出等を進めている．

診療情報によるフェノタイピングのフロー

　診療情報によるフェノタイピングのフローは，EHRから診療情報を抽出し，構造化し，傷病名／医薬品／臨床検査コード等を適用して，標準化を行い，フェノタイピングするものである．フェノタイピングの方法には，ありふれた疾患ではルールベース，機械学習ベース，これらを組合わせたハイブリッドの方法，希少疾患では自然言語処理ベースの方法が用いられる．

❶ ありふれた疾患のフェノタイピング
ルールベースのフェノタイピング

　ありふれた疾患のフェノタイピングで，最初に研究開発されたのが，ルールベースのフェノタイピングである．これは，診断基準などにしたがい，IF-THEN-ELSEロジックやAND/OR演算子を用いてフェノタイピングする方法である．ルールベースの例として，ここでは2型糖尿病のアルゴリズムを示す．**図1**はeMERGEのPheKBに収載された，2型糖尿病のルールベースのフェノタイピングのアルゴリズムである．

　病名，HbA1cや血糖値などの検査値，インスリン投与や経口血糖降下薬等の処方薬の診療情報を用いている．HbA1cの検査値と1型および2型糖尿病の処方薬の投与のパターンについて，ルールベースで病態分類をしており，医師の診断病名は1型糖尿病の除外に用いていることがわかる．

機械学習ベースのフェノタイピング

　最近，新たに研究開発されるようになっているのが，機械学習ベースのフェノタイピングである．これには，教師ありまたは教師なしの機械学習によりフェノタイピングする方法がある．ルールベースのフェノタイピングでは必ずしも分類しきれないような複雑な病態でのフェノタイピングが期待されている．

　教師ありの機械学習の方法としては，SVM（sup-

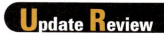

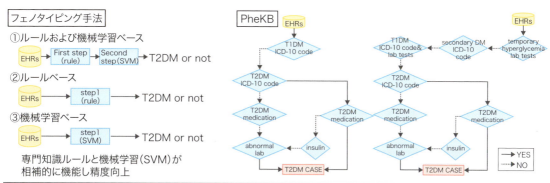

図2 ルールベース，機械学習ベースのハイブリッドの精度評価
（文献5より引用）

port vector machine）や深層学習等が利用され，DeepPatient, Deepr, DeepCare, Docrort AI, Med2VecなどのDeepLearningの技術をEHRの診療情報のフェノタイピングに応用するプロジェクトがはじまっている．DeepPatientは，70万件の患者の電子カルテ情報を学習することで，PCA，GMM，k-meansなどの手法に比べ，非常に高い精度で1年以内にがんや糖尿病に罹患する可能性が高い患者を分類することに成功している[4]．

教師なしの機械学習の方法としてはクラスタリングが利用され，症候群のような疾患について，より詳細に病態分類し，新規の病態分類を発見するのに有効である．ここで，診療情報のみならず，遺伝型としてゲノム情報，中間表現型としてメタボローム情報等を用いることで，ゲノム医療研究開発のためのより深い病態分類が可能になると考えられる．ただ，診療情報，ゲノム情報，メタボローム情報等で，変数が高次元になるため，適切な変数選択が重要となる．

ルールベース，機械学習ベースのハイブリッドのフェノタイピング（図2）

これまでに説明したルールベース，機械学習ベースを組合わせた，ハイブリッドのフェノタイピングによ

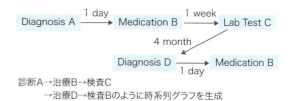

診断A→治療B→検査C
→治療D→検査Bのように時系列グラフを生成

図3 時系列フェノタイピングのイメージ

り，フェノタイピング精度のさらなる向上が見込まれる．2型糖尿病のフェノタイピングで，ルールベース，機械学習ベース，そのハイブリッドのフェノタイピングを比較し，エキスパートによる病名分類によって精度検証したところ，感度はルールベースが最も高く，陽性的中率はルールベースと機械学習ベースのハイブリッドが最も高かった[5]．エキスパートの専門知識によるルールベースのフェノタイピングと機械学習のフェノタイピングが相補的に機能し，精度向上することがわかっている．

時系列フェノタイピング

これまでみてきたフェノタイピングでは，例えば，2型糖尿病の場合，ある時点での，診断病名，HbA1cの検査値と1型および2型糖尿病の処方薬の投与のパ

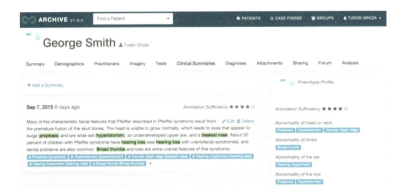

図4　Patient Archiveによる診療テキストからの症状の抽出

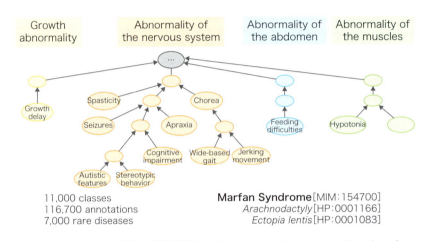

図5　ヒト表現型異常の標準語彙HPO（Human Phenotype Ontology）

ターンから病態分類するものである．実際には，病態分類とは，発症，来院，検査，診断，治療・処方，経過の時系列の診療情報に基づいて，病態の変化として捉えなければならない．疾患概念はそもそもが病態の変化として成り立つものであり，疾患は異常状態の遷移として定義される（図3）．時系列での病態の遷移を時系列グラフで表現して，時系列フェノタイピングをする方法等が開発されている[6]．これにより合併症等のフェノタイピングが可能になる．

希少疾患のフェノタイピング

希少疾患のフェノタイピングは，EHRの所見などの診療テキストから症状を自然言語処理により抽出し，標準語彙等で標準化し，症状から病名をフェノタイピングする方法である．未診断疾患の患者のゲノム配列をシークエンスし，診療情報とあわせて確定診断するUndiagnosed Disease Network（UDN）のプロジェクトで，豪州の研究開発チームは，Patient Archiveというソフトウェアを開発している[7]．未診断疾患の患者のEHRの診療テキストから，自然言語処理により表現型にかかわる表現を抽出し（図4），Human Phenotype Ontology（HPO）[8]とよばれるヒト表現型異常の標準語彙にマッピングすることができる（図5）．ある程度の表現ゆれも許容し，また，否定表現も抽出するなどの自然言語処理技術が実装されている．表現型は患者の主訴を記述した診療テキストにあり，このように自然言語処理によるフェノタイピングは，希少疾患の患者が訴える非常に多様な症状を捉えるのにきわめて有用である．われわれはHPOの日本へのローカライ

ズ版を開発しており，こちらを利用することで日本語の診療テキストからHPOで標準化された症状を抽出することが可能である．このとき，次に重要となるのは，標準語彙に，いかに多くの同義語を収載するかであり，同義語の収載の豊かさが，診療テキストからのより精度の高い症状の抽出，標準化につながる．このようにしてHPOにコーディングされた症状からは，Orphamizer[9]などで病名を推定することができる．これにより症状と症状に基づく病名を得ることができ，フェノタイピングすることができる．

ところで，HPOはエキスパート向けの標準語彙であるが，患者向けの標準語彙（layperson terms）の研究開発も進んでいる．これにより患者が報告する症状から，症状を抽出し，標準化することも進もうとしている．希少疾患においては，いつどのように発症し，年を経るにつれどのような症状が出てきたかという自然歴は，患者にしか知りえない非常に重要な情報であり，希少疾患がもつ非常に多様な表現型ランドスケープ（phenotypic landscape）の解明が進むことが期待される．

国内における診療情報の二次利用に向けた現状

米国において診療情報の二次利用によるフェノタイピングが先行するなか，わが国においても，フェノタイピングの研究開発が進められている．そもそもわが国における診療情報の二次利用の現状はどうなっているのだろうか？

❶ 各医療機関の診療情報のSS-MIX2による出力と二次利用

各医療機関の電子カルテに収載されている診療情報については，本人から同意を得たうえで，厚生労働省の電子的診療情報交換の標準であるSS-MIX2（standardized structured medical information exchange）により出力された診療情報の二次利用が進められている．

SS-MIX2とは，厚生労働省電子的診療情報交換推進事業において策定された，医療機関を対象とした医療情報の交換・共有のための規約であり，この規約に基づき，データは標準化ストレージまたは拡張ストレージに格納される．標準化ストレージは患者基本情報（病名含む），検体検査オーダー，投薬オーダー，入退院情報，食事情報等の診療情報が格納され，医療施設ID，患者ID，診療日，データ種別のフォルダがあり，そのフォルダにHL7 v2.5により標準化された電文形式の診療情報が格納されている．一方で，拡張ストレージは放射線等の検査・読影レポートや画像情報，手術や看護に関する記録文書等の診療情報が格納され，標準化ストレージと異なり標準化が途上の状況である．

SS-MIX2の標準化ストレージを導入している医療機関は，地域医療連携ネットワークの広がりにともない，2015年度末で全国600施設を超えているといわれ，SS-MIX2により出力された患者基本情報（病名含む），検体検査オーダー，投薬オーダーの利活用が可能な状況である．

このSS-MIX2に出力された診療情報を，そもそも臨床研究等の一次研究に利用しようということも進んでいる．一次研究に必要な病態情報の登録フォームを電子カルテ上にテンプレートとして用意し，SS-MIX2から自動入力が可能な項目についてはあらかじめ入力したうえで，それ以外の項目について，医師が入力して，病態情報を登録するというものである．今年度（2018年度）から本格化しているがんゲノム医療において，がんゲノム医療中核拠点病院から国立がんセンターのがんゲノム情報管理センターへ収集されるがんゲノム医療の患者の病態情報はこのしくみで登録される予定とのことである．

❷ 次世代医療基盤法に基づく匿名加工医療情報の二次利用

診療情報を二次利用してフェノタイピングするには，現状では，前述したように，各医療機関の診療情報を，本人から同意を得たうえで，二次利用することになる．

そのうえで，新しい動きとして，本人からの同意を得ないで，診療情報を匿名加工することで二次利用する動きがある．それは，2017年5月に成立した，「医療分野の研究開発に資するための匿名加工医療情報に関する法律案」（次世代医療基盤法案）による匿名加工医療情報の二次利用である．改正個人情報保護法において，匿名加工情報という新しい考え方が新設されたことに対応して，本人からの同意を得なくても，あらかじめ本人に通知し，本人が提供を拒否しない場合，

認定匿名加工医療情報作成事業者が，医療情報を収集・管理し，匿名加工して提供できることになった．後述するように，レセプト情報・特定健診等情報データベース（NDB）により，診療行為の実施情報である診療報酬明細書（レセプト）情報の二次利用は進んでいるが，その診療行為の実施結果（アウトカム）についての二次利用は進んでいないことが，本法成立の背景にある．製薬会社や大学等の研究機関，行政等が利用し，新薬の開発や未知の副作用の発見等の成果が期待されている．

❸ レセプト情報・特定健診等情報データベース（NDB）

ある特定の患者のレセプト情報・特定健診等情報を名寄せして提供を受けることはできないため，フェノタイピングに用いることはできないものの，診療情報の利活用という観点で重要なデータベースが，レセプト情報・特定健診等情報データベース（NDB）である．

NDBは，厚生労働省が，医療費適正化計画の作成，実施および評価のための調査や分析，医療サービスの質の向上等を目的として構築し，2009年から運用しているデータベースである．二次利用にあたっては，「レセプト情報・特定健診等情報の提供に関するガイドライン」が示され，これに則って，2013年からレセプト情報等の第三者提供が実施されている．NDBはわが国が国民皆保険制度にあることを背景とした，1億人規模のレセプト情報・特定健診等のデータベースであり，世界的にみても唯一のデータベースといってよいだろう．NDBのデータベースを二次利用することで，わが国における，診断病名ごとの診療行為，薬剤処方の状況や，特定健診情報の検査値とあわせての統計解析などが可能であり，フェノタイピングのアルゴリズムを検討するうえで有用なリソースであると考えらえる．

❹ MID-NET

MID-NETは，リアルワールドデータである診療情報を医薬品の安全対策等に役立てるために，医薬品医療機器総合機構（PMDA）が構築しているデータベースである．国内のいくつかの協力医療機関から電子カルテやレセプト情報等の電子診療情報の提供を受けて，データベース化している．PMDAは2018年度からMID-NETを本格的に利活用できる環境を製薬会社および研究者等に提供を開始した．

MID-NETはNDBと同様に，ある特定の患者のレセプト情報・特定健診等情報を名寄せして提供を受けることはできないため，フェノタイピングに用いることはできないが，NDBやMID-NETを利用する際のガイドラインとして，PMDAが「医療情報のデータベース等を用いた薬剤疫学研究の実施に関するガイドライン」を2014年にとりまとめている[10]．このガイドラインはこうした診療情報の特徴，二次利用にあたって，例えば，傷病名コード，医薬品コード等を取り扱ううえでの留意点がまとまっており，フェノタイピングをする際に非常に参考になる．日本薬剤疫学会では，こうしたNDBやMID-NETなどのデータベースを利用した薬剤疫学の研究を推進しており，薬剤疫学とデータベースタスクフォースにおいて，利用可能なデータベースをまとめるなどの活発な活動がなされている[11]．

東北メディカル・メガバンク計画での東北大学の取り組み

国内での診療情報の二次利用によるフェノタイピングの研究開発として，東北メディカル・メガバンク計画での東北大学の取り組みを紹介したい．東北メディカル・メガバンク計画では，15万人の前向きコホート調査を実施しており，平成28年度までにリクルートとベースライン調査を終えて，約15万7千人の同意を得て，詳細二次調査と追跡調査を実施している．宮城県においては，医療福祉情報をバックアップし，地域医療連携のために共有するみやぎ医療福祉情報ネットワーク（MMWIN）が構築されており，参加者からはMMWINを通じて，医療福祉情報を提供いただく同意を取得している．MMWINを通じた診療情報の提供に先駆けて，東北大学病院と連携し，コホート調査の参加者の診療情報の提供を受け，フェノタイピングを実施するパイプラインの研究開発のフィージビリティスタディに取り組んでいる．

このパイプラインは，①東北メディカル・メガバンク計画のコホート参加者と病院の患者との名寄せによるIDの突合，②SS-MIX2ストレージからの診療情報の抽出・秘匿化，③抽出された診療情報の構造化・データベースへの格納，④匿名化，⑤フェノタイピングとデータベースへの格納から構成されている．

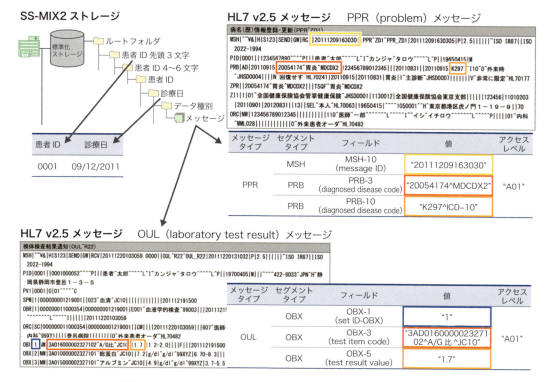

図6 SS-MIX2ストレージから抽出された診療情報の構造化

① コホート参加者と病院の患者との名寄せによるIDの突合

漢字氏名，カナ氏名，性別，生年月日，電話番号，郵便番号，住所等をもとに名寄せを実施し，すべての項目が完全に一致している場合のみ自動的に名寄せされるしくみを導入している．また，氏名や住所等を名寄せする際，表記ゆれに対応するための正規化プロセスを行い名寄せ一致率の向上を図っている．

② SS-MIX2ストレージからの診療情報の抽出・秘匿化

名寄せにより得られた患者IDをもとに，SS-MIX2ストレージより診療情報を抽出する．抽出対象データは，コホート参加への同意が得られた日付以降のみである．また医師名などの個人名，病院名などの組織名，各種ID，住所，電話番号を***や999の文字に変換する秘匿化の処理を実施する．

③ 抽出された診療情報の構造化・データベースへの格納（図6）

秘匿化された診療情報は，HL7 v2.5のメッセージ形式となっているため，このデータをデータベースに格納するために構造化を行う．

④ 匿名化

秘匿化された診療情報をコホート調査で得られた健康調査情報（検体検査，調査票，生理学検査等），ゲノム・オミクス情報と紐付けるために対応表に基づき，ID変換による匿名化を行う．

⑤ フェノタイピングと統合データベースdbTMMへの格納

秘匿化された診療情報をもとに，フェノタイピングを実施する．まず，先行して糖尿病と妊娠高血圧症のフェノタイピングを進める予定である．フェノタイピングにより得られたフェノタイプは根拠となった検査値や投薬情報等の診療情報とあわせて統合データベースdbTMMへ格納し，全国のゲノム医療の研究者に提供する．

このように構築しているパイプラインは，SS-MIX2ストレージからフェノタイピングを可能とするもので，東北メディカル・メガバンク計画以外でも利用できるように汎用化した設計としている．

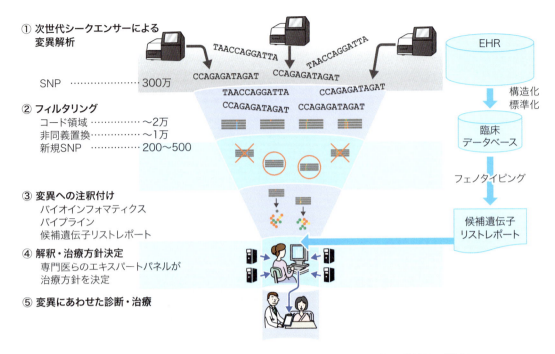

図7 クリニカルシークエンスにおける診療情報のフェノタイピング結果の利活用

フェノタイピングにおける諸課題

診療情報の二次利用によるフェノタイピングでは，診療情報がもともと研究開発のためではなく，臨床のための情報であることから，研究開発目的で二次利用するにはいくつかの課題がある．

まず，前提として，EHRの診療情報は，リアルワールドデータであり，デザインされた観察研究や介入研究のデータではなく，必然的にバイアスを含んでいる．EHRの診療情報の各項目について，医療機関において，どのように入力された情報なのかを理解する必要がある．次に，EHRの診療情報は，すべて構造化されているわけではない．SS-MIX2ストレージの拡張ストレージに収載される，画像レポートや診断書などは構造化されていないことが多く，必要に応じて構造化しなければならない．さらに，構造化されていても，施設間でコードや単位が異なるなど，すべて標準化されているわけではない．したがって，統合して解析するには標準化が必要となる．病名や投薬，検査については，時期や施設によってコード（傷病名コード，医薬品コード，臨床検査コード等）や単位が異なる．診療テキストについては，略語が意味する語が異なる，例えば，RAがrheumatoid arthritis，right atriumなどと異なり，コンテキストを考慮した取り扱いが必要となる．

この問題に対応するために，病名コードについては，2018年6月18日に，国際疾病分類の第11回改訂版（ICD-11）が公表された．ICD-10は疾病の分類であったが，ICD-11はより多様な病態を表現できるようコード体系が整備され，病名マスターよりも細分類の病名コードとなっており，これまでの病名マスターとどう対応づけてゆくか，日本語の病名をどうするかなど課題がある．

ゲノム医療の研究開発においてフェノタイピングに求められること

ところで，フェノタイピングの精度をどのように評価すればよいだろうか？医師により患者の正確な病名を付すことができれば，その病名をもって精度を評価することができる．しかし，そもそも患者の正確な病名を付すということは，簡単なことではない．他にも病名があるかもしれない．主病名と副病名の区別をつ

けなければならない．そもそもフェノタイピングをどのような目的で行うかが重要である．いわゆる診断基準にしたがった病態分類であれば，ルールベースのフェノタイピングとなり，医師によるカルテレビューで付された病名を正解として，フェノタイピングの精度を高めてゆけばよいだろう．

こうした付された病名について，アウトカムをもって，より深い病態分類をするのであれば，時系列の診療情報のみならず，遺伝型としてゲノム情報を背景として，中間表現型としてメタボローム情報等により分子レベルでの病態像を捉えて，アウトカムをゴールとした教師ありの機械学習の時系列フェノタイピングとなろう．そもそも症候群のようにさまざまな未知の病態から構成される疾患については，教師なしの機械学習により新しいクラスタを発見し，場合によっては新規の疾患概念を発見することになる．ここで，もちろん，診療情報のみならず，ゲノム情報，中間表現型としてメタボローム情報等を用いることが重要であり，これこそがゲノム医療の研究開発で重要となる層別化となる．こうしたことを可能にするには，診療情報を二次利用するのはもちろん，診療情報，ゲノム・オミクス情報，生活習慣・環境暴露情報を統合したデータベースが必要である．

フェノタイピングがもたらすゲノム医療研究開発のさらなる進展

診療情報の二次利用によるフェノタイピングは，eMERGEプロジェクトではGWASのケース群，コントロール群を分類するところからはじまった．実際，米国人類遺伝学会では，疾患関連遺伝子の探索において，診療情報の二次利用によるフェノタイピングで，ケース群，コントロール群を分類したGWASの研究発表が百花繚乱となっている．フェノタイピングの精度が向上することで，病態分類の精度が向上し，疾患関連遺伝子の同定の精度が高まることが期待される．

フェノタイピングは，クリニカルシークエンスなどにおいても，大きな期待がある．クリニカルシークエンスで変異解析，変異のフィルタリング，注釈付けのなかで，レポートが長大となり，候補変異が多く，検討が困難な現状がある．これを解決するために，EHRからの診療情報を利用し，フェノタイピングを行い，病態から候補遺伝子のリストを作成して，あわせて候補変異を絞るということが進められようとしている（図7）．クリニカルシークエンスをゲノム情報だけでなく，臨床情報とあわせて実施してゆくことが非常に重要となる．

文献

1) Robinson PN：Hum Mutat, 33：777-780, 2012
2) eMERGE Network（https://emerge.mc.vanderbilt.edu/）
3) PheKB（https://phekb.org/）
4) Miotto R, et al：Sci Rep, 6：26094, 2016
5) Kagawa R, et al：J Diabetes Sci Technol, 11：791-799, 2017
6) Liu C, et al：Proceedings of KDD, 705-714, 2015
7) Patient Archive（http://patientarchive.org/）
8) Human Phenotype Ontology（https://hpo.jax.org/）
9) Orphamizer（http://compbio.charite.de/phenomizer_orphanet/）
10) 医療情報のデータベース等を用いた薬剤疫学研究の実施に関するガイドライン（https://www.pmda.go.jp/files/000147250.pdf）
11) 日本薬剤疫学会薬剤疫学とデータベースTF（http://www.jspe.jp/committee/020/0210/）

Profile

著者プロフィール

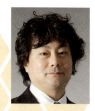

荻島創一：東京大学工学部計数工学科卒業．東京医科歯科大学大学院医歯学総合研究科生命情報学博士課程修了．博士（医学）．同大学難治疾患研究所ゲノム応用医学研究部門生命情報学分野 助教，東北大学東北メディカル・メガバンク機構医療情報ICT部門バイオクリニカル情報学分野 講師，准教授を経て，現在，ゲノム医療情報学分野 教授およびバイオバンク事業部 統合データベース室長．情報計算化学生物学会評議員，日本オミックス医療学会理事，日本バイオインフォマティクス学会幹事，米国医療情報学会会員，日本医療情報学会会員，GA4GHメンバー．専門はトランスレーショナルバイオインフォマティクス，システム生物学，医療情報学．

実験医学別冊

あなたのタンパク質精製、大丈夫ですか？

貴重なサンプルをロスしないための達人の技

新刊

編集／胡桃坂仁志，有村泰宏（東京大学定量生命科学研究所）
■ 定価（本体4,000円＋税）　■ A5判　■ 186頁　■ ISBN978-4-7581-2238-2

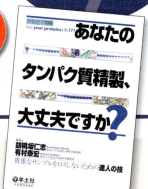

失敗例に学ぶ発現・精製のエッセンス

　生命科学・基礎医学の研究をしていたら，核酸実験と並んで避けて通れないのが「タンパク質実験」．核酸とは異なり，解析対象のタンパク質に応じて扱い方のポイントが細かく異なり，そのポイントを外してしまうと失敗してしまうことから，お悩みの方も多いのではないでしょうか？ はたまた，実験に失敗していることを気づかず，そのまま解析を続けてしまった経験をお持ちの方もいるかもしれません．

　本書では，タンパク質実験のうち，特に「取り扱いの基本」から「発現・精製」までを中心に注意点とノウハウを丁寧に解説しています．タンパク質実験の基本を抑えたい初心者の方も，さらなる技術の向上を目指したい方もぜひご活用いただけましたら幸いです．

（編集部）

（以下，本書第3章-4より抜粋，一部改変）

Case 大腸菌株のセレクションは適切ですか？

Jさんは，目的タンパク質の発現条件の検討のため，研究室に保管されていたBL21株を用いて，目的タンパク質を過剰発現させることを試みました．しかし，目的タンパク質の生産量が低く，生化学的解析や構造生物学的解析を行うのに十分な収量が得られないことがわかりました．その後，培養温度・時間などの条件を検討しましたが，一向に改善がみられませんでした．Jさんは，大腸菌以外の宿主で目的タンパク質を発現させることを考えはじめましたが，その前に検討すべきことはないのでしょうか？

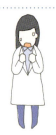

大腸菌では発現しない…とあきらめる前に試してみよう

　繁用されているタンパク質発現用ベクターシステムでは，T7 RNAポリメラーゼによって目的タンパク質の遺伝子を転写しています．T7 RNAポリメラーゼ遺伝子は，大腸菌ゲノムには元々はコードされておらず，そのため，T7 RNAポリメラーゼ遺伝子が大腸菌ゲノムに組込まれているDE3株を使用する必要があります．大腸菌にも，大きくK株系統とB株系統が利用できます．B株由来のBL21（DE3）株が，タンパク質発現のための代表的な大腸菌株として知られていますが，JM109やDH5αなどのK株由来の大腸菌株に変えただけで，目的タンパク質の発現量が劇的に向上することがあります．さらに，不足しているtRNAや，タンパク質のフォールディングを

表　タンパク質精製に用いる大腸菌株の特徴

目的	大腸菌株	特徴
レアコドンの補充	Rosetta	レアコドンのtRNAコピーを追加
	Rosetta 2	pRARE, pRARE2を有する
	BL21-Codon Plus RIL	*argU, ileY, leuW* のtRNAコピーを追加
タンパク質のフォールディングの向上	BL21-Codon Plus RP	*argU, proL* のtRNAコピーを追加
	Origami 2	グルタチオン還元酵素（*gor*）とチオレドキシン還元酵素（*trxB*）の変異体
	Origami B	*gor, trxB* 遺伝子に変異を加えたTuner株
	Rosetta-gami 2	pRARE2を有するOrigami2株
	Rosetta-gami B	pRAREを有するOrigami B株
	BL21（DE3）pLysS	T7リゾチームの発現により, 発現非誘導時の転写を抑制
発現量の調節	Tuner	*lacZY* 欠失変異体
	Lemo21	ラムノース濃度依存的にT7リゾチームの発現を誘導可

助けるシャペロンタンパク質などを共発現させることで，タンパク質生産を改善することができます．そのため，Jさんはまずは異なる大腸菌株の使用も検討すると良いでしょう．以降に，目的に応じた大腸菌株の選択方法をご紹介します．

1 使用頻度の低いコドン（レアコドン）の補充

アミノ酸を指定するコドンの使用頻度は，生物種によって異なるため，大腸菌内での異種タンパク質の発現が困難になるケースがあります．使用頻度の低いコドン（レアコドン）が多く含まれる目的遺伝子を過剰発現させると，大腸菌内でのtRNAプールが枯渇してしまいます．その結果，翻訳の失敗や効率の低下，間違ったアミノ酸の取り込みなどの原因となります．レアコドン（アルギニン，イソロイシン，ロイシン，プロリンなど）に対応したtRNAを多くコードした大腸菌株として，Rosetta株（メルク社）やBL21-CodonPlus株（アジレント・テクノロジー社）などがあります．

➡続きは本書で！

本書の構成と内容

第1章　タンパク質のこと，ちゃんと知っていますか？
　　　タンパク質ならではの取り扱いの注意点

第2章　発現コンストラクト，思い通りにつくれていますか？
　　　変異体設計，シークエンスの確認，発現ベクターの選び方…など

第3章　タンパク質の発現が悪いな…と悩んでいませんか？
　　　大腸菌株の選び方，培養液量・温度の決め方…など

第4章　精製でタンパク質を失っていませんか？
　　　バッファー・精製カラムの選び方，タグの選び方，定量の注意点…など

第5章　その精製タンパク質，目的どおりのものですか？
　　　会合状態・フォールディングの確認，翻訳後修飾の注意点…など

第6章　大切なタンパク質，保存は万全ですか？
　　　凍結保存，分注の注意点…など

★「実験医学online」でも詳しく紹介しております．　http://www.yodosha.co.jp/jikkenigaku/ ★

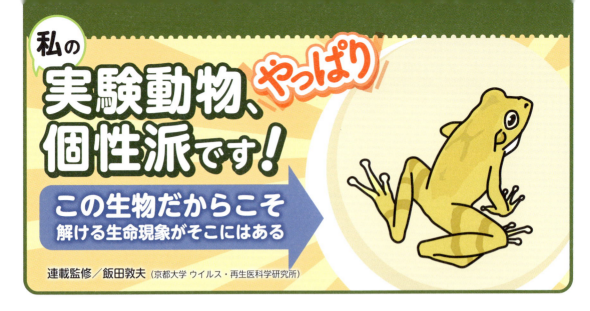

私の実験動物、やっぱり個性派です！
この生物だからこそ解ける生命現象がそこにはある

連載監修／飯田敦夫（京都大学 ウイルス・再生医科学研究所）

第9回 温泉に生きるド根性ガエル ―リュウキュウカジカガエル

井川　武[1] ／小巻翔平[2] ／荻野　肇[1]
（広島大学両生類研究センターバイオリソース研究部門[1] ／
いわて東北メディカル・メガバンク機構生体情報解析部門[2]）

どこにでもいるカエルが逆にめずらしい

　島国日本のなかでも，琉球列島は数多くの島からなる地域で，海を渡れない生きものは隔離されて独自の進化を遂げています．いわば進化の実験場のような場所で，日本にいる種のうち半数が琉球列島に生息しています．両生類の系統進化から研究をはじめた私（井川）にとってはとても魅力的な場所で，2009年に広島に戻ってきてからは，主に絶滅危惧種の両生類を対象として集団の遺伝的分化や遺伝的多様性を調べてきました．この研究では，地形解析を駆使して島のなかでの集団の遺伝的分化の要因を推定していたのですが，絶滅危惧種や固有種の多くは，環境要因に依存して移動分散が制限されていることがわかってきました[1]など．もともと琉球列島に固有種が多いのも両生類が海を渡れないためですが，島の中でも地域集団が島状に隔離されている様相が見えてきました．

　このような固有種の状況がわかってくると，その一方で複数の島に広域に分布するカエルはどうなっているのだろう？　という疑問が湧いてきました．琉球列島においても例外的に広域に分布するカエルがいます．その代表がリュウキュウカジカガエル（以下，リュウキュウカジカ）で，琉球列島の北から南までほとんどの島に分布していて，どこにでもいるカエルです（図1）．しかし，海によって隔てられた琉球列島では，「どこにでもいる」ことが逆に珍しいのです．特に気になったのは，琉球列島の北端のトカラ列島にまで生息する唯一の両生類だったことです．トカラ列島は海底火山の隆起によって生じた島々で[2]，他の島と陸地で繋がったことがないと考えられる場所です．例外的なカエルに何かおもしろいことがあるような予感がしていました．ちょうどそのころに在籍していた大学院生の一人（小巻翔平）が博士課程への進学にあたって島を調査旅行できるテーマを探しているということで，リュウキュウカジカのテーマに一緒に取り組むことにしました．

カエルを探して島めぐり温泉旅行♪

　まずわれわれは，リュウキュウカジカがトカラ列島に分布するのは，木切れなどの漂流物につかまって海

生物のプロフィール

- **和　名** リュウキュウカジカガエル
- **学　名** *Buergeria japonica*
- **分　類** 脊椎動物門／脊椎動物亜門／両棲綱／無尾目／アオガエル科／カジカガエル属
- **分　布** 琉球列島全域（トカラ列島〜台湾）
- **生息環境** 水場があればどこでも
- **体　長** 3〜4 cm
- **体　重** 5〜2 g
- **寿　命** 不明（5〜10年？）
- **主　食** 昆虫等（飼育下ではフタボシコオロギ）
- **成体になる年数** 1年
- **俗　称** 温泉ガエル
- **特殊能力** 幼生（オタマジャクシ）は40℃を越える熱水に生息することができる．亜熱帯の炎天下でも水さえあれば生存可能．
- **繁殖生態** 繁殖期にはオス（メスよりも一回り小さい）は体色が黄色になり，水場でメスをよび続ける．

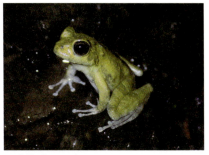

▲成体（カエル）

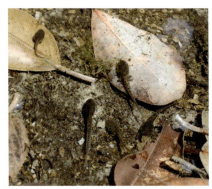

▲幼生（オタマジャクシ）

を渡ったもの（漂流分散）ではないかという仮説を立てました．また，リュウキュウカジカだけが漂流分散しているのであれば，何か特殊な耐性があるのでは，と考えました．そこで遺伝解析のために各島で採集をしつつ，実験室で耐性実験をしていくことにしました．

もともとフィールドワークが好きで南国の島にあこがれていた小巻君は，喜々としていろいろな島に採集に出かけて行き，2013年の春から夏にかけて台湾から奄美までさまざまな島から成体をもち帰りました．リュウキュウカジカは産卵シーズンに雌雄を採集してもち帰ると，野外と異なる環境に刺激されるのか高確率で自然交配するため，一腹あたり100個体程度の受精卵が得られます．そこで，環境耐性の実験はオタマジャクシを使って行うことにしました．

リュウキュウカジカは沿岸近くの水場でも産卵し[3]，胚もある程度，耐塩性があることが知られていたので[4]，まずは耐塩性について，オタマジャクシが正常な姿勢（正中反応）を保てなくなるまでの塩分濃度を調べました．ところが，幼生が耐えることができた濃度は海水の3分の1程度の濃度（約1％）でした．特別顕著な耐塩性ではありません．そこで，他に簡便に測れるものとして高温耐性を調べました．すると，どの集団でも40℃を越える温度まで正中反応が維持できることがわかりました[5]．実験の後でわかったことですが，リュウキュウカジカの高温耐性は台湾でも報告されていて[6]，われわれはそれをさらに厳しい条件で検証していたのでした．

また，サンプリングのために訪れた分布北限の島，口之島で温泉に生息するオタマジャクシを見つけました．リュウキュウカジカを含めてカエルの多くは夜行性です．昼間には採集をしないので，暇をもて余した私は現地の温泉に行ってみることにしました．そこは川の上流から温泉が湧き出る天然温泉です．川のくぼみに身を沈めて入浴しようとしたところ，湯気立つお湯のなかにオタマジャクシを見つけました（**図2**）．後日，小巻君らが再び訪れ，水温を測ったところ，最高で46.1℃の温泉水にオタマジャクシが生息しているのを見出しました[7]．これまでに知られているなかでは

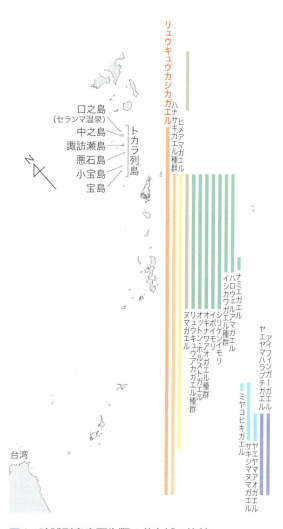

図1 琉球列島産両生類の分布域の比較
多くの両生類は中琉球（奄美・沖縄諸島）と南琉球（八重山諸島・宮古諸島）のなかに分布が限定されます．全域に分布するのはリュウキュウカジカだけです．

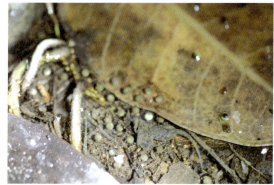
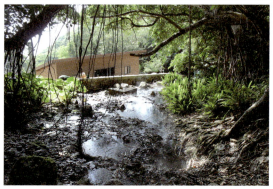

図2 口之島の天然温泉の様子と産卵された卵とオタマジャクシ
温泉は海に近い場所にあり，川を500 m下った先は海岸を見下ろす断崖絶壁となっています．今は入浴施設がありますが，以前は何もなく，川のくぼみを利用して入浴していました．産卵は水深の浅い水たまりを利用して行われるようです．

両生類の生息する最高温度です．

温泉からラボへ，実験動物化への道

リュウキュウカジカは温泉にまで生息できるという顕著な高温耐性に加えて，遺伝学的側面からごく最近トカラ列島に進出したことがわかり[8]，環境適応と分布拡大のつながりを示す進化学的に非常に興味深い生物であることがわかりました．その後，2017年に私の所属する広島大学両生類研究センター（両生研）に新しいラボ（バイオリソース研究部門，荻野肇研究室）が立ち上がることとなり，私はそこの助教として再び両生研に戻ることになりました．すでに確立された実験動物であるネッタイツメガエルのリソース提供事業（NBRPネッタイツメガエル）と並行して，リュウキュウカジカの高温耐性について，分子メカニズムとゲノム進化の側面から研究を続けています．

これまでリュウキュウカジカは現地から個体を採ってきて，オタマジャクシを実験に用いていました．実験室内で容易に操作できるツメガエルを横目に見ながら，これは実験動物とは言い難い状態でした．現在，口之島から採集したリュウキュウカジカの実験動物化をめざして，飼育条件の最適化を行っています（**図3**）．

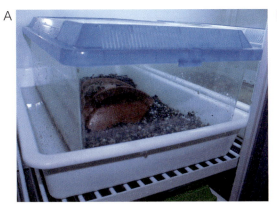
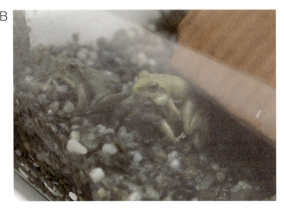

図3　インキュベーター内での飼育の様子とケース内で包接した雌雄
A）飼育ケースは底に穴をあけたプラケースに大磯砂を入れ，水を張ったトレイに置いています．水は定期的に入れ替え，代謝物を流し出します．B）繁殖期に捕獲，あるいはホルモンを注射したオスは体色が黄色になり，メスに抱きつきます．飼育下では包接がみられた数日内に産卵します．

これまでにオタマジャクシの生育温度は30℃が最適で，最も早い個体では受精から3週間で変態することがわかっています．成長速度が速いとされるネッタイツメガエルでも1カ月はかかるので，驚異的な速さです．また，漂流分散を経験しているために，すでに近交化がある程度進んでいます．また，ツメガエルと同様に，ホルモンの注射で産卵を誘発できることもわかりました．一方，成体の飼育は意外と難しく，室温で飼育すると在来の雑菌に抵抗力がないためか，一度に大量死することがあります．もしかすると，温泉の高温で殺菌された水環境に生息しているために，雑菌に対する抵抗力が弱いのかもしれません．現在はインキュベーターの温度を徐々に上げることで対処しており，設定は32℃になっています．

夢の陸棲両生類のモデル動物化！

両生類にはツメガエルというすぐれた実験動物があります．しかし，これらは終生水中生活をする両生類で，幅広い両生類の多様性のなかではおそらく特殊な部類に入ります．両生類の特徴の一つは，最初の四足動物として陸上に進出したことなので，陸生の両生類モデルの登場が待たれます．リュウキュウカジカについて，まずは環境適応の分子メカニズム解明に向けて全ゲノム解読を含めた研究を進めています．じつは，本州にはリュウキュウカジカの近縁種でありながら対照的に低温に棲むカジカガエルがおり，2種のゲノム比較から進化の全貌を明らかにしたいと考えています．また，将来的にはより大きなテーマにアプローチを広げていきたいと考えています．先の実験により，オタマジャクシは35℃までは正常に発生できることがわかっています．奇しくも恒温動物の体温とほぼ同じ温度なのは偶然でしょうか．また，ネッタイツメガエルはヒトの疾患関連遺伝子の79％を保持しています[9]．陸棲で恒温動物と近い温度で生活するリュウキュウカジカではどうでしょうか．将来は温泉に棲む変わったカエルがヒトの役に立つ，そんな日も来るかもしれません．

文献

1) Igawa T, et al：Population structure and landscape genetics of two endangered frog species of genus *Odorrana*: different scenarios on two islands. Heredity (Edinb), 110：46-56, 2013
2) 横瀬久芳，他：トカラ列島における中期更新世の酸性海底火山活動. 地学雑誌, 119：46-68, 2010
3) Haramura T：Salinity and other abiotic characteristics of oviposition sites of the Rhacophorid frog, *Buergeria japonica*, in Coastal Habitat. Curr Herpetol, 23：81-84, 2004
4) Haramura T：Salinity tolerance of eggs of *Buergeria japonica* (Amphibia, Anura) inhabiting coastal areas. Curr Herpetol, 24：820-823, 2007

5) Chen T-C, et al：Thermal physiology and reproductive phenology of *Buergeria japonica* (Rhacophoridae) breeding in a stream and a geothermal hotspring in Taiwan．Zool Sci, 18：591-596, 2001
6) Komaki S, et al：Salinity and thermal tolerance of Japanese stream tree frog (*Buergeria japonica*) tadpoles from island populations．Herpetol J, 26：209-213, 2016
7) Komaki S, et al：Living in a Japanese onsen: field observations and physiological measurements of hot spring amphibian tadpoles, *Buergeria japonica*. Amphibia-Reptilia, 37：311-314, 2016
8) Komaki S, et al：Fine-scale demographic processes resulting from multiple overseas colonization events of the Japanese stream tree frog, *Buergeria japonica*. J Biogeogr, 44：1586-1597, 2017
9) Hellsten U, et al：The genome of the Western clawed frog *Xenopus tropicalis*. Science, 328：633-636.
10) Nishioka M & Matsuura I：Two-spotted crickets, *Gryllus bimaculatus* De Geer, as an excellent diet for terrestrial anurans. Sci Rep Lab Amphibian Biol Hiroshima Univ, 2：165-185.

プロフィール

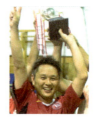

井川　武
広島大学両生類研究センター

広島県江田島市出身．広島大学大学院理学研究科生物科学専攻博士課程後期修了．住田正幸教授（現 名誉教授）の指導のもと，アジア産ヒキガエル類の系統進化の研究で博士（理学）の学位を取得．総合研究大学院大学葉山高等研究センター上級研究員，広島大学大学院理学研究科附属両生類研究施設特任助教などを経て，2017年より広島大学両生類研究センター助教．サッカー歴32年．猛暑のなかでボールを追いかけ（執筆時，2018年夏），ヒトの高温耐性はこの程度かと実感する日々です．
E-mail：tigawa@hiroshima-u.ac.jp

カエル飼育はコオロギ飼育

　ツメガエル類が固形餌を食べるので，あまり知られていないかもしれませんが，陸生の両生類のほとんどは基本的に動く生きものしか食べません．常に生き餌を確保することが必須なので，在来のカエルを研究対象とするうえで最も高いハードルは餌だと思います．両生研では，先人たちのおかげで，同じ琉球列島産のフタボシコオロギの飼育繁殖技術が確立されており10)，そのハードルを比較的簡単に超えることができます．フタボシコオロギは温度を変えることで簡単に産卵を誘発させることができ，温かい部屋で飼育ケース内にウサギの餌（RC4粉末，オリエンタル酵母工業）と新聞紙，給水瓶を入れておくだけで成長します．カエルには口の大きさに合ったサイズのコオロギを与えます．カエルの飼育はコオロギの飼育と言っても過言ではありません．両生研ではリソースの利用者に限定してコオロギの提供事業も行っています．

印象力でチャンスを掴む！研究アイデアのビジュアル表現術

執筆・イラスト　大塩 立華

サイエンスコミュニケーター／デザイナー．電気通信大学 男女共同参画・ダイバーシティ戦略室 特任准教授．ソラノマドプロジェクト株式会社 代表取締役．博士（医学）．東京薬科大学生命科学部 卒業．名古屋大学大学院医学系研究科 満了．幼少よりアトリエ空の窓にて色彩・空間構成を学ぶ．美術のバックグラウンドと研究キャリアを活かしたアウトリーチデザインを目指し，2010年ソラノマドプロジェクト株式会社設立．科学と芸術の融合をモットーに，研究者のためのデザインワークショップの講師等を行う．2011〜'15年まで，自然科学研究機構生理学研究所 特任助教として文部科学省 脳科学研究戦略推進プログラムにて広報・アウトリーチ等を担当．

第2回　紙面のレイアウト感覚を身につける

　さて，今回は研究におけるビジュアル表現の第2回目です．前回は研究におけるビジュアル表現が，レイアウト系とイラスト系に大きく分かれるというお話をしました．今回は，そのうちのレイアウト系についてのお話です．

　絵画や写真などでは「構図」と言いますが，枠の中にどのようにコンテンツをおいていくかは，ビジュアルの重要要素です．この構図を考えることがレイアウト系の一番基本の部分です．

　研究発表における枠には，スライドやポスター，申請書類などがあります．さらに枠の中に入っているコンテンツ，例えばひとつひとつの「図」などについてもさらに枠を意識し構図の

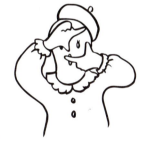

検討が必要です．まずは一番外側の枠を"紙面"と捉え，その紙面のレイアウト感覚を身につけていきましょう．今回は皆様にとって最大の関心のひとつでもあり，締切迫る科研費を意識し，書類におけるビジュアル表現を意識して参りたいと思います．

紙面デザインの「型」

　さて前回は守・破・離のお話をしましたが，紙面のレイアウトデザインにおいて大切な「型」を整理します．じつはこれ，前回の連載（「研究ポスターのデザイン術」，2016年2〜4，6〜8月号掲載）のポスター発表における「型」と共通しています．前回の連載をご覧の方には再登場です．

① **外観を設計する**：盛り込む内容を整理し，配置を決める
② **テキストをスッキリさせる**：情報を整理し，テキストを見やすくする

③ **色に気遣う**：色を効果的に使う
④ **身だしなみを整える**：テキスト・図等の配置を整える
⑤ **評価する**：「相手」が楽に読めるかを基準に！

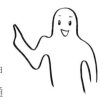

　研究アイデアのビジュアル表現には，研究ポスターやスライド，申請書など，さまざまなアウトプットがありますが，大枠の基本は共通しています．書類の作り方，ポスターの作り方…とそれぞれにノウハウを学ぶというより，すべてにおいて通じる汎用性の高いセンスを身につければ，どのレイアウトをするときにも，自ずと対応できるようになると考えています．私自身はさまざまなアウトプットのビジュアル表現についてご相談をいただきますが，この「型」に基づいて作業をしています．この基本を「守」ることから始まり基本センスを磨くことで，やがて型を「破」り「離」れることができるようになります．ひいては個別のデータ，個々のコンテンツに応じた，オリジナルのビジュアル表現ができるようになるはずです．

　まずは，①と②について整理します．ポスターについては前回の連載でまとめておりますのでぜひそちらもご覧ください．

　本題に入る前に，2つ皆様に覚えていただきたい心得があります．

　心得1：目線は「引き」
　心得2：読み手の時間は限られている！ 科研費ならば目安5分／ページで伝わるように

　まずは作業における目線です．空から地上を見下ろすように俯瞰して紙面を捉えていきましょう．そして森→林→木…と迫るように，紙面レイアウトを考えていきます．

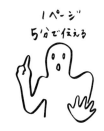

　次に読み手の時間への気配りです．展覧会ならばゆっくりと鑑賞者のペースで絵を見ることができます．一方，研究では違います．研究発表ならオーディエンス，書類なら読み手…それぞれのアウトプットを受け取る側の時間や労力に思いを馳せましょう．科研費等の場合は，審査員の気持ちを汲みとることは戦略の1つです．科研費審査員は，多忙な年末年始に，研究やプライベートの時間を割いて数百件の申請書を読まなければなりません．審査員経験者によると，1件ずつ評価の理由（コメント）をきちんと書かなくてはならないので，かなりの労力と時間を要し，慣れている人でも1件読むのには20～30分程度はかかるとのことです．目安として，申請書ならメイン部分（研究目的，研究方法など）を1ページ5分以内で伝わるように作成し，審査員の気持ちを慮って行きたいところです．

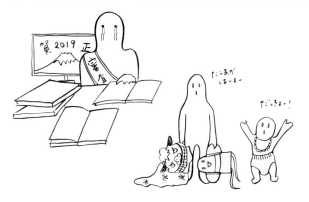

> **申請書の要項を読み込もう**
>
> 　科研費でも，その他の補助金でも申請書を作る前には，申請書と記入要領等をしっかり読み込んでください．募集によって書き方や指定内容がさまざまです．何を書くかで頭がいっぱいですが，ささっと見ておくだけは危険です．審査基準や，何を盛り込むべきか，要項・書式を熟読するなかで，見えてくることがあります．募集によっては，図の配置の仕方やフォントやサイズの指定などもあるので，必ずしもTips本のおすすめ通りとは行かないこともあります．

① 外観を設計する…構成・レイアウトを考える

　紙面全体の外観は紙面構成と直結しています．単に見た目を整えるのではなく，しっかりとした中身＝情報を構成しておくことが大切です．その構成のもと，一番効果的なレイアウトを考えるのがこの外観の設計の作業です．書きたい内容をただ順番に書いて行くだけではなく，しっかりと練って行きましょう．外観の設計において大切なのは，以下です．

- 目に留まる構成か
- 読む人への配慮
- 目線の流れ

　そのうえで，紙面内容に応じて必要な要素を練り込んでいきます．

　ここでチェックポイントと解決方法をまとめました．（林，木となるポンチ絵・図・表などについては，次回以降に別途まとめていきます）

◉ 目に留まる構成か

- **何をどのようなビジュアル表現で伝えるか** → 書類審査は口頭での補足ができないので，紙面での視覚的な伝達にすべてがかかっています．ストーリーを言葉で整理しつつも，紙面では言葉だけでなく図やグラフ，ポンチ絵などさまざまな視覚表現が可能です．限られた紙面・頁数のなかで，何で伝えるのか（文字・絵），どの順番・配置か，という構成を考えましょう．余裕があれば，ラフを描いてみることをおすすめします．一方で，言葉＝文章はベースとなりますので，インパクトのあるタイトルと整理された小見出しでアクセントをつけて，大切な情報が目に留まりやすいよう工夫しましょう．文章が長くなることは必至ですので，紙面を引きで見たときの視覚的な印象が重たくならないよう，リズムをつけて行きましょう．
- **タイトルは魅力的か？** → 3案は考えて，できれば誰かに見てもらいましょう．
- **小見出し・キーフレーズ・キーワードも魅力的か？** → 本文の小見出しや，本文中の言葉ひとつひとつも丁寧に選び，見る側を引きつけ続けましょう．この研究の「目玉」「特ダネ」が何かという意識で，アピールしましょう．また小見出しだけを追って全体の流れがつかめるように．これも誰かに見てもらいましょう．
- **"ぱっと見"を意識する** → 大切なのは中身ですが，ぱっと見の印象も大切です．メッセー

ジ性とインパクトの高い絵や言葉で，相手に「むむ？！」と思わせましょう（見る・読む気持ちにさせられるか）
- **強調漏れはないか？** → 大事なことをサラっと書いていないか確認．
- **強調多くないか？** → 下線・太字が多すぎてどこをみたらわからないこともあります．
- **"覇気"のある説得力アップ要素はいるか？** → 独自のパイロットデータ，これまでの実績などサイエンスとして"覇気"のあるビジュアルをしっかり入れる．

◉ 読む人への配慮

- **読み手は時間がない！1ページ5分で伝える，を目安に** → 読み手（審査員）にもよりますが，短時間で相手の心に響く書類をめざすにこしたことはなさそうです．
- **読み手が紙面から40 cmの距離で読む姿を意識しましょう**
- **文書は文字サイズ11 pt以上，図・グラフキャプションも11 pt以上に**（申請書に指定もあるので要項を要チェック）
- **モノクロ対応できているか？** → 科研費はモノクロで審査されます．モノクロでも情報はみやすいか，あらためてチェックです．なお人事関係の書類もモノクロで人事担当者達に配られることが多いようです．就活時にも要チェックですね．

◉ 目線の流れ

- **紙面にリズムはあるか？** → テキストぎっしり紙面は×．要点をビジュアル的に整理・強調し，紙面にリズムを．
- **テキストと図は近くに** → 左右，上下をいったりきたりせず，上から下，左から右へ，と自然に目線が流れるように．（イラスト，文章と図が遠い．文章と図が照合しにくいのは△．図を分けて本文と近くしておく方が読み手に親切．ただし，申請書類によっては別添を要求されることもあるので，要項を要チェック）

> **▶ 申請書類は作文ではなく，メッセンジャー**
>
> 書類だからといって上から下に作文をするのではなく，紙面をつくりあげること．特に書類の場合，スライドやポスターと異なり相手（審査員）の前に発表者が不在なので，紙面そのものをメッセンジャーになるように作り込みましょう．

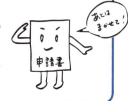

② テキストをスッキリさせる

　外観の次は，テキストをスッキリさせることです．テキストへの気遣いは，ビジュアル表現の基本の基本です．言わずもがなですが，テキストがぎっしりの黒い塊になっていると，見る側はげんなりしてしまいます．常に見る側の気持ちを慮りましょう．

では，どのように「スッキリ」させるかです．すべてのアウトプットで共通する姿勢は，以下です．

- **リズム**：テキストエリアを軽やかに
- **書体**：明朝とゴシックの使い分け
- **行間・文字間を調整する**
- **漢字**は多くないか

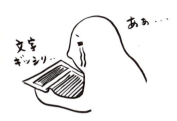

では，ひとつずつ確認していきます．

◉ リズム：テキストエリアを軽やかに

- **強調を効果的にしているか** → 一通り文章を書いてから大事なところを下線や太字で強調していくのではなく，戦略的に強調する言葉をどう配置するか考えましょう．小見出し・フローチャートは強調効果大です．
- **テキスト面が黒い塊になっていないか** → 小見出し，段落，図を配置して，紙面にリズムをつける．その他，段落・小見出しの活かし方は以下です．

「段落分け」

段落を入れて小分けにすることで，消化しやすくします．段落と段落の間にスペースをもたせると，紙面の印象も軽くなり，文字情報も目に入りやすくなります．

「段落分け＋小見出し」

段落に見出しをつけると内容が最初に飛び込んでくるので，全体を捉えやすく，本文情報もより理解しやすくなります．見出しは太字かつ大きめの文字サイズにし，本文との違いをつけることで，さらにリズムができ，読みやすくなります．

「段落分け＋見出し＋インデント」

さらに，本文の段落全体にインデント※を入れて見出しと本文の位置を変えることで，空間にさらにリズムが生まれ，読みやすくなります．

「箇条書き」

箇条書きで文字数を減らしテンポよく情報をスッキリさせることができます．2行目以降がインデントされていないケースを時々みかけますが，左側すべてをイ

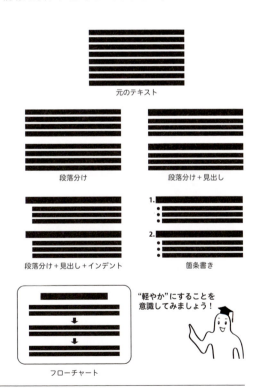

※ インデント…文章の左側（縦書きの場合は上側）に余白を設けることです．段落全体をインデントする，あるいは1行目のみをインデントする，などで文章を読みやすくします．字下げとも言います．なお「ぶら下げインデント」は1行目より2行目を多くインデントすることです．

ンデントして見やすくしましょう！

> × **悪い例**… ● 特にスライドでよく見かけるのですが箇条書では2行目以降がインデントされていないとみにくくなります
> ○ **良い例**… ● 特にスライドでよく見かけるのですが箇条書では2行目以降がインデントされていないとみにくくなります

「フローチャート」

　テキストでも絵のように扱って表現するのも有効です．フローチャートにタイトルをつけるとより伝わり易くなります．順番がある情報では，フローチャートにすることで，見通しが良くなります．

◉ 書体：明朝とゴシックの使い分け

- **書類での本文書体** → 申請書等では本文を明朝，強調したい箇所はゴシックにするのが読みやすいようです（ポスターやスライドでは少し異なります）．最近ではユニバーサルデザイン書体とよばれる書体もあり，似たような形の文字や濁点などが誤読されにくい工夫をしている書体もあります．可能であれば，ユニバーサルデザイン書体（次ページコラム参照）がおすすめです．

◉ 行間・文字間を調整する

- **行間・文字間は詰まっていないか？** → 行間は文字サイズに対して50〜75％が目安です．OfficeWordの「行間」＝1のデフォルト設定は比較的読みやすいように思います．ただ行間も文字間もフォントによって印象が違います．数値で覚えるよりも設定を試しながら，詰まっている or ゆったりしすぎ…などの感覚をつけて行きましょう．

Microsoft Office Word での文字間の比較

文字間（間隔）＝デフォルト	【遊明朝】ある日の事でございます。御釈迦様は極楽の蓮池のふちを、独りでぶらぶら御歩きになっていらっしゃいました。池の中に咲いている蓮の花は、みんな玉のようにまっ白で、そのまん中にある金色の蕊からは、何とも云えない好い匂いが、絶間なくあたりへ溢れて居ります。極楽は丁度朝なのでございましょう。	○比較的読みやすい
	【MSP明朝】ある日の事でございます。御釈迦様は極楽の蓮池のふちを、独りでぶらぶら御歩きになっていらっしゃいました。池の中に咲いている蓮の花は、みんな玉のようにまっ白で、そのまん中にある金色の蕊からは、何とも云えない好い匂いが、絶間なくあたりへ溢れて居ります。極楽は丁度朝なのでございましょう。	△ひらがなが詰まっている
文字間（間隔）＝0.4	【遊明朝】ある日の事でございます。御釈迦様は極楽の蓮池のふちを、独りでぶらぶら御歩きになっていらっしゃいました。池の中に咲いている蓮の花は、みんな玉のようにまっ白で、そのまん中にある金色の蕊からは、何とも云えない好い匂いが、絶間なくあたりへ溢れて居ります。極楽は丁度朝なのでございましょう。	△ゆったりしすぎている？
	【MSP明朝】ある日の事でございます。御釈迦様は極楽の蓮池のふちを、独りでぶらぶら御歩きになっていらっしゃいました。池の中に咲いている蓮の花は、みんな玉のようにまっ白で、そのまん中にある金色の蕊からは、何とも云えない好い匂いが、絶間なくあたりへ溢れて居ります。極楽は丁度朝なのでございましょう。	○比較的読みやすい

申請書類おすすめフォント

Windowsでしたら Word2016 からは標準フォントになった游明朝は美しいと定評があります．Macでは，ヒラギノ明朝を好む方が多いようです．

明朝
- おすすめの明朝フォント（游明朝）
- おすすめの明朝フォント（ヒラギノ明朝）

ゴシック
- おすすめのゴシックフォント（游ゴシック）
- おすすめのゴシックフォント（ヒラギノ角ゴ）

ユニバーサルフォント
最近は濁点・半濁点の誤読を防止する処理がされているユニバーサルフォントも充実してきました．「パ」や「バ」などが見分けやすく，形や濁点・半濁点の位置が調整されています．

パパププ（ヒラギノ角ゴ）
パパププ（ヒラギノ UD 角ゴ）

◉ 漢字は多くないか

専門用語を使いつつ字数を減らそうとしていると，ついつい漢字が多くなりがちです．漢字使用率は40％程度だと硬い文章（新聞の社説など），30%程度だと読みやすい文章（文学作品など），20～25%だとカジュアルな文章（ウェブ上のコラム記事など）と言われています．参考までにですが，30%程度を目安にするとよいかもしれません．自分の文章の漢字使用率をウェブ上でチェックできる便利サイトもあります（http://akind.dee.cc/kanjiritsuchk-input.html）．

以上，今回は紙面レイアウトの外観の設計とテキストの扱いについて，整理しました．スライドや書類，そしてポスターにおいても，読み手は人です．常に人が読んでいる様子を意識してみてください．次回も，型の続きです！お楽しみに！■

できた書類を人と一緒に「揉む」

申請書やスライドづくりのご依頼のなかで気づくことに「研究のキモがさらっと書かれていること」が比較的多くあります．「え!! この一文，こんなにさらっとでいいんですか？」まず大事な情報を枠のなかにおさめるだけでもとても労力のいることです．その作業のなかで，研究者の皆様にとっては当たり前になりすぎていることを思わずサラッと並べていることが割とあるのです．でもたいへんな作業のなかなので，なかなか自分一人で気づくのは難しいことだと思います．また，強調するのは別の部分にした方がストーリーがおもしろくなる，というケースもありました．人と"揉む"ことで，新しい発見が生まれます．自分で作ってからも寝かせて，見直す．そして，見直したあとに，誰かに見てもらってさらに見直す，という作業を最低でも1回は入れてみましょう．もちろんそのためには，誰かに見てもらう時間が必要です．その時間も申請書作りのスケジュールに入れておきましょう．

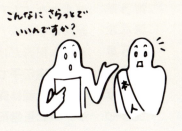

実験医学別冊

マンガでわかる ゲノム医学

ゲノムって何？を知って健康と医療に役立てる！

水島-菅野純子／著　サキマイコ／イラスト

■ 定価（本体 2,200円＋税）　■ A5判　■ 221頁　■ ISBN 978-4-7581-2087-6

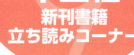

羊土社
新刊書籍
立ち読みコーナー

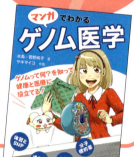

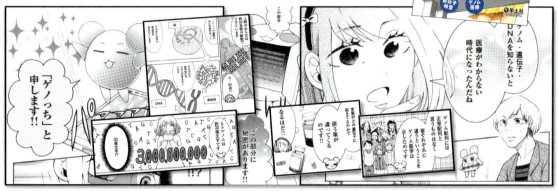

「ゲノム」を学ぶこと，教えることが，楽しくなる一冊

遺伝子パネル検査ががん診療の現場に実装され，「ゲノム医療元年」とも呼ばれるこの頃．専門・非専門を問わずゲノムの知識が当たり前に求められるようになっています．一方で，ある調査では日本人の9割近くが「ゲノム」の意味が解らない…と答えたそうです．医療職の養成校でも「遺伝子」という言葉に何となく抵抗を感じている方が少なくないと伺います．

そうした現場と教育のギャップを埋めるのが本書です．「遺伝子って解らない」「ゲノムって難しそう」という方でも，親しみやすいキャラクター《ゲノっち》と一緒にSNP，遺伝子検査，個別化医療…などのコンセプトを無理なく学べます．学術的な解説も充実し，これからゲノム医療を受ける，提供する，研究する，あらゆる方にお役立ていただける一冊になっています．

目次

プロローグ	ゲノムって何だろう？
第1章	遺伝子でわかること、わからないこと
第2章	遺伝子検査
第3章	がんとゲノム（前編）—ゲノムに基づく医療
第4章	がんとゲノム（後編）—がんの遺伝要因と環境要因
第5章	ゲノム配列だけでは人生は決まらない
第6章	病気を遺伝子で治療する
第7章	ゲノム情報は究極のプライバシー？
エピローグ	ゲノムに正常配列はない

遺伝学が苦手でも，《ゲノっち》と一緒なら大丈夫

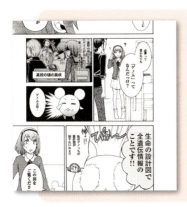

本書のマンガでは，大学生の主人公が可愛いキャラクターの《ゲノっち》と一緒にゲノムとは何かを学んでいきます．主人公は《ゲノム》の理解を通じて，病気の原因も最適な医療も一人ひとり異なること，そして私たちは誰一人として同じでない特別な存在であることに気づきます．

専門の基礎固めにも適した情報量

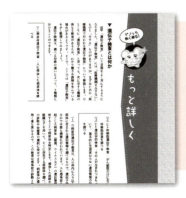

本書の半分はマンガですが，残り半分には文章による解説(「もっと詳しく」)を掲載しています．マンガを一読してコンセプトが頭に入ったら，さらに興味が膨らんだら「もっと詳しく」を読むことで，大学レベルのキーワードが無理なく身につきます．

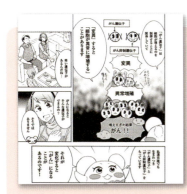

がんゲノム医療の理解に
《遺伝子の病気》は遺伝する？従来のがん治療と《がんゲノム医療》はどう違う？

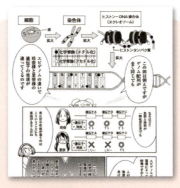

ゲノム多様性の理解に
才能も，姿かたちも，健康状態も遺伝子で決まる？私たちの個性は，ゲノムの差異から生じる？

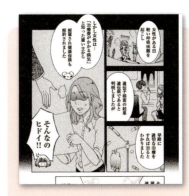

ゲノムの適切な取扱いに
ゲノム情報が《個人情報》として保護されているのはなぜ？

★ウェブサイトでマンガの冒頭部分を無料でお読みいただけます★
https://www.yodosha.co.jp/em/book/9784758120876/

Lab Report

海外ラボ 独立編

"Time for sending an application…"
Divisions of Reproductive Sciences & Human Genetics, Cincinnati Children's Hospital Medical Center

山路剛史（Masashi Yamaji）

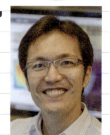

本コーナーでは，実際に海外でラボをもたれた研究者により，ラボ設立までの経緯や苦労，アドバイス，また独立後の運営のコツなどを紹介していただきます．

僕は米国オハイオ州のCincinnati Children's Hospital Medical Center（CCHMC）で，2018年の2月より研究室をスタートさせました．まだラボメンバーもそろっていないほどの新米なので，研究室運営についての話は諸先輩方にお任せすることにし，ここではラボを立ち上げる過程で学んだことを紹介させていただくことにします．

独立を見据えたラボ選び

日本でポスドク生活を2年ほど続け，論文の目処がたった頃，僕は独立を見据えたラボ探しをはじめました．研究実績などももちろん考えましたが，将来，僕の独立を支援してくれる研究室かどうかを重要視しました．具体的な基準は，以下の3点です．①独立後の研究の基礎となる仕事を立ち上げ，遂行できること，②そのテーマをもち出して独立することを受け入れてくれること，そして，③独立という形でラボを出る人が多いことです．こうした条件に加え，独立前に習得したい専門性の兼ね合いから，海外の研究室を選ぶことになりました．選んだ研究室では研究のみならず，ラボ運営，特にグラントをとるためのトレーニングを受けました．ライティングの技術に限らず，社会からのニーズ，共同研究を活用したより野心的な研究に取り組むようアドバイスを受けました．ここアメリカではコラボレーションがあった方がグラントを獲得しやすいという事情があります．加えて，独立したばかりの小さなチームは，提案した研究計画の遂行能力をアピールするために，共同研究を上手に使う必要があります．こうした背景のもと，自分の専門性をシンプルかつ明確にし，盤石にするようにアドバイスを受けました．

論文よりもお金が大事？！
日米のグラントに対する意識の違い

留学して3年後，ようやく研究が形になってきたので，勝負をかけた論文を投稿しました．これが通れば，独立の後押しになる．というよりは，これが通らなければ，どこに応募しても通らないだろうと考えていま

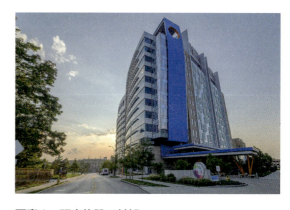

写真1　研究施設の外観
基礎研究棟，トランスレーショナル研究棟が併設されている．シンシナティ大学医学研究科の研究所が道向かいにあり，共同研究も活発．

した．そんな大事な論文のメジャーリバイスを受けた直後，ボスからまさかのグラント応募指令がくだりました．ちょうど僕のプロジェクトにピッタリの公募があったのが理由なのですが，まさに青天の霹靂でした．よい論文を出すことが先決ではないかと意見したのですが，返ってきたのは，「違う，お金が先だ．円滑なラボ運営のために，このチャンスを逃してはいけない」との言葉でした．今じゃなくてもいいのに…と思いながらリバイスを中断してグラント作成にシフトしました．リバイスを再開したのは，約3カ月後でした．この考え方の是非はともかくとして，予算に対する姿勢に日米では大きな違いがあるように思います．スタッフ全員の雇用がグラントから支払われるからかもしれません．

縁にはじまり縁におわった就職活動

論文を再投稿してほっとしたのも束の間，いたずら好きなボスから突然1行のメールが．"Time for sending an application."もちろん何のことだかさっぱりわかりません．それでよくよく聞いてみると，僕の知らない間に，ボスが友人の研究者からの要請に応じて，僕の履歴書や論文などの情報を一式送りつけていて，あとは応募するだけという状態になっていたのでした．もちろん，最終的な決定権は僕にあったのですが，なんだかんだとうまく乗せられて，応募することになりました．こうしてろくに準備もできていない状態で，僕の職探しははじまったのでした．僕が探していたアシスタントプロフェッサーのポストは，平均倍率は200倍という狭き門でした．トップジャーナル

研究施設＆研究室データ

Divisions of Reproductive Sciences & Human Genetics
Cincinnati Children's Hospital Medical Center

アメリカ合衆国
オハイオ州シンシナティ市

■ 施設の規模
学生数：〜100人，職員数：〜1,000人
■ 最近話題になったこと
全米小児病院ランキングで第2位，小児研究のNIH予算獲得額が全米で第3位の小児研究病院．Dr. Albert Sabinの経口ポリオワクチンの開発で特に有名に．
■ ホームページ https://www.cincinnatichildrens.org/

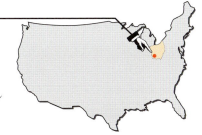

The Yamaji Lab

■ 研究分野
RNAシステムズバイオロジー／幹細胞生物学
■ 構成人員
ポスドク：1人（うち日本人1人）（絶賛募集中），テクニシャンなどスタッフ：1人（うち日本人1人）
■ 最近の研究成果
1) Yamaji M, et al：Nature, 543：568-572, 2017
2) Yamaji M, et al：Cell Stem Cell, 12：368-382, 2013
3) Yamaji M, et al：Nat Genet, 40：1016-1022, 2008
■ ホームページ https://www.theyamaji-lab.com

著者経歴
国内の出身ラボ：京都大学大学院生命科学研究科（現 京都大学大学院医学研究科斎藤通紀教授）
留学，ポスドク先のラボ名：Laboratory of RNA Molecular Biology, Rockefeller University (Dr. Thomas Tuschl)

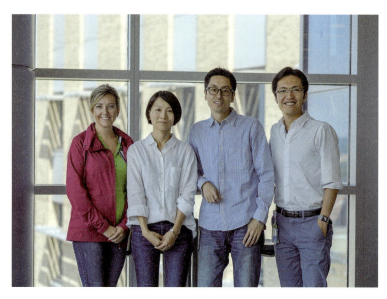

写真2　ラボメンバー写真
一番右が筆者.

に掲載された業績がある人ですら，80カ所ほど応募して，その1割から面接の連絡がきて，最終的には1,2カ所からオファーがあればよいという噂も耳に入ってくるほどです．この頃にはエディターからマイナーリバイスの返事をもらっていたので，あと1カ月程度でアクセプトまでもってゆき，なんとか面接によんでもらえるようにしようと考えました．そうして，僕は26カ所くらいに応募したのでした．論文がアクセプトされたのは就職活動をはじめてから半年が過ぎた頃でした．応募先に論文が通ったと連絡をしてももう手遅れだと言われました．業績がないまま臨んだ仕事探しでしたが，これまでお世話になった学生・ポスドク時代のアドバイザー，僕の知り合いのいる6つの研究機関からインタビューによんでもらいました．全く縁のない研究所からは声がかかりませんでした．これだけ競争が激しい就職活動であっても，やはり最後は人と人とのつながりなのだと実感しました．

たった2人の研究室からスタートして…

山路研究室は，アシスタント1名と僕だけでスタートしました．半年経って，ようやくポスドク1名が加わりました．本当に小さなチームです．幸いなことに着任して5カ月でグラントをとることができました．ポスドクの間に独立に向けて助走し，まとまった未発表データとともに異動できたことが大きかったと思います．就職活動のことを，持続可能な研究室を立ち上げることだと捉えるならば，僕の就職活動は5〜6年前からはじまっていたことになります．

おわりに

最後に，僕たちの研究を紹介します．僕たちはマウスおよびヒトの生殖細胞発生を支えるRNA制御メカニズムを研究しています．生殖細胞系列特異的なRNA-binding proteins (RBPs) の機能と標的RNA分子群を，生化学・分子生物学的手法とコンピューター解析を組合わせて定量的に決定し，制御ネットワークを解明することを試みています．現在，2019年の着任を目処に，研究員を募集しています．特に，コンピューター解析の経験がある方を歓迎します（生物学のバックグラウンドは問いません）．興味のある方は，メールしてください．(Masashi.Yamaji@cchmc.org)

Opinion 研究の現場から

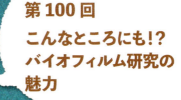

第100回
こんなところにも!?
バイオフィルム研究の魅力

本コーナーでは，研究生活と社会に関する意見や問題提起を，現在の研究現場からの生の声としてお届けします．過去掲載分は右のQRコードからウェブでご覧いただけます→

　読者の皆様は"バイオフィルム"をご存知ですか？生命科学研究者の方であれば，一度は耳にしたことがあるのではないでしょうか．最近，一般向けの広告でも目にすることもあり，ご存知の人が増えていると思います．ではバイオフィルムとはいったい何者でしょうか？

　「バイオフィルム」と聞いて，専門家であれば，「微生物が人工物や生体組織などの表面に付着して形成する膜状の構造体」や「微生物が自身の産生する物質によって覆われた状態の，固体表面に形成される集合体」といったことを想起すると思います．この微生物自身が産生する物質は，バイオフィルムマトリクスとか細胞外マトリクス，あるいは細胞外高分子とよばれ，バイオフィルムの形成に重要な構成要素です．分野外の方々は，これらの「物質＝バイオフィルム」と認識（誤解）されている場合が多いのではないでしょうか？じつは，それらによって"微生物の細胞"が覆われていることが重要なのです．例えば，医療現場では，バイオフィルムはカテーテルなどの医療器具の表面に形成された場合，難治性の感染症の原因になりえます．それは，病原菌がバイオフィルムマトリクスに覆われることで抗生物質や免疫が効かなくなるためです．バイオフィルムマトリクスは，いわばシェルターもしくはバリアとして機能するわけですが，多くの場合，感染の主役は病原菌です．よって，バイオフィルムのなかに微生物が存在することが重要なのです．

　このようなバイオフィルムは，身近なところにも多く存在します．例えば，バスタブや台所のヌメリ，歯垢などもバイオフィルムの一種だといわれています．近年では，その概念も拡張されつつあり，固体表面に付着していなくても微生物の細胞が集塊をつくっている場合や，寒天培地上のコロニーもバイオフィルムに含めるというような風潮があります（異論・反論もあるようですが…）．近年，このようなバイオフィルムが注目されている理由は，先ほどの難治性感染症の例に留まらず，動植物の病気，水道管の詰まり，船舶の金属腐食といったさまざまな問題に関連しているからです．つまり，バイオフィルムは医学・生命科学だけにとどまらず，工学や環境問題といった幅広い学問分野において重要であり，きわめて学際性の高い研究題材だといえます．

　欧米人特有の遺伝病である嚢胞性線維症と緑膿菌などのバイオフィルムに関連した感染症が深くかかわっているなどの理由から，欧米では，各国においてバイオフィルムに特化した研究組織が設立されており，研究がさかんです．日本でも，2014年に日本バイオフィルム学会がスタートし，筆者の所属する大学でも本邦初となるバイオフィルム研究センターが2015年に設立されました．日本バイオフィルム学会では，若手研究者の育成の観点から若手ワークショップを開催しています．バイオフィルム学会学術集会では発表できないような学生でも気軽に発表でき，若手中心に活発な討論を行えることをめざしています．現在は，バイオフィルム学会学術集会の一部として開催されており，無料で参加できます．また，年に2回のペースでニュースレターを作成しており，学会員であれば誰でも最新論文の解説や関連した国際学会レポート，留学先のラボの紹介記事などを読むことができます．ご興味をおもちの方がいらっしゃいましたら，是非，ご参加いただけたらと思います．きっとわれわれの身近なところにいる微生物の生き様を垣間見ることができるでしょう．

杉本真也
（東京慈恵会医科大学／
バイオフィルム若手の会）

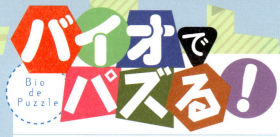

第15問 二字熟語を復元せよ！

Profile 山田力志（アソビディア）

2006年，京都大学大学院理学研究科修了（博士），'09年，名古屋大学大学院理学研究科助教，'12年，同特任助教，'14年に研究の道を離れ，パズル・トリックアートを中心にしたデザイン集団"ASOBIDEA（アソビディア）"を設立，「面白いをカタチに．」を合言葉に，イベントの実施や広告の制作などを行っている．三重県在住．
ウェブサイト：lixy.jp（個人），asobidea.co.jp（アソビディア）

問題にチャレンジ！

例題のように，漢字のパーツをうまく組合わせて，二字熟語をつくってください．①〜④でできる4つの二字熟語の読みを50音順に並べたときに，一番後ろになる熟語を答えてください．

例 包＋田＋月＋糸＝ 細胞

① 斤＋共＋田＋戸＝ □□
② 了＋大＋一＋口＝ □□
③ 角＋八＋牛＋刀＋刀＝ □□
④ 貝＋月＋ヒ＋日＋斤＋斤＝ □□

➡ □□

こ2カ月ほど，難問続きだったのではないでしょうか？ 今月のチャレンジ問題は，少し軽めの文字パズル「漢字バラバラパズル」からお届けします．いくつかのパーツを組み立てて，2つの漢字をつくり，二字熟語を完成させてください．

前回のこたえ

先月のチャレンジ問題「漢字ぐらむ」の答えはこちら．大きい数字から塗りつぶせるところを推測しながら塗り進めていくと，『食』という文字が現れます．先月号の特集テーマ「マクロファージ」は貪食機能をもつ細胞ということで，解答を「食」として問題をつくってみました．解答が「漢字1文字」ということで，解いている途中で答えが推測できた人もいるかもしれません．が，最

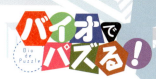

後まで理詰めで塗り潰すことができた達成感もこのパズルの醍醐味ですので,是非,完成まで仕上げてみてください.

先月号でも少し触れましたが,このパズルには実にたくさんの名前があります.「ののぐらむ」「お絵かきロジック」「イラストロジック」「ピクロス」…海外でも「Griddlers」「Pic-a-Pix」「Hanjie」「Logic Art」「Paint Logic」「Picture Logic」…等々,このパズルだけの雑誌も多く発行されており,昨今のSUDOKU(ナンバープレース)ブームの前だと,クロスワード以外では世界中で一番遊ばれていたペンシルパズルでした.ナンバープレースが海外で考案されたのに対して,このパズルは日本人が考案.しかも,いしだのん

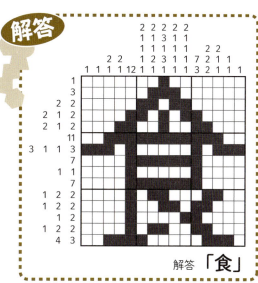

解答「食」

さんと西尾徹也さんの2名が同時期(1988年)にそれぞれ独自に考案したといわれています.その後,いしださんの作品は,イギリスのパズル家James Dalgety(ジェームス・ダルゲティー)の目にとまり,"Non" Ishida + Dia "gram" = "NONOGRAM" と命名されました.1990年にはイギリスの新聞「The Sunday Telegraph」で連載がはじまり,その後,逆輸入という形で,毎日新聞で「ののぐらむ」として連載がはじまりました.同時に,西尾さんの作品も国内の「パズラー」誌で高い人気を得て,このパズルの人気に火が付いたというわけです.パズルの裏にも歴史あり,また機会があれば,他の有名なパズルの歴史についてもご紹介します.

では,また来月.

パズルに解答してプレゼントをもらおう

◆ **正解者プレゼント**
正解された方の中から抽選で,単行本『理系英会話アクティブラーニング2 テツヤ,ディスカッションしようか』と小社オリジナルマスコット**ひつじ社員(仮)**をセットで**1名様**にお送りします.

◆ **応募方法**
下記のいずれかの方法でご応募ください.ご応募期限は次号の発行までとなります.

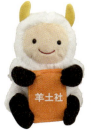
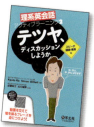

① **実験医学online**からご応募
小誌ウェブサイト**実験医学**online(www.yodosha.co.jp/jikkenigaku/)にある「バイオでパズる」のページからご回答いただけます.
※ご応募には羊土社会員への登録が必要となります.

② **Twitter** または **Facebook** からご応募
Twitterは「@Yodosha_EM」,Facebookは「@jikkenigaku」よりご応募いただけます.
詳しくは,いずれかの実験医学アカウントをご覧ください.

※プレゼント当選者の発表はプレゼントの発送をもって代えさせていただきます.

実験医学 編集日誌

「実験医学」を編集していると,科学のことや本のことなど興味深い話題に数多く接します.本コーナーでは,編集部員が日々の活動の中で感じたこと,面白かったことをご紹介いたします.ぜひお付き合いいただけましたら幸いです.

編集部より

📖 医学部医学科のカリキュラムに行動科学や社会科学などのいわゆる"文系"科目が明記され,「何を教えればいいの？」と話題になっています.海外のスタンダードな教育を日本にも取り入れようという改革が発端で,去る8月の医学教育学会でも関連セッションに沢山の聴衆が集まりました.

実験医学をご覧の大多数＝"理系"の皆さまにとっても,「何それ？ 教養科目？」のような感覚ではないでしょうか（私自身がそうでした…）. とこ ろが調べてみると,まず理系or文系という区分は日本独特のもので,本来の行動科学や社会科学は自然科学と地続きの知識体系だとわかりました.実学の側面が強く,アウトカムとして研究のチーム構築やアウトプットの円滑化などが期待できるため,海外では生命科学の課程でも広く教育が行われているそうです. 適当な例ではないかもしれませんが,私ども編集者が推敲時に拠り所とするrecency効果のような"文系"理論も,論文や研究申請書の評価向上のツールとして,海外の研究者は一般的に学んでいると聞きました.

このような文理融合のトレンドをふまえ,小誌でも今月号から"文系"な新連載(ナレッジマネジメント)が始まりました.日々の研究活動のお役に立てば担当として嬉しく思います.(間)

📖 私がかつて研究者だったころは研究成果をプレゼンしたり,研究計画を申請書にまとめたりと,研究内容を人に伝える機会が多くありました.また編集者になった後も,企画内容を社内外でプレゼンすることがたびたび求められます.しかしそういったとき,(元)科学者としては「正確に話そう」「シンプルに伝えよう」と考えてはいるのですが,今ひとつ魅力的に伝えられている気がしない,という悩みを抱えていました.そんななか出会った本『なぜ科学はストーリーを必要としているのか』（ランディ・オルソン/著,慶應義塾大学出版会）に,解決のヒントがありました.著者はアメリカの大学で終身在職権を獲得したあとにハリウッドで映画製作を学んだキャリアの持ち主で,ストーリーのもつ力と科学コミュニケーションの問題点を明快に論じています.「科学にストーリー？ 脚色でも加えるのか？」とお考えの方,ご安心ください,本書の立ち位置はむしろ逆で,話の構造を意識することでよりよく内容を伝えられるというものです.論文で「導入－手法－結果－考察」（IMRAD）という構造が用いられるのと同様,話題の展開に「（　）そして（　）しかし（　）したがって（　）」(ABT)を使ってみては,と提案するものです.私も機会をみつけて試してみようと思います.(早)

📖 先日,まだ残暑厳しい夏の夜に,編集部で東京タワーの真下にあるビアガーデンに行きました.食事後に誰が言い出したのか,東京タワーを階段で登ることに.地上150メートルのメインデッキまで600段の外階段が続いていて,展望料金を払えば誰でも挑戦することができるのです.

「羊土社があるビル（8階）の3倍登ればいいだけですよ」と涼しげに言い放つ編集者Hを羨望の眼で見送りながら,いざスタート.登り始めると,気持ち良い夜風が全身を包み込んで,宝石箱のような夜景が目の前に広がって,意外に快適に歩みが進みました.「皆と一緒だと疲れないね」と言って笑顔で登頂したのですが,その晩,寝ている間にこむら返りに襲われて,慣れない無理をしてしまったかと肩を落としてしまいました.

こむら返りの原因は,過度な運動や疲労,あるいは電解質のバランスが崩れて筋収縮が引き起こされるためと言われていますが,その詳しいメカニズムはまだ解明されていないそうです.編集部に戻り,実験医学増刊号「超高齢社会に挑む骨格筋のメディカルサイエンス」を読み返しながら,今後の研究の進展に想いを馳せた次第です.(一)

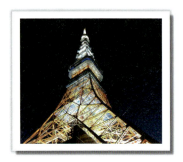

本誌へのご意見をお寄せください

編集部では,読者の方からの「実験医学」へのご意見・ご感想をお待ちしております.件名を「編集部まで」として,em_reader@yodosha.co.jp 宛にEメールにてお送りください.いただきましたご意見・ご感想は今後の誌面の参考とさせていただきます.

INFORMATION

～人材募集，大学院生募集・説明会，
　学会・シンポジウムや研究助成などのご案内～

INFORMATIONコーナーの最新情報は
ホームページでもご覧になれます　随時更新中！

新着情報・バックナンバーを下記URLで公開中

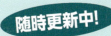
www.yodosha.co.jp/jikkenigaku/info/

● 新着情報をお手元にお知らせ！ 月4回配信の羊土社ニュースで 随時，新着情報をお知らせします

掲載ご希望の方は本コーナー2830ページをご覧下さい

INDEX

人材募集

■ 秋田大学大学院医学系研究科　腎泌尿器科学講座
　『教員公募（助教）』 ………………………………………………………… 2828

■ 大阪大学大学院医学系研究科遺伝学教室
　『助教募集』 ………………………………………………………………… 2828

■ JSTバイオサイエンスデータベースセンター（NBDC）
　『研究員（先進ゲノム支援）募集』 …………………………………………… 2828

学会・シンポジウム・研究助成

■ 主催：株式会社同仁化学研究所　第29回フォーラム・イン・ドージン
　『細胞と個体の老化生物学－科学は不老長寿に迫れるか－』 …………… 2829

■ 日本医療研究開発機構（AMED）
　『革新的バイオ医薬品創出基盤技術開発事業　成果報告会のご案内』 ………… 2829

★本コーナーに情報をお寄せ下さい！お申込方法は本コーナー 2830ページ参照★

秋田大学大学院医学系研究科　腎泌尿器科学講座
教員公募（助教）

■ URL：http://www.med.akita-u.ac.jp/~hinyoki/

秋田大学大学院医学系研究科医学専攻腎泌尿器科学講座では，泌尿器癌進展と高脂肪・肥満及び腸内細菌叢異常等との関連，さらに，その分子機構を解明し，治療標的分子を同定することを目的とした研究を行っています．このたび，研究に優れた能力と熱意を有する人材を公募いたします．【仕事内容】泌尿器科学および腫瘍基礎医学に精通した研究者を広い分野から求めます．「泌尿器癌進展と高脂肪，肥満及び腸内細菌叢異常，等との関連とその分子機構を解明し，治療標的分子を同定することを目的とした研究」及び日常診療研究における検体保存・管理データベース構築を担当していただきます．【応募資格】①博士学位取得者　②泌尿器科学領域あるいは腫瘍基礎医学において卓越した識見を有し，国際的な活躍が期待できる方　③泌尿器科学領域あるいは腫瘍基礎医学において優れた研究業績がある方　④協調性があり，講座の運営に積極的に参画できる方　⑤医師免許の有無は問いません　【採用予定日】2019年4月1日（変更となる場合がございます）【勤務形態】常勤（任期5年）【待　遇】本学職員就業規則に則り決定いたします．【提出書類】①履歴書　②診療実績概要（ある場合のみ）：1,000字程度　③研究業績概要：1,000字程度　④研究業績一覧　⑤各種研究費採択状況　⑥教育実績（ある場合のみ）　⑦今後の教育・研究に関する抱負：1,000字程度　⑧応募者を照会できる方2名：氏名，所属，職位，連絡先　【応募締切】2018年10月31日（水）17:00（必着）【書類送付先】秋田大学医学系研究科・医学部総務課人事担当　〒010-8543　秋田県秋田市本道一丁目1－1　【選考方法】書類審査に合格した方に面接審査を実施します（2018年11月予定）．面接実施日時等は書類審査合格者に通知します．なお，面接等に係る旅費，宿泊費等は応募者の負担とします．最終的な選考結果は，本人宛に郵送にて通知いたします．【問合先】〒010-8543　秋田市本道一丁目1－1　大学院医学系研究科医学専攻腎泌尿器科学講座　教授　羽渕 友則　Tel：018（884）6154（直通）　E-mail：thabuchi@doc.med.akita-u.ac.jp

大阪大学大学院医学系研究科遺伝学教室
助教募集

■ URL：http://www.fbs.osaka-u.ac.jp/labs/yoshimori/

大阪大学大学院生命機能研究科細胞内膜動態研究室／医学系研究科遺伝学教室（吉森 保 教授）では，細胞内の大規模分解システム・オートファジーについて，基礎的な分子機構から病態との関連まで，幅広く分子細胞生物学的研究を展開しています．研究材料として哺乳類培養細胞やマウスを主に扱っています．上記の研究テーマに熱意をもって取り組んでいただける助教を1名募集いたします．興味のある方はぜひご応募ください．【仕事内容】研究及び学生指導　【募集人員】助教（常勤）1名　【雇用期間】3年（再任1回可能で最長5年）【着任時期】採用決定後のできるだけ早い時期　【応募条件】博士号取得者または取得見込みの方．医学，薬学，工学，農学，理学など出身分野は問いません．オートファジー研究の経験者や，イメージング技術に長けた人を歓迎します．【給　与】国立大学法人大阪大学教職員給与規程による　【勤務形態】国立大学法人大阪大学教職員の労働時間，休日及び休暇等に関する規程による　※専門業務型裁量労働制適用（みなし労働時間：1日8時間）【応募方法】連絡先のメールアドレスの題名に「吉森研究室助教応募書類」と明記し，応募書類のPDFファイルを添付して，メールで送付，もしくはDropboxやOneDriveなどのオンラインサーバーで送付すること．印刷したものを郵送しても構いません．　①履歴書（写真貼付）　②現在までの研究の概略（2,000字程度）　③志望動機と着任後の研究の展望（1,000字程度）　④研究業績リスト（原著論文，総説・著書，講演，競争的研究資金等の獲得実績，その他特記事項）　⑤応募者について問い合わせることのできる方2名の氏名と連絡先　【選考内容】書類審査後，書類選考通過者のみ面接を行います　【連絡先】大阪大学大学院医学系研究科遺伝学教室　採用担当係　〒565-0871　大阪府吹田市山田丘2-2　TEL：06-6879-3588，E-mail：jimu@gt.med.osaka-u.ac.jp　【備　考】応募書類は返却いたしません．あらかじめご了承ください．その他の労働条件については国立大学法人大阪大学教職員就業規則等によります．なお，ここに示した事項については場合によっては変更となる可能性があります．面接時等に再度ご確認ください．

JSTバイオサイエンスデータベースセンター（NBDC）
研究員（先進ゲノム支援）募集

■ URL：https://biosciencedbc.jp/gadget/saiyou/boshu180423.pdf

国立研究開発法人科学技術振興機構（Japan Science and Technology Agency, JST）バイオサイエンスデータベースセンター（National Bioscience Database Center, NBDC）は，ライフサイエンス分野において構築されたデータベースを統合し，利用者の視点からみて使いやすいインタフェースで提供することで，データの価値を最大化し，ライフサイエンス分野の研究の発展に寄与することを目指すデータベースセンターです．

【研究員募集】今回，NBDCが提供するサービスの中でも，個人情報の保護や倫理的・社会的観点からの配慮が必要なヒト由来試料から得られた研究データを，安全かつ国際的に共有するための業務に従事する研究員を募集します．文部科学省科学研究費助成事業の新学術領域研究『学術研究支援基盤形成』に採択されている「先進ゲノム支援」（先進ゲノム解析研究推進プラットフォーム）の一環として，支援対象者の倫理関係手続きや支援成果のデータベースを介した共有化に関する支援，および支援技術等の高度化を実施していただきます．

詳しくは，NBDCウェブサイトの採用情報
https://biosciencedbc.jp/gadget/saiyou/boshu180423.pdf
をご確認ください．

INFORMATION

主催：株式会社同仁化学研究所　第29回フォーラム・イン・ドージン
細胞と個体の老化生物学 －科学は不老長寿に迫れるか－

■ URL：http://www.dojindo.co.jp/event/index.html

日本人の高齢化率は世界で類を見ないほどの速さで増加しており，高齢化に伴い，認知症，生活習慣病，緑内障などの加齢関連疾患が増加し，健康寿命の低下を招いております．健康長寿の延伸のためには，老化とは何か？人類は老化を制御できるのか？という本質的な問いに答える必要があり，科学の力で老化メカニズムを解明し，老化の制御を目指すことが重要となります．今回のフォーラムでは，老化研究の第一人者であられる先生方をお招きし，細胞老化から個体老化まで，様々な切り口で老化研究の最新の話題についてご講演いただきます．

【日時・場所】2018年11月22日（木）9：30開会（9：00開場）　熊本ホテルキャッスル（熊本市中央区城東町4-2）
【プログラム】① 鍋島 陽一（公益財団法人先端医療産業都市推進機構 先端医療研究センター研究所）「クロトー研究の最近の進展」　② 中西 真（東京大学医科学研究所 癌・細胞増殖部門 癌防御シグナル分野）「老化細胞特有の代謝特性と形質維持」　③ 中尾 光善（熊本大学発生医学研究所 細胞医学分野）「エピゲノム因子による細胞老化と病態の分子基盤」　④ 田原 栄俊（広島大学大学院医歯薬保健学研究科 薬学講座）「テロメア・マイクロRNAによる細胞と個体の老化制御と健康長寿への挑戦」　⑤ 大谷 直子（大阪市立大学大学院 医学研究科 分子生体医学講座 病態生理学）「細胞老化とＳＡＳＰ：その誘導機構と生体における役割」　⑥ 下川 功（長崎大学大学院 医歯薬学総合研究科 医療科学専攻 病理学分野）「カロリー制限による老化制御機構」　⑦ 三浦 恭子（熊本大学大学院 生命科学研究部 老化・健康長寿学分野／大学院先導機構）「最長寿齧歯類ハダカデバネズミにおける老化耐性・がん化耐性機構の探求」　【参加費】無料
【申込方法】上記URLより弊社HPにアクセスし，ご登録ください．　【問合先】〒861-2202　熊本県上益城郡益城町田原2025-5　（株）同仁化学研究所内「フォーラム・イン・ドージン事務局」（担当：江口）　TEL：0120-489548，FAX：0120-021557，E-mail：info@dojindo.co.jp

日本医療研究開発機構（AMED）
革新的バイオ医薬品創出基盤技術開発事業　成果報告会のご案内

■ URL：https://www.amed.go.jp/news/event/kakuba_sympo_181018.html

革新的バイオ医薬品創出基盤技術開発事業は，バイオ技術を利用した世界初の医薬品・医療技術等の創出を目指したAMEDによる委託研究事業であり，抗体工学，人工核酸，ゲノム編集，ドラッグデリバリー，分子イメージング，品質評価法など，今後の実用化が期待される基盤技術を有する研究機関を対象に事業展開をしてきました．5か年事業の最終年度にあたり，以下のとおり成果報告会を開催いたします．

【日　時】2018年10月18日（木）　13：00開始（開場12：30）
【場　所】一橋大学一橋講堂（東京都千代田区一ツ橋2-1-2　学術総合センター2階）
【講演者】招待講演：古賀淳一（日本製薬工業協会），成果報告：石川文彦（理化学研究所），伊東祐二（鹿児島大学），上田泰己（東京大学），小比賀聡（大阪大学），加藤幸夫（東北大学），川崎ナナ（横浜市立大学），西山伸宏（東京工業大学），濡木 理（東京大学），横田隆徳（東京医科歯科大学）（※口頭発表の他，本事業の全27課題のポスターセッションを行います）
【対象者】本事業の研究成果や成果の事業化に関心のある方ならどなたでもご来場いただけます．
【定　員】500名
【参加費】無料（上記URLから事前の参加登録をお願いいたします）
【問合先】AMED革新バイオ事務局（E-mail：kaku-bio27@amed.go.jp，TEL：03-6870-2219）
【その他】成果報告の講演タイトルは，上記URLでご確認いただけます．

月刊 実験医学 INFORMATIONコーナーに
あなたの情報をご掲載ください

「実験医学INFORMATION」では，人材募集，大学院生募集・説明会のご案内，学会やシンポジウム・研究助成などの研究に関わるご案内の掲載を随時募集しています．

読者の注目度や反響の大きい本コーナーを情報発信の場としてぜひご活用ください！

本コーナーに掲載をお申込いただくと，2つの異なる媒体に掲載されます

媒体1　**『実験医学』本誌**　毎月20日発行

媒体2　**『実験医学ホームページ』に誌面掲載に先がけて，全文掲載！**

★実験医学ホームページのみの掲載も承ります．お急ぎのご案内の際にご利用下さい！

さらに，次の2つの特典があります

特典1　**メールマガジン「羊土社ニュース」**（登録者数27,000人）の
実験医学INFORMATION新着情報コーナーへ**タイトルを掲載！**

特典2　**「羊土社ニュース」の 広告掲載料10％割引**　※35文字×7～8行 **¥60,000→¥54,000**（税別）に割引
誌面と合わせて「羊土社ニュース」に広告を掲載いただくと，効果も倍増！ 料金もお得です．

お申込について

掲載申込みはホームページの掲載申込フォームにて24時間受付中！
文字数・行数計算機能付き！ 便利な下書テンプレートもダウンロードできます．

お申込はコチラから ➡ **www.yodosha.co.jp/jikkenigaku/info/**

申込要項

［掲載料金（税別）］

❶ **1ページ広告**　掲載料金：4色1ページ　150,000円，1色1ページ　90,000円

❷ **1/2ページ広告**　掲載料金：1色1/2ページ　55,000円

※広告原稿をお持ちでない場合は，1色広告に限り弊社が用意するひな形を使った簡単な版下制作を承ります．
制作費［1色1P：10,000円，1色1/2P：6,000円］（制作期間を2週間程度いただきます）

❸ **1/3ページ広告**　※掲載可能文字数は全角800字以内（本文 1行57字 × 最大14行 まで）

- 人材などの募集のご案内　掲載料金：40,000円
- 大学院生募集・大学院説明会のご案内　掲載料金：20,000円
- シンポジウムや学会，研究助成などのご案内　掲載料金：20,000円
- 共同機器利用・共同研究・技術講習会のご案内　掲載料金：20,000円

得 複数月連続 でお申し込みいただきますと，掲載料が割引となります．詳細は，下記担当者までお問い合わせください．

［申込締切］ 毎月 15日（翌月20日発行号掲載）
※お申込いただける最も早い掲載号は上記お申込ページでご確認いただけます．

［問合せ先］ 羊土社「実験医学」INFORMATION係
TEL：03-5282-1211，FAX：03-5282-1212，E-mail：eminfo@yodosha.co.jp

「実験医学」取扱店一覧 ❶

■北海道
◎札幌
紀伊國屋書店　札幌店　011-231-2131
コーチャンフォー　美しが丘店　011-889-2000
コーチャンフォー　札幌ミュンヘン大橋店　011-817-4000
コーチャンフォー　新川通り店　011-769-4000
札幌医科大学　大学書房　丸善キャンパスショップ　011-616-0057
三省堂書店　札幌店　011-209-5600
東京堂書店　北24条店　011-756-2570
北海道大学生協　書籍部クラーク店　011-736-0916
北海道大学生協　書籍部北部店　011-747-2182
MARUZEN＆ジュンク堂書店　札幌店　011-223-1911
◎石狩
酪農学園大学生協　011-386-7281
◎小樽
喜久屋書店　小樽店　0134-31-7077
◎函館
昭和書房　0138-54-3316
北海道大学生協　書籍部水産店　0138-41-3109
◎旭川
コーチャンフォー　旭川店　0166-76-4000
三省堂書店　旭川医大売店　0166-68-2773
ジュンク堂書店　旭川店　0166-26-1120
◎北見
コーチャンフォー　北見店　0157-26-1122
◎帯広
帯広畜産大学生協　0155-48-2284
◎釧路
コーチャンフォー　釧路店　0154-46-7777
蔦屋書店　運動公園通り店　0154-37-6112

■青森
紀伊國屋書店　弘前店　0172-36-4511
ジュンク堂書店　弘前中三店　0172-34-3131
弘前大学生協　医学部店書籍部　0172-35-3275
弘前大学生協　文京店書籍部　0172-33-3742
宮脇書店　青森本店　017-721-1080

■岩手
岩手大学生協　0196-52-2028
エムズエクスポ　盛岡店　019-648-7100
ジュンク堂書店　盛岡店　019-601-6161
東山堂　北日本医学書センター　019-637-3831
丸善　岩手医科大学売店　0196-51-7452
丸善　岩手医科大学矢巾売店　019-697-1651

■宮城
アイエ医書センター　022-738-8670
アイエ書店　薬大売店　022-234-4181
東北学院大学生協　泉店　022-375-1146
東北大学生協　片平店書籍部　022-264-0706
東北大学生協　工学部店　022-261-4190
東北大学生協　星陵店書籍部　022-275-1093
東北大学生協　農学部店　022-275-7331
東北大学生協　理薬店　022-263-0126
丸善　仙台アエル店　022-264-0151
ヤマト屋書店　仙台三越店　022-393-8541

■秋田
秋田大学生協　本道店　018-831-5806
ジュンク堂書店　秋田店　018-884-1370
西村書店　秋田MB　018-835-9611

■山形
高陽堂書店　0236-31-6001
戸田書店　三川店　0235-68-0015
山形大学生協　飯田店書籍部　0236-42-4590
山形大学生協　小白川店書籍部　023-641-4365
山形大学生協　鶴岡店　0235-25-6993
山形大学生協　米沢店　0238-21-2713

■福島
岩瀬書店　中合店　024-521-3022
紀伊國屋書店　福島県立医科大学ブックセンター　0245-48-2533
ジュンク堂書店　郡山店　024-927-0440

■茨城
ACADEMIA イーアスつくば店　029-868-7407
茨城大学生協　阿見店　029-887-4312
志学書店　茨城医療大店　029-887-6317
丸善　筑波大学医学学群売店　029-858-0424
丸善　筑波大学第二学群売店　029-585-0421

■栃木
うさぎや　自治医大店　0285-44-7637
宇都宮大生協　峰店　028-636-5723
落合書店　宝木店　028-650-2211
大学書房　自治医大店　0285-44-8061
大学書房　獨協医大店　0282-86-2850
廣川書店　獨協医大店　0282-86-2960

■群馬
紀伊國屋書店　前橋店　027-220-1830
群馬大学生協　昭和店　027-233-9558
ケヅカ書店　0276-72-4646
戸田書店　高崎店　027-363-5110
廣川書店　高崎本店　0273-22-4804
廣川書店　前橋店　027-231-3077

■埼玉
紀伊國屋書店　さいたま新都心店　048-600-0830
紀伊國屋書店　理研BIC　048-450-1000
埼玉大学生協書籍部　048-854-9342
三省堂ブックポート大宮　048-646-2600
大学書房　大宮店　048-648-5643
戸田書店　熊谷店　048-599-3232
Book Depot 書楽　048-859-4946
文光堂書店　埼玉医科大学店　0492-95-2170

■千葉
紀伊國屋書店　流山おおたかの森店　04-7156-6111
くまざわ書店　ペリエ千葉店　043-202-2900
三省堂書店　千葉そごうブックセンター　043-245-8331
志学書店　043-224-7111
ジュンク堂書店　南船橋店　047-401-0330
千葉大学生協　亥鼻店　043-222-4912
千葉大学生協　ブックセンター　043-254-1825
東京学館大学生協　柏店　0471-35-8117
東京理科大学生協　野田店　04-7122-9316
東邦大学生協　習志野店　0474-70-2092
丸善　津田沼店　0474-70-8313
宮脇書店　印西牧の原店　0476-40-6325

■東京
◎千代田区
三省堂書店　本店メディカルブックセンター　03-3233-3312
三省堂書店　有楽町店　03-3292-7653
日本歯科大学売店河合　03-3261-4375
丸善　お茶の水店　03-3295-5581
丸善　丸の内本店　03-5288-8881
◎中央区
丸善　日本橋店　03-6214-2001
八重洲ブックセンター　03-3281-1811
◎港区
慶應義塾大学生協　芝共立店　03-6432-4207
東京海洋大学生協　03-3471-2163
東京大学生協　医科研店　03-3449-8946
文永堂書店（慈恵医大内）　03-3431-5805
明文館（慈恵医大内）　03-3431-6671
◎新宿区
紀伊國屋書店　本店　03-3354-0131
慶應義塾大学生協　信濃町店　03-3341-6355
三省堂書店　女子医大店　03-3203-8346
ブックファースト　新宿店　03-5339-7611
早稲田大学生協　理工店　03-3200-6083
◎文京区
お茶の水女子大学生協　03-3947-9449
東京医科歯科大学生協　03-3818-5232
東京大学生協　農学部店　03-3812-0577
東京大学生協　本郷書籍部　03-3811-5481
文光堂書店　本郷店　03-3815-3521
文光堂書店　日医大店　03-3824-3322
鳳文社　03-3811-7700
◎品川区
医学堂書店　03-3783-9774
昭和大学生協　書籍店　03-3788-2322
◎目黒区
東京大学生協　駒場書籍部　03-3469-7145
東京大学生協　先端研店　03-5452-6700
◎大田区
東邦稲垣書店　03-3766-0068
丸善　東邦大学売店　03-5753-1466
◎世田谷区
紀伊國屋書店　玉川高島屋店　03-3709-2091
東京農業大学生協　03-3427-5713
◎渋谷区
MARUZEN＆ジュンク堂書店　渋谷店　03-5456-2111
◎豊島区
ジュンク堂書店　池袋店　03-5956-6111
三省堂書店　池袋本店　03-6864-8900
◎板橋区
帝京ブックセンター　03-6912-4081
文光堂書店　板橋日大店　03-3958-5224
◎八王子市
くまざわ書店　八王子店　0426-25-1201
首都大学東京生協　0426-77-1413
東京薬科大学生協　0426-76-6368
有隣堂　八王子購買部（東京工科大学）　0426-35-5060
◎多摩
オリオン書房　ノルテ店　042-527-1231
木内書店　042-345-7616
コーチャンフォー　若葉台店　042-350-2800
ジュンク堂書店　吉祥寺店　0422-28-5333
ジュンク堂書店　立川高島屋店　042-512-9910
東京学芸大学生協　042-324-6225
東京農工大学生協　工学部店　042-381-7223
東京農工大学生協　農学部店　042-362-2108
文光堂書店　杏林大学売店　0422-48-0335
法政大学生協　小金井購買部　042-381-9140
MARUZEN　多摩センター店　042-355-3220
明治薬科大学生協　0424-95-8443

■神奈川
ACADEMIA　港北店　045-914-3320
麻布大学生協　042-754-1380
紀伊國屋書店　聖マリアンナ医大店　044-977-8721
紀伊國屋書店　横浜店　045-450-5901
慶應義塾大学生協　矢上店　045-563-0941
三省堂書店　新横浜店　045-478-5520
ジュンク堂書店　藤沢店　0466-52-1211
立野商店　046-82-8065
田中歯科器械店（神奈川歯科大内）　046-826-1441
東京工業大学生協　すずかけ台店　045-922-0743
阪急ブックファースト　青葉台店　045-989-1781
丸善　東海大学伊勢原売店　0463-91-0460
丸善　明治大学ブックセンター店　044-920-6251
有隣堂　ラゾーナ川崎店　044-520-1869
有隣堂本店　医学書センター　045-261-1231
有隣堂　北里大学売店　0427-78-5201
有隣堂　横浜駅西口医学書センター　045-311-6265
横浜市立大学生協　医学部福浦店　045-785-0601
横浜市立大学生協　本部店　045-783-6649

■山梨
ジュンク堂書店　岡島甲府店　055-231-0606
丸善　山梨大学医学部購買部　055-220-4079
明倫堂書店　甲府店　055-274-4331
山梨大学生協　055-252-4757

■長野
信州大学生協　工学部店　0262-26-3588
信州大学生協　繊維学部店　0268-27-4978
信州大学生協　農学部店　0265-78-9403
信州大学生協　松本書籍部　0263-37-2983
平安堂　長野店　026-224-4545
丸善　松本店　0263-31-8171
宮脇書店　松本店　0263-24-2435
明倫堂書店　0263-35-4312

■新潟
紀伊國屋書店　新潟店　025-241-5281
考古堂書店　025-229-4050
考古堂書店　新潟大学医学部店　025-223-6185
ジュンク堂書店　新潟店　025-374-4411
新潟大学生協　025-262-6095
新潟大学生協　池原店　025-223-2565
西村書店　025-223-2388
文信堂書店　技大店　0258-46-6437
宮脇書店　長岡店　0258-31-3700

■富山
紀伊國屋書店　富山店　076-491-7031
富山大学生協　工学部店　0764-31-6383
富山大学生協　五福店　0764-33-3080
中田図書販売　大泉本社　0764-21-0100
中田図書販売　富山大学杉谷キャンパス売店　0764-34-0929
Books なかだ本店　専門館　0764-92-1197

■石川
金沢大学生協　076-264-0583
金沢大学生協　医学部保健学科店　0762-22-0425
金沢大学生協　角間店　076-224-0905
金沢大学生協　自然科研店　076-231-7461
金沢ビーンズ明文堂書店　金沢県庁前本店　076-239-4400
紀伊國屋書店　金沢医大ブックセンター　076-286-1874
前田書店　076-261-0055

■福井
勝木書店　新二の宮店　0776-27-4678
勝木書店　福井大学医学部店　0776-61-3300
紀伊國屋書店　福井店　0776-28-9851
福井大学生協　0776-21-2956

「実験医学」取扱店一覧 ❷

■ **岐阜**
岐阜大学生協　医学部店	058-230-1164
岐阜大学生協　中央店	058-230-1166
自由書房　新高島屋店	058-262-5661
丸善　朝日大学売店	058-327-7506
丸善　岐阜店	058-297-7008

■ **静岡**
ガリバー　浜松店	053-433-6632
静岡大学生協　静岡店	054-237-1427
戸田書店　静岡本店	054-205-6111
マルサン書店　仲見世店	0559-63-0350
谷島屋　浜松本店	053-457-4165
谷島屋　浜松医大売店	053-433-7837
MARUZEN＆ジュンク堂書店　新静岡店	054-275-2777

■ **愛知**
大竹書店	052-262-3828
岡崎国立共同研究機構生協ショップ	0564-58-9210
三省堂書店　名古屋高島屋店	052-566-8877
三省堂書店　名古屋本店	052-566-6801
ジュンク堂書店　名古屋店	052-589-6321
ジュンク堂書店　ロフト名古屋店	052-249-5592
精文館書店　技科大店	0532-47-0624
ちくさ正文館　名城大学内ブックショップ	052-833-8215
名古屋工業大学生協	052-731-1600
名古屋市立大学生協　医学部店	052-852-7346
名古屋市立大学生協　薬学部店	052-835-6864
名古屋大学生協　医学部店	052-731-6815
名古屋大学生協　Booksフロンテ	052-781-9819
丸善　愛知医大店	052-264-4811
MARUZEN　名古屋本店	052-238-0320
丸善　藤田保健衛生大学売店	0562-93-2582

■ **三重**
三重大学生協　翠陵会館第一書籍部	0592-32-5007
三重大学生協　BII店	0592-32-9531
ワニコ書店	0592-31-3000

■ **滋賀**
大垣書店　フォレオ大津一里山店	077-547-1020
紀伊國屋書店　大津店	0775-27-7191
滋賀医科大学生協	077-548-2134
滋賀県立大学生協	0749-25-4830
立命館大学生協びわこ・くさつ店	077-561-3921

■ **京都**
大垣書店　イオンモールKYOTO店	075-692-3331
ガリバー京大病院店	075-761-0651
ガリバー京都店	075-751-7151
京都工芸繊維大学生協	075-702-1133
京都大学生協　宇治店	0774-38-4388
京都大学生協　南部ショップ	075-752-1686
京都大学生協　吉田生協会館	075-753-7632
京都大学生協　ルネ	075-771-7336
京都府立医科大学生協　医学部店	075-251-5964
京都府立大学生協	075-723-7263
ジュンク堂書店　京都店	075-252-0101
神陵文庫　京都営業所	075-761-2181
辻井書院	075-791-3863
同志社大学生協　書籍部京田辺店	0774-65-8372
丸善　京都本店	075-253-1599

■ **大阪**
アゴラブックセンター	072-621-3727
大阪市立大学生協　医学部店	06-6645-3641
大阪大学生協　医学部店	06-6878-7062
大阪大学生協　工学部店	06-6877-6639
大阪大学生協　豊中店	06-6841-4949
大阪府立大学生協	0722-59-1736
紀伊國屋書店　梅田本店	06-6372-5824
紀伊國屋書店　大阪薬科大学ブックセンター	072-690-1097
紀伊國屋書店　近畿大学医学部ブックセンター	072-368-6190
紀伊國屋書店　グランフロント大阪店	06-7730-8451
近畿大学生協	06-6725-3311
ジュンク堂書店　大阪本店	06-4799-1090
ジュンク堂書店　近鉄あべのハルカス店	06-6626-2151
ジュンク堂書店　高槻店	072-686-5300
ジュンク堂書店　難波店	06-4396-4771
神陵文庫　大阪支店	06-6223-5511
神陵文庫　大阪医科大学	0726-83-1161
神陵文庫　大阪大学医学部病院店	06-6879-6581
摂南大学　学部売店	072-866-3287
MARUZEN＆ジュンク堂書店　梅田店	06-6292-7383
ワニコ書店　枚方店	072-841-5444

■ **兵庫**
関西学院大学生協　神戸三田キャンパス店	079-565-7676
紀伊國屋書店　姫路獨協大学BIC	0792-22-0852
紀伊國屋書店　兵庫医科大学売店	0798-45-6446
紀伊國屋書店　兵庫医療大学BC	078-304-3116
好文社	078-974-1734
神戸大学生協　医学部メディコ・アトリウム店	078-371-1435
神戸大学生協　学生会館店	078-881-8847
神戸大学生協　ランス店	078-881-8484
ジュンク堂書店　三宮店	078-392-1001
ジュンク堂書店　姫路店	079-221-8280
神陵文庫　本社	078-511-5551
神陵文庫　西宮店	0798-45-2427
兵庫県立大学生協　播磨理学キャンパス店	07915-8-0007

■ **奈良**
| 奈良栗田書店 | 0744-22-8657 |
| 奈良女子大学生協 | 0742-26-2036 |

■ **和歌山**
神陵文庫　和歌山店	073-444-7766
TSUTAYA WAY ガーデンパーク和歌山店	073-480-5900
和歌山県立医科大学生協	073-448-1161
和歌山大学生協	073-452-8497

■ **鳥取**
| 鳥取大学生協 | 0857-28-2565 |
| 鳥取大学生協　医学部ショップ | 0859-31-6030 |

■ **島根**
島根井上書店	0853-22-6577
島根大学生協　医学部店	0853-31-6322
島根大学生協　ショップ書籍部	0852-32-6242

■ **岡山**
岡山大学生協	086-256-4100
岡山大学生協　コジカショップ	086-256-7047
喜久屋書店　倉敷店	086-430-5450
紀伊國屋書店　クレド岡山店	086-212-2551
神陵文庫　岡山営業所	086-223-8387
泰山堂書店　川崎医大売店	086-462-2822
泰山堂書店　鹿田本店	086-226-3211
津山ブックセンター	0868-26-4047
丸善　岡山シンフォニービル店	086-233-4640

■ **広島**
井上書店	082-254-5252
紀伊國屋書店　広島店	082-225-3232
紀伊國屋書店　ゆめタウン広島店	082-250-6100
ジュンク堂書店　広島駅前店	082-568-3000
神陵文庫　広島営業所	082-232-6007
広島大学生協　霞コープショップ	082-257-5943
広島大学生協　北1コープショップ	082-423-8285
広島大学生協　西2コープショップ	082-424-0920
フタバ図書　TERA広島府中店	082-561-0771
MARUZEN　広島店	082-504-6210

■ **山口**
井上書店　宇部店	0836-34-3424
山口大学生協　医心館ショップ	0836-22-5067
山口大学工学部ショップ	0836-35-4433

■ **徳島**
紀伊國屋書店　徳島店	088-602-1611
久米書店	088-623-1334
久米書店　徳島大前店	088-632-2663
徳島大学生協　蔵本店	088-633-0691
徳島大学生協　常三島ショップ	088-652-3248

■ **香川**
香川大学生協　農学部店	087-898-9023
ジュンク堂書店　高松店	087-832-0170
宮脇書店　本店	087-851-3733
宮脇書店　香川大学医学部店	087-898-4654
宮脇書店　総本店	087-823-3152

■ **愛媛**
愛媛大学生協　城北店	089-925-5801
愛媛大学生協　農学部店	089-933-1525
紀伊國屋書店　いよてつ高島屋店	089-932-0005
ジュンク堂書店　松山店	089-915-0075
新丸三書店	089-955-7381
新丸三書店　愛媛大医学部店	089-964-1652
宮脇書店　新居浜本店	0897-31-0586

■ **高知**
金高堂本店	088-822-0161
金高堂　高知大学医学部店	088-866-1461
高知大学生協　朝倉書籍店	0888-40-1661

■ **福岡**
井上書店　小倉店	093-533-5005
喜久屋書店　小倉店	093-514-1400
紀伊國屋書店　久留米店	0942-45-7170
紀伊國屋書店　福岡本店	092-434-3100
紀伊國屋書店　ゆめタウン博多店	092-643-6721
九州工業大学生協　飯塚店	0948-24-8424
九州工業大学生協　戸畑店	093-883-0498
九州神陵文庫　本社	092-641-5555
九州神陵文庫　九州歯科大店	093-571-5453
九州神陵文庫　久留米大学医学部店	0942-34-8660
九州神陵文庫　福岡大学医学部店	092-801-1011
九州大学生協　医系書籍部	092-651-7134
九州大学生協　皎皎舎店	092-805-7700
九州大学生協　理農店	092-642-1755
ジュンク堂書店　福岡店	092-738-3322
白石書店　産業医科大学売店	093-693-8300
ブックセンタークエスト　小倉本店	093-522-3912
MARUZEN　博多店	092-413-5401

■ **佐賀**
紀伊國屋書店　佐賀大学医学部ブックセンター	0952-30-0652
紀伊國屋書店　佐賀店	0952-36-8171
佐賀大学生協　大学会館店	0952-25-4451

■ **長崎**
紀伊國屋書店　長崎店	095-811-4919
長崎大学生協　医学部店	095-849-7159
長崎大学生協　文教店	095-845-5887

■ **熊本**
九州神陵文庫　熊本大学医学部病院店	096-373-5884
金龍堂書店　まるぶん店	096-356-4733
熊本大学生協　医学店	096-373-5433
熊本大学生協　薬学店	096-362-0990

■ **大分**
紀伊國屋書店　大分店	097-552-6100
九州神陵文庫　大分営業所	097-549-3133
九州神陵文庫　大分大学医学部店	097-549-4881
ジュンク堂書店　大分店	097-536-8181
明林堂書店　大分本店	097-573-3400

■ **宮崎**
南九州大学生協	0983-22-0061
宮崎大学生協	0985-58-0692
メディカル田中	0985-85-2976

■ **鹿児島**
鹿児島大学生協　桜ケ丘店	099-265-4339
鹿児島大学生協　中央店	099-257-6710
九州神陵文庫　鹿児島営業所	099-225-6668
紀伊國屋書店　鹿児島店	099-812-7000
ジュンク堂書店　鹿児島店	099-216-8838
ブックスミスミオプシア	099-813-7012

■ **沖縄**
ジュンク堂書店　那覇店	098-860-7175
戸田書店　豊見城店	098-852-2511
琉球光和考文堂	098-945-5050
琉球大学生協　中央店	098-895-6085

■ 上記の取扱店へご注文いただければ通常より早くお届けできます．
■ 羊土社の出版情報はホームページで…
　URL：http://www.yodosha.co.jp/

【営業部連絡先】
TEL 03-5282-1211　FAX 03-5282-1212
E-mail：eigyo@yodosha.co.jp

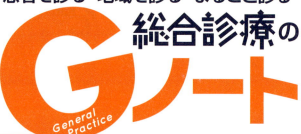

レジデントノート

日常診療の疑問を解決できる！大好評の臨床医学雑誌

プライマリケアと救急を中心とした総合誌

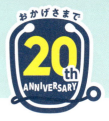
おかげさまで 20th ANNIVERSARY

レジデントノート は研修医・指導医に
もっとも読まれている研修医のための雑誌です

❶ **実践的ですぐに役立つ**
…臨床の第一線で活躍中の医師が，研修医の声と最新のエビデンスを踏まえて解説します

❷ **日常診療の基本を丁寧に解説**
…日常診療の「困った」への具体的な対応を手とり足とり解説します

❸ **研修で悩むあれこれをサポート**
…プレゼンのコツや後期研修情報など，臨床研修で必要なさまざまなテーマに対応．かゆいところに手が届く内容満載です

❹ **上級医の方にも読まれています**
…知識のブラッシュアップ，指導の際のテキストにも使われています

【月刊】　B5判　毎月1日発行　定価（本体2,000円＋税）

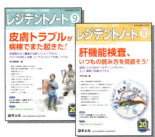

【特集テーマ】
- 9月号　皮膚トラブルが病棟でまた起きた！
- 10月号　肝機能検査、いつもの読み方を見直そう！
- 11月号　はじめての栄養療法
  〜根拠を持って実践する！入院患者編（仮題）
- 12月号　救急で慌てない！出血の診かた（仮題）

【好評連載】
- Step Beyond Resident　　■ よく使う日常治療薬の使い方
- みんなで解決! 病棟のギモン　…ほか

【増刊】　B5判　年6冊発行　定価（本体4,700円＋税）

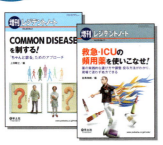

月刊レジデントノートのわかりやすさで，
1つのテーマをより広く，より深く

- **COMMON DISEASEを制する!**
  □ 2018年8月発行
- **救急・ICUの頻用薬を使いこなせ!**
  □ 2018年10月発行
- **消化器診療の虎の巻**（仮題）
  □ 2018年12月発行

2018年度 年間定期購読料（国内送料サービス）
- 通常号（月刊）：定価（本体24,000円＋税）
- 通常号（月刊）＋増刊：定価（本体52,200円＋税）
- 通常号（月刊）＋WEB版（月刊）：定価（本体27,600円＋税）
- 通常号（月刊）＋増刊＋WEB版（月刊）：定価（本体55,800円＋税）

URL：www.yodosha.co.jp/rnote/

発行　羊土社 YODOSHA
〒101-0052　東京都千代田区神田小川町2-5-1　TEL 03(5282)1211　FAX 03(5282)1212
E-mail：eigyo@yodosha.co.jp
URL：www.yodosha.co.jp/

ご注文は最寄りの書店，または小社営業部まで

実験医学online 公開中コンテンツのご案内

特集概論を,ウェブでご覧いただけるようになりました!

2018年10月号より,特集概論をウェブで公開しています.

実験医学onlineで該当号の紹介ページから,誰でも,いつでもご覧いただけます!

研究のアイデアに,セミナーや授業での調べ物に,ぜひご利用ください.

- 研究分野の歴史,重要文献がわかる!
- 図版も豊富で読みやすい!

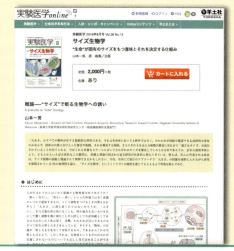

www.yodosha.co.jp/jikkenigaku/　　twitter.com/Yodosha_EM　　www.facebook.com/jikkenigaku

---

「実験医学10月号」広告INDEX

〈ア行〉
- アキレス㈱ ……………………………… 前付　1
- ㈱医学書院 ……………………………… 後付　4
- 岩井化学薬品㈱ ………………………… 後付　10
- エッペンドルフ㈱ ……………………… 記事中　2776

〈カ行〉
- ㈱高研 …………………………………… 表　3

〈サ行〉
- ザルトリウス・ステディム・ジャパン㈱ ……… 表　4

〈タ行〉
- ㈱ダイナコム …………………………… 後付　3
- ㈱東京化学同人 ………………………… 後付　2
- 東京バイオマーカー・イノベーション技術研究組合
　　　　　　　　　　　　　　　 記事中　2754

〈ナ行〉
- ㈱ニッピ ………………………………… 後付　1

〈ナ行〉
- ニュー・イングランド・バイオラボ・ジャパン㈱
　　　　　　　　　　　　　　　 表　2

実験医学onlineの「本号詳細ページ（www.yodosha.co.jp/es/9784578125123/）」→「掲載広告・資料請求」タブより,掲載広告を閲覧および資料請求いただけます.

FAX 03(3230)2479　　MAIL adinfo@aeplan.co.jp　　WEB http://www.aeplan.co.jp/

広告取扱　エー・イー企画

実験医学 バックナンバーのご案内

月刊ラインナップ

●毎月1日発行 ●B5判 ●定価（本体2,000円+税）

最先端トピックを取り上げ、第一線の研究者たちが、それぞれの視点から研究を紹介！

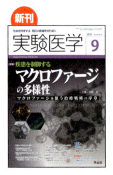
【新刊】2018年9月号　疾患を制御する マクロファージの多様性

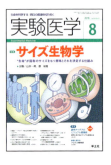
2018年8月号　サイズ生物学

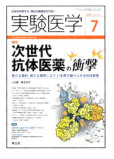
2018年7月号　次世代抗体医薬の衝撃

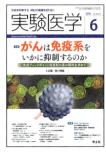
2018年6月号　がんは免疫系をいかに抑制するのか

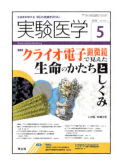
2018年5月号　クライオ電子顕微鏡で見えた生命のかたちとしくみ

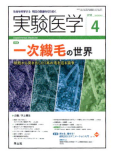
2018年4月号　一次繊毛の世界

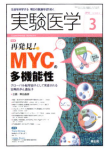
2018年3月号　再発見！MYCの多機能性

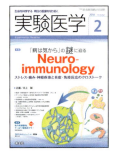
2018年2月号　「腸は気から」の謎に迫る Neuro-immunology

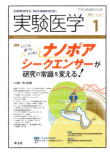
2018年1月号　ナノポアシークエンサーが研究の常識を変える！

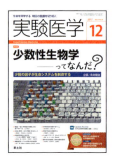
2017年12月号　少数性生物学ってなんだ？

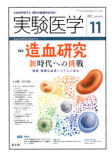
2017年11月号　造血研究 新時代への挑戦

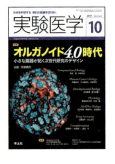
2017年10月号　オルガノイド4.0時代

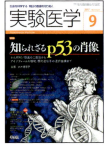
2017年9月号　知られざるp53の肖像

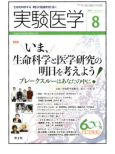
2017年8月号　いま、生命科学と医学研究の明日を考えよう！

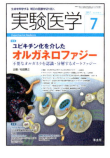
2017年7月号　ユビキチン化を介したオルガネロファジー

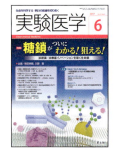
2017年6月号　糖鎖がついにわかる！狙える！

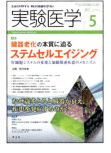
2017年5月号　臓器老化の本質に迫るステムセルエイジング

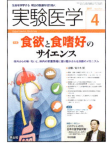
2017年4月号　食欲と食嗜好のサイエンス

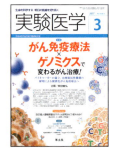
2017年3月号　がん免疫療法×ゲノミクスで変わるがん治療！

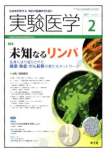
2017年2月号　未知なるリンパ

増刊号ラインナップ

●年8冊発行　●B5判　●定価（本体5,400円＋税）

各研究分野のいまを完全網羅した約30本の最新レビュー集！

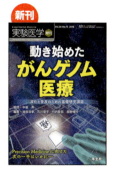
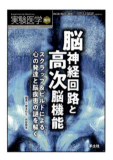
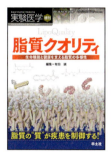
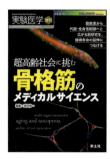
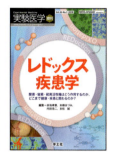
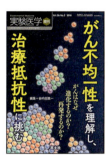
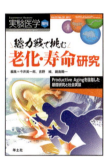
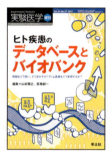
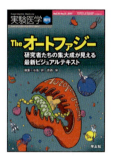
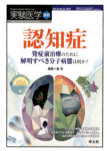
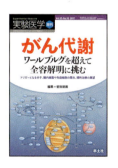
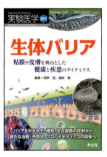
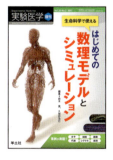
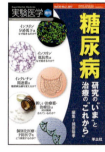
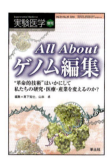

定期購読をご活用ください

冊子のみ	通常号のみ	本体 24,000円＋税
	通常号＋増刊号	本体 67,200円＋税
冊子＋WEB版（通常号のみ）	通常号	本体 28,800円＋税
	通常号＋増刊号	本体 72,000円＋税

※WEB版の閲覧期間は、冊子発行から2年間となります
※「実験医学 定期購読WEB版」は個人向けのサービスです。図書館からの申込は対象外となります

バックナンバーのお申し込みは最寄りの書店、または弊社営業部まで

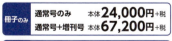 http://www.yodosha.co.jp/

〒101-0052　東京都千代田区神田小川町2-5-1
TEL：03（5282）1211　FAX：03（5282）1212
E-mail：eigyo@yodosha.co.jp

次号・11月号（Vol.36 No.18）予告
2018年11月1日発行

特集／病は腸から！
生命恒常性を支える腸内エコロジーの基礎と炎症性腸疾患治療への挑戦（仮題）

企画／長谷耕二

- ■ 概論—腸内エコロジーとその破綻によるIBD・合併症発症，治療法開発の展望　長谷耕二
- ■ 腸管粘膜面の免疫監視機構　新蔵礼子
- ■ 腸内エコロジーを支える生物間代謝システム　長谷耕二
- ■ 絶食ストレスと腸管恒常性　土肥多恵子
- ■ 培養腸上皮幹細胞を用いた粘膜再生療法　渡辺 守
- ■ IBD発症メカニズムと分子標的薬の開発　飯島英樹
- ■ 炎症性腸疾患制御の新展開　金井隆典
- ■ iPS細胞を用いた炎症性発がん機構の解明　山田泰広

※予告内容は変更されることがあります

— 連載その他 —
[新連載] ブレークスルーを狙うバイオテクノロジー
● 創薬に懸ける　● 研究室のナレッジマネジメント
● Update Review ほか

実験医学増刊号 最新刊
Vol.36 No.15（2018年9月発行）
詳しくは本誌 2753 ページへ

動き始めた がんゲノム医療
監修／中釜 斉　編集／油谷浩幸，石川俊平，竹内賢吾，間野博行

◆編集後記◆

飽食の現代，肥満は重要な社会問題の一つであり，さまざまなダイエット商品が世にあふれています．私自身も食事や運動には気を配らなければ，と感じる日々です．本特集『脂肪の量と質を制御する』では，単なる脂肪"量"の制御だけでなく，炎症や老化にともなう脂肪組織の機能低下や，世代を超えたエピゲノム制御，異所性脂肪の両面的な機能など，脂肪の"質"も健康維持に重要であることが紹介されています．メタボリックシンドロームという身近な切り口から，脂肪の奥深さが感じられるのではないでしょうか．

また本号から，新連載『研究室のナレッジマネジメント』がスタートしました．研究者として，一度は夢みる自分の研究室．しかし，「よい研究室のつくり方」を教わったことのある人は多くないでしょう．本連載ではPIとしてのよりよい研究室運営と，チームメンバーとしてより研究室に貢献するためのノウハウを，"マネジメント"をキーワードに解説していただきますので，お楽しみに．（佐々木彩名）

今年は，がん関連遺伝子パネル検査を用いた先進医療が実施されるなど，がんに対するゲノム医療の実現に向けて大きな一歩を踏み出す年となりました．とはいえ，今後実用化が進み多くの患者さんがその恩恵を受けるようになるためには，基礎研究のさらなる進展が欠かせません．

そこで，このたび発行になりました実験医学増刊号『動き始めた がんゲノム医療』では，現状を整理して研究上の課題を示すとともに，いま研究者に何が求められているかを解説しました．ぜひご高覧いただけますと幸いです．

（岩崎太郎）

- ■ 広告も読み物です．本誌掲載広告の中で興味をもたれた方は，メーカーに資料をご請求ください．
- ■ 本誌掲載の原稿は基本的に依頼原稿としてお願いしています．投稿原稿は受付けておりませんのでどうぞご了承ください．

実験医学

Vol. 36 No. 16　2018〔通巻624号〕
2018年10月1日発行　第36巻　第16号
ISBN978-4-7581-2512-3

定価　本体2,000円＋税（送料実費別途）

年間購読料
　24,000円（通常号12冊，送料弊社負担）
　67,200円（通常号12冊，増刊8冊，送料弊社負担）
郵便振替　00130-3-38674

© YODOSHA CO., LTD. 2018
Printed in Japan

発行人	一戸裕子
編集人	一戸敦子
副編集人	蜂須賀修司
編集スタッフ	佐々木彩名，山口恭平，本多正徳，間馬彬大，早河輝幸，藤田貴志，岩崎太郎
広告営業・販売	丸山 晃，近藤栄太郎，安藤禎康
発行所	株式会社　羊　土　社
	〒101-0052　東京都千代田区神田小川町2-5-1
	TEL　03（5282）1211／FAX　03（5282）1212
	E-mail　eigyo@yodosha.co.jp
	URL　www.yodosha.co.jp/
印刷所	昭和情報プロセス株式会社
広告取扱	株式会社　エー・イー企画
	TEL　03（3230）2744（代）
	URL　http://www.aeplan.co.jp/

本誌に掲載する著作物の複製権・上映権・譲渡権・公衆送信権（送信可能化権を含む）は（株）羊土社が保有します．
本誌を無断で複製する行為（コピー，スキャン，デジタルデータ化など）は，著作権法上での限られた例外（「私的使用のための複製」など）を除き禁じられています．研究活動，診療を含み業務上使用する目的で上記の行為を行うことは大学，病院，企業などにおける内部的な利用であっても，私的使用には該当せず，違法です．また私的使用のためであっても，代行業者等の第三者に依頼して上記の行為を行うことは違法となります．

JCOPY ＜（社）出版者著作権管理機構　委託出版物＞本誌の無断複写は著作権法上での例外を除き禁じられています．複写される場合は，そのつど事前に，（社）出版者著作権管理機構（TEL 03-3513-6969，FAX 03-3513-6979，e-mail：info@jcopy.or.jp）の許諾を得てください．

Collagen Powder
粉末コラーゲン [研究用試薬]

溶液または凍結乾燥品しかなかったコラーゲンを
ネイティブな構造(三重らせん)を保ったまま、ニッピ独自の製法で、
取り扱いやすい粉末にすることに成功しました。(各国に特許出願中)
お好きな濃度、お好きな溶媒が選べます。

凍結乾燥品、スプレードライ品に比べ、
表面積が大きく溶けやすくなっております。

スプレードライ品

本製品

・濃度の調整が容易です。
・さまざまな溶媒を選べます。
・ネイティブな構造(三重らせん)を保っています。

研究用 コラーゲン線維シート
体内にほぼ近い状態のコラーゲンシート

5.4cm
製品写真

[製品特長]
・高度に精製したコラーゲン(純度95%以上)を原料とする。
・生体と同等の線維構造を保持。
・生体と同等の高密度(膨潤後で約20%の濃度)。

サイズ：直径5.4cm、厚み0.2mm（膨潤後1.0mm）

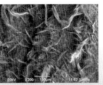
本製品(断面200倍)
微細な線維構造を持ち、緻密である

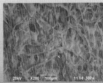
従来の凍結乾燥品(断面200倍)
隙間が多く、線維を形成していない

低エンドトキシンゼラチン

■ 豚皮由来
■ 無菌
■ 低エンドトキシン (10EU/g以下)

●従来のゼラチンに比べて、大幅にエンドトキシンを低減
　させています。
●エンドトキシンと強く反応する免疫系に対して不活性です。

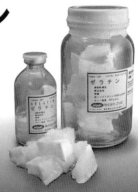

nippi 株式会社ニッピ バイオ・ケミカル事業部

〒120-8601 東京都足立区千住緑町1-1-1　TEL 03-3888-5184　https://www.nippi-inc.co.jp/inquiry/pe.html

研究者として生きるとはどういうことか

科学のとびら 63

杉山幸丸 著
B6判　160ページ　本体1300円

科学研究は天才や特別な秀才だけのものではない．いかに「好き」から「成果」へと導くか．「サルの子殺し」を発見した著者が，自身の研究人生と重ね，これから科学を目指そうとする若者に科学研究で生きる道を説く．

科学者の研究倫理
化学・ライフサイエンスを中心に

田中智之・小出隆規・安井裕之 著
A5判　128ページ　本体1200円

研究倫理を学部の正規授業として定着させることを目的とした教科書．単に知識だけでなく，実例も豊富に示し，学生自ら考え議論する章末問題により，公正研究の姿勢が身につく．

エッセンシャル生化学 第3版

C. W. Pratt, K. Cornely 著
須藤和夫・山本啓一
堅田利明・渡辺雄一郎 訳

B5変型判　カラー
624ページ　本体6300円

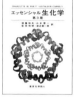

生化学の基本事項と最新の知識をわかりやすく解説した初学者向教科書の改訂版．第3版では章末問題が大幅に増え充実．

ストライヤー 生化学 第8版

Berg, Tymoczko, Gatto, Stryer 著
入村達郎・岡山博人
清水孝雄・仲野 徹 監訳

A4変型判　カラー
1152ページ　本体13000円

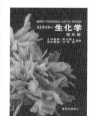

40年以上世界的に読まれ続けている教科書の最新版．ゲノム編集をはじめ，最新知見を取入れさらに充実．

基礎講義 遺伝子工学Ⅰ
アクティブラーニングにも対応

山岸明彦 著
A5判　カラー 184ページ　本体2500円

遺伝子工学の基礎を学ぶための教科書．各章の最初に章の概要，重要な語句，行動目標を掲げ，行動目標を達成したかどうかを章末の演習問題で確認できるようになっている．付属自習用講義ビデオと演習問題で学生の主体的学習を後押しする．

マクマリー 生化学反応機構 第2版
ケミカルバイオロジーによる理解

J. McMurry, T. Begley 著／長野哲雄 監訳
A5判上製　カラー 496ページ　本体5400円

主要な生体分子の代謝反応を反応機構に基づいて有機化学の視点から説明した学生向け教科書の改訂版．すべての反応機構が見直され，最近の文献を含む数百の参考文献を掲載．

ノーベル賞の真実
いま明かされる選考の裏面史

E. Norrby 著／井上 栄 訳
四六判上製　336ページ　本体2800円

50年間ノーベル文書館で非公開とされるノーベル賞の選考記録文書．近年公開された文書をもとに，DNA二重らせん構造の発見をはじめとする1960年代の代表的な生理学・医学賞，化学賞の選考過程の裏側を描く．報道では表に出なかったノーベル賞の選考秘話が満載．

基本を学ぶ 看護シリーズ3
病気の成り立ちを知る

草間朋子・脊山洋右・松本純夫 監修
B5判 2色刷 312ページ　本体3100円

看護を実践する人が最低限身につけておくべき基礎知識を学ぶための教科書．看護職が臨床現場で遭遇する疾病を取り上げ，フィジカルアセスメント，臨床検査に関する基礎をまとめ，適切な症状マネジメントにつなげられるようにした．

〒112-0011 東京都文京区千石3-36-7　**東京化学同人**　Tel 03-3946-5311　定価は本体価格＋税
http://www.tkd-pbl.com　info@tkd-pbl.com

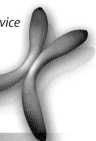

生体の科学

2018 Sep.-Oct. Vol.69 No.5

〈編集委員〉
野々村禎昭　東京大学名誉教授
岡本　仁　理化学研究所脳神経科学研究センター 意思決定回路動態研究チームチームリーダー
松田道行　京都大学大学院医学研究科・生命科学研究科教授
栗原裕基　東京大学大学院分子細胞生物学教授

増大特集　タンパク質核酸の分子修飾

I. **細胞核での分子修飾**　DNA：メチル化，ヒドロキシメチル化，脱アミノ化　RNA：メチル化，シュードウリジン化，脱アミノ化，チオ化，ヒドロキシル化　ヒストン／核内タンパク質：アセチル化，脱アセチル化，メチル化，脱メチル化，モノユビキチン化，リン酸化，シトルリン化，ADP-リボシル化，O-グリコシル化，アシル化

II. **細胞質／オルガネラでの分子修飾**　タンパク質合成：ホルミル化，ジフタミド修飾，ハイプシン化　細胞内シグナル：リン酸化（セリン／スレオニン），リン酸化（チロシン），リン酸化（セリン／スレオニン／チロシン），リン酸化（ヒスチジン），脱リン酸化（セリン／スレオニン），脱リン酸化（チロシン），アセチル化／脱アセチル化　酸化還元状態：ヒドロキシル化，S-グルタチオニル化，S-ニトロシル化，ポリスルフィド化，SH（ポリスルフィド）酸化，ニトロ化・S-グアニル化，カルボニル化　タンパク質機能・品質管理：ポリユビキチン化，ユビキチンリン酸化，SUMO化，NEDD化，ISG化，プロリン異性化，スクシニル化，マロニル化，アルギニル化，アデニリル化，ピログルタミル化　微小管：チロシン化・脱チロシン化，グルタミン酸付加，脱グルタミン酸化，グリシン付加，アセチル化・脱アセチル化　アクチン：翻訳後修飾

III. **細胞膜での分子修飾**　膜局在：ミリストイル化，パルミトイル化，イソプレニル化　膜タンパク質：GPIアンカー結合，N-結合型グリコシル化，O-結合型グリコシル化，C-マンノシル化，ポリシアル化

IV. **細胞外での分子修飾**　分泌タンパク質：アミド化，オクタノイル化，γカルボキシル化，チロシン硫酸化，脱ヨード化　細胞外基質／その他：ヒドロキシル化，糖化，カルバモイル化，シトルリン化

●B5　隔月刊　1部定価：本体1,600円+税　2018年年間購読受付中（含む号内増大号）　詳しくは医学書院WEBで

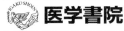　医学書院　〒113-8719　東京都文京区本郷1-28-23　[WEBサイト] http://www.igaku-shoin.co.jp
[販売・PR部]TEL:03-3817-5650　FAX:03-3815-7804　E-mail:sd@igaku-shoin.co.jp

---

Book Information

伝わる医療の描き方

患者説明・研究発表がもっとうまくいく
メディカルイラストレーションの技術

著／原木万紀子　監／内藤宗和

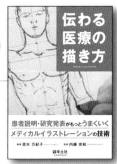

オリジナルな研究にはオリジナルなイラストを！

研究成果を解りやすく示すため，発表にインパクトを出すために，イラストは有効なツールです．素材集に頼るのもアリですが，思い通りのものが見つからないことも．どうせなら，自作しませんか？　必要なのは伝えたい気持ち．才能は不要です！誰でも実践可能なコツを，美術解剖学のプロが最小限の言葉で解説します．

◆定価（本体3,200円+税）　◆フルカラー　B5判　143頁　◆ISBN978-4-7581-1829-3

発行　羊土社

各研究分野を完全網羅した最新レビュー集

実験医学増刊号

年8冊発行 [B5判]
定価(本体5,400円+税)

Vol.36 No.12（2018年7月発行）

脳神経回路と高次脳機能
スクラップ＆ビルドによる心の発達と脳疾患の謎を解く

編集／榎本和生，岡部繁男

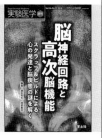

序にかえて―スクラップ＆ビルドで発達する脳神経回路と高次脳機能　榎本和生，岡部繁男

第1章　脳発達を駆動する脳神経回路再編メカニズム

＜1＞シナプスリモデリングの分子機構　岩﨑広英，岡部繁男
＜2＞神経突起の選択的除去メカニズム　長谷川恵理，北谷育子，栁　学理，榎本和生
＜3＞神経幹細胞のダイナミックな転写制御　影山龍一郎，大塚俊之，下條博美
＜4＞グリア細胞による神経回路のスクラップアンドビルド　和氣弘明，加藤大輔
＜5＞スクラップ＆ビルドによる小脳神経回路の動的制御　掛川　渉，柚崎通介
＜6＞視床大脳皮質投射系における軸索分岐のリモデリング機構　山本亘彦
＜7＞マウス体性感覚野の回路発達と神経活動　中沢信吾，水野秀信，岩里琢治
＜8＞嗅覚回路から神経回路再編メカニズムを解き明かす　竹内俊祐，藤島航大，奥山　圭，冨樫和也，榎本和生

第2章　脳発達と回路再編により生み出される高次脳機能

＜1＞スクラップ化した記憶はどこへ　奥山輝大
＜2＞発声学習を決定する臨界期の聴覚経験依存的神経回路形成　杉山（矢崎）陽子
＜3＞睡眠の制御メカニズムとその破綻に伴う行動異常　大石　陽，林　悠，柳沢正史
＜4＞手綱核による危険予知と絶望　岡本　仁，天羽龍之介
＜5＞相手を知り，理解し，適切な行動を生み出す神経回路　菊水健史
＜6＞知覚が発生する神経基盤　福田めぐみ，村山正宜

第3章　脳発達・再編と病気・障害

＜1＞発達障害―自閉症の病態とシナプス動態を中心に　内匠　透
＜2＞思春期の発達脳科学と発達精神病理学の統合にもとづく統合失調症の脳病態研究　笠井清登
＜3＞哺乳類における老化・寿命を制御する視床下部神経細胞およびその分子機序　佐藤亜希子
＜4＞発達・病態における神経回路再編成　江藤　圭，竹田育子，鍋倉淳一
＜5＞脳の障害後に残存する神経回路による機能回復　高桑徳宏，伊佐　正
＜6＞うつ病に神経回路再編は関係するのか　加藤忠史

第4章　脳発達と再編の仕組みを研究するための最新技術・モデル

＜1＞脳の透明化を用いた神経回路構造の定量解析　今井　猛
＜2＞CUBICによる全脳全細胞解析最前線　真野智之，上田泰己
＜3＞電子顕微鏡を使った革新的脳組織解析法―コネクトーム研究　窪田芳之，川口泰雄
＜4＞遺伝子発現の光制御技術と神経幹細胞研究への応用　今吉　格，鈴木裕輔
＜5＞シナプス光遺伝学―シナプス・アンサンブルを可視化・操作する技術の創出　林（高木）朗子
＜6＞神経系オルガノイドにおける自発的軸形成　瀬戸裕介，永樂元次
＜7＞脳神経研究における新たな「スーパーモデル」：マーモセット　吉田　哲，岡野栄之
＜8＞ブレイン・マシン・インターフェースの基礎と最先端　平田雅之

発行　羊土社 YODOSHA
〒101-0052　東京都千代田区神田小川町2-5-1　TEL 03(5282)1211　FAX 03(5282)1212
E-mail：eigyo@yodosha.co.jp
URL：www.yodosha.co.jp/

ご注文は最寄りの書店，または小社営業部まで

各研究分野を完全網羅した最新レビュー集

実験医学増刊号

年8冊発行 [B5判]
定価(本体5,400円+税)

Vol.36 No.5(2018年3月発行)

レドックス疾患学
酸素・窒素・硫黄活性種はどう作用するのか、どこまで健康・疾患と関わるのか？

編集／赤池孝章，本橋ほづみ，内田浩二，末松 誠

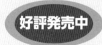
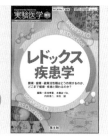

〈概論〉レドックス疾患学：レドックス制御の破綻による病態と新たな疾患概念
　　　　本橋ほづみ，赤池孝章，内田浩二，末松 誠

1章　レドックスバイオロジーの新展開

I．新たなレドックス応答分子と代謝シグナル制御

〈1〉活性イオウによる生体防御応答，エネルギー代謝と寿命制御
　　　澤 智裕，赤池孝章
〈2〉活性イオウとNOシグナル　　渡邊泰男，居原 秀
〈3〉活性イオウによるミトコンドリア機能制御
　　　西田基宏，西村明幸，下田 翔
〈4〉金属と原子の相互作用を解き明かすラマンイメージング
　　　―原子間振動から読みとるメタボロミクスと疾患
　　　末松 誠，納谷昌之，塩田芽実，山添昇吾，久保亜紀子，菱木貴子，梶村眞弓，加部泰明

II．レドックス応答と細胞機能制御

〈5〉NADPHオキシダーゼ（Nox）によるレドックスシグナル制御　　住本英樹
〈6〉レドックス状態変動への生体適応を担うTRPチャネル　　黒川竜紀，森 泰生
〈7〉ASK1キナーゼによるレドックスシグナル制御
　　　―多彩な翻訳後修飾を介したシグナル制御とその破綻による疾患　　松沢 厚，一條秀憲
〈8〉糖代謝とレドックス制御　　久下周佐，色川隼人

III．レドックスとストレス応答

〈9〉Keap1による多様なストレス感知機構　　鈴木隆史，山本雅之
〈10〉レドックス制御による小胞体恒常性維持機構の解明
　　　―還元反応の場としての小胞体　　潮田 亮
〈11〉チオレドキシンファミリーとエネルギー代謝　　久堀 徹
〈12〉生体膜リン脂質のレドックス制御によるフェロトーシス制御　　今井浩孝

2章　レドックスと疾患

〈1〉ATF4とNrf2によるミトコンドリアホメオスタシス制御
　　　葛西秋宅，對馬迪子，伊東 健
〈2〉環境中親電子物質エクスポソームとその制御因子としての活性イオウ分子　　熊谷嘉人
〈3〉RNAイオウ編集の分子機構と代謝疾患
　　　魏 范研，富澤一仁
〈4〉セレノプロテインPによるレドックス制御と2型糖尿病
　　　斎藤芳郎，野口範子，御簾博文，篁 俊成
〈5〉チオレドキシンと心疾患　　佐渡島純一
〈6〉レドックスと呼吸器疾患　　杉浦久敏，一ノ瀬正和
〈7〉心筋におけるニトロソ化とリン酸化のクロストーク
　　　入江友哉，市瀬 史
〈8〉軽いは重い？
　　　―神経変性疾患の発症における一酸化窒素の働きについて
　　　高杉展正，上原 孝
〈9〉消化管環境に存在するレドックス関連ガス状分子種と消化管疾患　　内藤裕二
〈10〉活性酸素による核酸の酸化と老化関連疾患
　　　―発がんから神経変性まで　　中別府雄作
〈11〉フェロトーシスとレドックス生物学・疾患とのかかわり
　　　豊國伸哉
〈12〉NRF2依存性難治がんの成立機構とその特性
　　　北村大志，本橋ほづみ
〈13〉レドックス変化に応答した細胞内Mg^{2+}量の調節
　　　山崎大輔，三木裕明
〈14〉酸化ストレスと腎障害　　鈴木健弘，阿部高明
〈15〉内耳の酸化障害とその防御機構　　本蔵陽平，香取幸夫
〈16〉眼疾患と酸化ストレス　　國方彦志，中澤 徹
〈17〉骨粗鬆症の酸化ストレス病態
　　　宮本洋一，金子児太郎，上條竜太郎
〈18〉放射線障害における生物学的応答を介した酸化ストレス亢進機構　　小野寺康仁

3章　レドックスの検出手法，応用など

〈1〉レドックスイメージングのための蛍光プローブ開発
　　　花岡健二郎，浦野泰照
〈2〉光制御型活性酸素，窒素酸化物，イオウ放出試薬の開発
　　　中川秀彦
〈3〉活性イオウメタボローム：イオウ代謝物とレドックスバイオマーカー
　　　井田智章，西村 明，守田匡伸
〈4〉質量分析による電子伝達体小分子のイメージング　杉浦悠毅
〈5〉レドックス活性鉄イオンイメージング　　平山 祐
〈6〉低酸素応答とレドックスシグナル　　武田憲彦，南嶋洋司
〈7〉脂質異常症に関連したタンパク質のS-チオール化
　　　中島史恵，柴田貴広，内田浩二

発行　羊土社 YODOSHA
〒101-0052　東京都千代田区神田小川町2-5-1　TEL 03(5282)1211　FAX 03(5282)1212
E-mail：eigyo@yodosha.co.jp
URL：www.yodosha.co.jp/

ご注文は最寄りの書店，または小社営業部まで

栄養科学イラストレイテッドシリーズ

基礎化学

新刊

土居純子／著

- 定価（本体2,400円＋税） ■ B5判
- 176頁 ■ ISBN 978-4-7581-1353-3

◆ 苦手な方のための，よりわかりやすい紙面とよりわかりやすい解説！

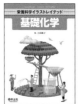
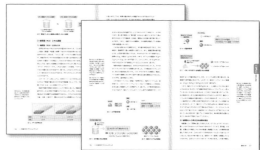

大好評既刊 数多くの養成校で「教科書」としてご採用頂いています！

生化学
第3版

第3版発行！

薗田 勝／編

- 定価（本体2,800円＋税） ■ B5判
- 256頁 ■ ISBN 978-4-7581-1354-0

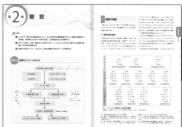

オールカラーでいっそう学びやすい！

解剖生理学
人体の構造と機能 改訂第2版

志村二三夫，岡 純，山田和彦／編

- 定価（本体2,900円＋税） ■ B5判
- 239頁 ■ ISBN 978-4-7581-0876-8

◆ 管理栄養士国家試験のガイドラインに準拠
◆ 章冒頭にPoint，概略図を掲載．概要がつかみやすい
◆ 図表が豊富で，基本から応用まで目で見て理解できる

臨床医学
疾病の成り立ち 改訂第2版

田中 明，宮坂京子，藤岡由夫／編

- 定価（本体2,800円＋税） ■ B5判
- 288頁 ■ ISBN 978-4-7581-0881-2

臨床栄養学
基礎編 改訂第2版

本田佳子，土江節子，曽根博仁／編

- 定価（本体2,700円＋税） ■ B5判
- 184頁 ■ ISBN 978-4-7581-0882-9

食品学Ⅰ 食べ物と健康
食品の成分と機能を学ぶ

水品善之，菊崎泰枝，小西洋太郎／編

- 定価（本体2,600円＋税） ■ B5判
- 208頁 ■ ISBN 978-4-7581-0879-9

基礎栄養学
第3版

田地陽一／編

- 定価（本体2,800円＋税） ■ B5判
- 208頁 ■ ISBN 978-4-7581-1350-2

臨床栄養学
疾患別編 改訂第2版

本田佳子，土江節子，曽根博仁／編

- 定価（本体2,800円＋税） ■ B5判
- 312頁 ■ ISBN 978-4-7581-0883-6

食品学Ⅱ 食べ物と健康
食品の分類と特性、加工を学ぶ

栢野新市，水品善之，小西洋太郎／編

- 定価（本体2,700円＋税） ■ B5判
- 216頁 ■ ISBN 978-4-7581-0880-5

応用栄養学

栢下 淳，上西一弘／編

- 定価（本体2,800円＋税） ■ B5判
- 223頁 ■ ISBN 978-4-7581-0877-5

分子栄養学
遺伝子の基礎からわかる

加藤久典，藤原葉子／編 ［2色刷り］

- 定価（本体2,700円＋税） ■ B5判
- 231頁 ■ ISBN 978-4-7581-0875-1

食品衛生学

田﨑達明／編

- 定価（本体2,800円＋税） ■ B5判
- 224頁 ■ ISBN 978-4-7581-1352-6

発行 羊土社 YODOSHA

〒101-0052　東京都千代田区神田小川町2-5-1　TEL 03(5282)1211　FAX 03(5282)1212
E-mail：eigyo@yodosha.co.jp
URL：www.yodosha.co.jp/

ご注文は最寄りの書店，または小社営業部まで

各研究分野を完全網羅した最新レビュー集

実験医学増刊号

年8冊発行 [B5判]
定価（本体5,400円＋税）

Vol.34 No.15（2016年9月発行）
遺伝子制御の新たな主役
栄養シグナル
糖、脂質、アミノ酸による転写調節・生体恒常性機構と
疾患をつなぐニュートリゲノミクス

編集／矢作直也

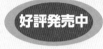
好評発売中

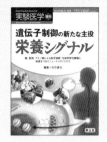

<序> 矢作直也

第1章 新たに見えてきた，栄養・代謝物シグナル による遺伝子制御メカニズム

<概論>栄養シグナルの一覧と全体像 矢作直也
<1>栄養・代謝物シグナルのメタボローム解析 大澤 毅
<2>アミノ酸によるトア（TOR）制御メカニズム
　　　ーその傾向と対策 鎌田芳彰
<3>S-アデノシルメチオニン代謝と全身性傷害応答 三浦正幸
<4>Sirtuin・NAD$^+$と遺伝子制御 山縣和也
<5>解糖系派生物メチルグリオキサールによるメタボリックシグナリング
　　　 井上善晴
<6>核内のピルビン酸キナーゼM2による転写調節機構
　　　 松田知成，松田 俊，井倉 毅
<7>脂肪酸結合タンパク質と遺伝子発現調節 関谷元博
<8>コレステロールによる遺伝子発現制御 佐藤隆一郎
<9>栄養による胆汁酸代謝遺伝子制御からの代謝疾患へのアプローチ
　　　 横山葉子，中村杏菜，横山 亮，田岡広樹，渡辺光博
<10>鉄代謝と遺伝子制御 松井（渡部）美紀，五十嵐和彦

第2章 栄養環境応答において，ゲノムはどのように読まれるか？〜ニュートリゲノミクス〜

<概論>ニュートリゲノミクスとは 矢作直也
<1>FAD依存性ヒストン脱メチル化酵素による遺伝子制御
　　　 日野信次朗，阿南浩太郎，高瀬隆大，興梠健作，中尾光善
<2>エネルギー代謝とDNAメチル化制御
　　　 辻本和峰，橋本貢士，袁 勲梅，川堀健一，榛澤 望，小川佳宏
<3>絶食時のエネルギー代謝とヒストンアセチル化制御
　　　 松本道宏，酒井真志人
<4>エネルギー代謝とメディエーター複合体 大熊芳明

<5>酸化ストレス応答転写因子NRF2の転写制御機構
　　　 関根弘樹，本橋ほづみ
<6>摂食・絶食サイクルの転写調節機構 矢作直也

第3章 栄養による遺伝子制御と生命現象・臓器 機能〜その破綻と疾患の観点から〜

<概論>医学・疾患研究とニュートリゲノミクス 矢作直也
<1>オートファジーと栄養遺伝子制御 久万亜紀子，水島 昇
<2>低酸素と栄養遺伝子制御 山口純奈，田中哲洋，南学正臣
<3>食品-腸内細菌-宿主クロストークによる腸管免疫制御
　　　 青木 亮，長谷耕二
<4>栄養摂取による概日遺伝子発現の制御 明石 真
<5>栄養から見る線虫の寿命制御経路 廣田恵子，深水昭吉
<6>哺乳類の老化・寿命と栄養遺伝子制御
　　　 池上龍太郎，清水逸平，吉田陽子，南野 徹
<7>栄養と代謝物による遺伝子発現と脂肪細胞の機能制御 酒井寿郎
<8>メカノ-メタボ連関と栄養による遺伝子発現制御
　　　ーエネルギー代謝コーディネータとしての骨格筋機能
　　　 清水宣明，田中廣壽
<9>栄養素によるグルカゴン，インスリンの変動と糖尿病との関連
　　　 北村忠弘，小林雅樹
<10>動脈硬化と栄養遺伝子制御
　　　ー膜貫通型転写因子が制御する脂質代謝と動脈硬化
　　　 中川 嘉，島野 仁
<11>腸内細菌による栄養成分の代謝物と宿主病態
　　　ー発がん・がん予防との関連に着目して 大谷直子，原 英二

Topics
<ⅰ>哺乳類の細胞サイズを規定する分子基盤 山本一男
<ⅱ>ERRによるメタボリックスイッチとiPS細胞誘導
　　　 櫛笥博子，川村晃久，木田泰之

発行　羊土社 YODOSHA　〒101-0052　東京都千代田区神田小川町2-5-1　TEL 03(5282)1211　FAX 03(5282)1212
E-mail：eigyo@yodosha.co.jp
URL：www.yodosha.co.jp/

ご注文は最寄りの書店，または小社営業部まで

各研究分野を完全網羅した最新レビュー集

実験医学増刊号

年8冊発行　[B5判]
定価（本体5,400円＋税）

Vol.34 No.2（2016年1月発行）
「解明」から「制御」へ
肥満症のメディカルサイエンス
編集／梶村真吾，箕越靖彦

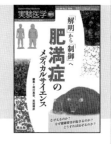

＜序＞　　　　　　　　　　　　　　　梶村真吾，箕越靖彦
＜概論＞肥満症：いま，何を知るべきか？ 何をするべきか？
　　　　　　　　　　　　　　　　　　梶村真吾，箕越靖彦

第1章　エネルギー代謝の制御機構

＜1＞脂肪細胞の発生と機能
　　　　　　　　　　　黒田雅士，中川香澄，阪上　浩
＜2＞褐色脂肪細胞の分化・発生　　大野晴也，梶村真吾
＜3＞ヒト褐色脂肪組織の活性化・増量
　　　　　　　　　　　斉藤昌之，松下真美，米代武司
＜4＞骨格筋のエネルギー代謝　　　野村和弘，小川　渉
＜5＞過栄養に応答した肝臓の代謝リモデリング
　　　　　　　　　　　　　　　　　菊地晶裕，篁　俊成
＜6＞腸内細菌と肥満症　　　　　　入江潤一郎，伊藤　裕
＜7＞アディポネクチンの生理機能
　　　　　　　　　岩部美紀，山内敏正，岩部真人，門脇　孝
＜8＞エピゲノムと脂肪細胞
　　　　　　　　　酒井寿郎，阿部陽平，松村欣宏，稲垣　毅
＜9＞胆汁酸シグナルによる代謝調節
　　　　　　　　　　　髙科庸子，田岡広樹，渡辺光博
＜10＞FGF21の生理作用・薬理作用　　　　　　片渕　剛
＜11＞視床下部と脂肪組織をつなぐエネルギー代謝と
　　　老化・寿命の全身性制御機構
　　　　　　　　　　　　　　　　　佐藤亜希子，今井眞一郎

第2章　エネルギー摂取の制御機構

＜1＞食欲の中枢性制御　　　　　　　　　　　箕越靖彦
＜2＞迷走神経求心路を介する摂食調節
　　　　　　　　　　　　　　　　　上野浩晶，中里雅光
＜3＞肥満症における報酬系の役割と病態的意義
　　　　　　　　　　　益崎裕章，小塚智沙代，島袋充生

＜4＞ヒトの摂食調節：レプチンを中心に
　　　　　　　　　細田公則，青谷大介，日下部　徹，
　　　　　　　　　田中智洋，孫　徹，中尾一和
＜5＞過食の病理とメカニズム　　　野間俊一，村井俊哉

第3章　肥満がもたらす
　　　　　病態生理の発症メカニズム

＜1＞インスリンシグナルの制御異常とインスリン抵抗性
　　　　　　　　　　　窪田直人，植木浩二郎，門脇　孝
＜2＞肥満における脂肪組織の炎症
　　　　　　　　　　　　　　　　　大石由美子，真鍋一郎
＜3＞肥満と非アルコール性脂肪性肝炎（NASH）
　　　　　　　　　　　伊藤美智子，菅波孝祥，小川佳宏
＜4＞肥満と慢性腎臓病　　　　　　江口　潤，和田　淳
＜5＞肥満と動脈硬化疾患
　　　　　　　　　　　藤島裕也，前田法一，下村伊一郎
＜6＞肥満と骨代謝異常　　　　　　越智広樹，竹田　秀
＜7＞肥満関連遺伝子：同定の現状と展望　　　安田和基
＜8＞肥満とDOHaD仮説　　　　　橋本貢士，小川佳宏

第4章　新たな肥満治療へのアプローチ

＜1＞肥満症治療薬の現状と展望　　　　　　横手幸太郎
＜2＞肥満と糖尿病治療薬・抗精神病薬
　　　　　　　　　　　手丸理恵，薄井　勲，戸邉一之
＜3＞肥満症外科治療Update　　　　　　　　清水英治
＜4＞運動による抗肥満効果　　　　眞鍋康子，藤井宣晴
＜5＞低炭水化物ダイエットによる体重減少メカニズム
　　　　　　　　　　　　　　　　　　　　　植木浩二郎
＜6＞神経シグナルを介した臓器間・栄養素間ネットワーク
　　　　　　　　　　　　　　　　　宇野健司，片桐秀樹

発行　羊土社 YODOSHA　〒101-0052　東京都千代田区神田小川町2-5-1　TEL 03(5282)1211　FAX 03(5282)1212
E-mail：eigyo@yodosha.co.jp
URL：www.yodosha.co.jp/

ご注文は最寄りの書店，または小社営業部まで

免疫チェックポイント研究用試薬

PD-1 / PD-L1
免疫チェックポイント分子
~がん治療の新時代~

アクロバイオシステムズ社

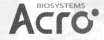

- 高品質リコンビナント
  タンパク質
- ヒト全長 PD-1 リコンビナント
  タンパク質（タグフリー）
- PD-1/PD-L1 経路阻害剤
  スクリーニングキット

バイオエクセル社

- 大容量モノクローナル抗体
  5mg, 25mg, 50mg, 100mg
- *InVivoMab*™
  低エンドトキシン、アザイドフリー
- *InVivoPlus*™
  InVivo 用 最高品質抗体

シノバイオロジカル社

 Sino Biological Inc.
Biological Solution Specialist

- 多動物種・高精製度
  リコンビナントタンパク質
  （ヒト・マウス・ラット・イヌ
  アカゲザル・カニクイザル）
- ウサギモノクローナル抗体

詳しくは「免疫チェックポイント関連試薬」WEB サイトへ
http://www.iwai-chem.co.jp/products/immune-checkpoint/

国内輸入販売元

岩井化学薬品株式会社

本　　社：〒103-0023 東京都中央区日本橋本町 3-2-10
営業本部：〒101-0032 東京都千代田区岩本町 1-5-11
営　業　所：筑波・多摩・三島・横浜・柏

▶資料請求・製品に関するお問合せは
テクニカルサポート課
TEL:03-3864-1469　FAX:03-3864-1497
http://www.iwai-chem.co.jp/